The Art
OF
Fermentation

發 酵 聖 經

AN IN-DEPTH EXPLORATION OF ESSENTIAL CONCEPTS
AND PROCESSES FROM AROUND THE WORLD

奶、蛋、肉、魚、飲料

SANDOR ELLIX KATZ
FOREWORD BY MICHAEL POLLAN

麥可・波倫 —— 序　　**山鐸・卡茲** —— 著　　王秉慧 —— 譯

發酵聖經：奶、蛋、肉、魚、飲料／
山鐸‧卡茲（Sandor Ellix Katz）著；王秉慧譯.
－二版.－新北市：大家出版：遠足文化事業股份有限公司發行，2023.03.
　面；　公分
譯自：The art of fermentation : an in-depth exploration
of essential concepts and processes from around the world
ISBN 978-986-5562-98-4（平裝）
1.CST: 健康飲食
411.3　　　　　　　111021219

發酵聖經
The ART of FERMENTATION
An In-Depth Exploration of
Essential Concepts and Processes around the World
奶、蛋、肉、魚、飲料

作　　者　山鐸‧卡茲（Sandor Ellix Katz）
譯　　者　王秉慧
責任編輯　宋宜真
編輯協力　杜欣祐、謝忍翾
校　　對　魏秋綢
行銷企畫　陳詩韻
總 編 輯　賴淑玲
封面設計　格式INFORMAT DESIGN CURATING
內頁構成　黃暐鵬
社　　長　郭重興
發 行 人　曾大福
出 版 者　大家／遠足文化事業股份有限公司
發　　行　遠足文化事業股份有限公司
　　　　　231 新北市新店區民權路108-2號9樓
　　　　　電話　(02)2218-1417　傳真　(02)8667-1065
劃撥帳號　19504465　戶名　遠足文化事業有限公司
法律顧問　華洋法律事務所　蘇文生律師
Ｉ Ｓ Ｂ Ｎ　978-986-5562-98-4（平裝）
　　　　　9789865562939（PDF）
　　　　　9789865562946（EPUB）
定　　價　450元
初版一刷　2014年8月
二版一刷　2023年3月

關於發酵的基本概念、精神以及使用器具，
請參見《發酵聖經：蔬果、穀物、根莖、豆類》前三章。

CONTENTS
目錄

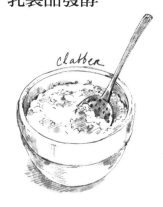

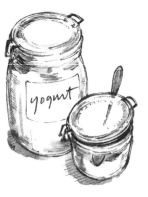

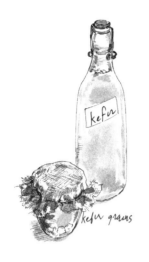

• 優格嘗起來有燒焦味

• 優格凝結了

• 克菲爾太酸了

• 克菲爾凝結了

• 很難將顆粒濾出

• 克菲爾顆粒停止生長

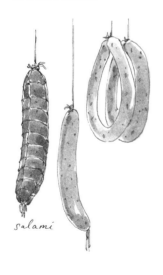

Contents
• 目錄 •

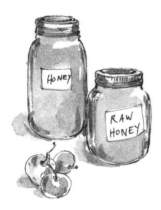
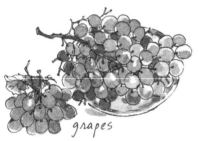

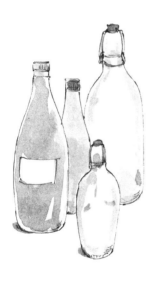
Contents
• 目錄 •

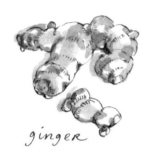
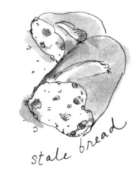
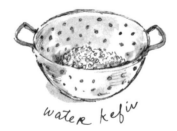

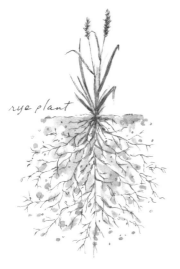

rye plant

Contents
• 目錄 •

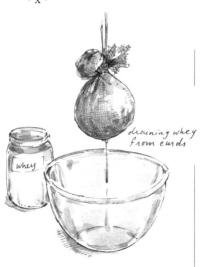

• Chapter 1 •
FERMENTING MILK

• 第一章 •
乳製品發酵

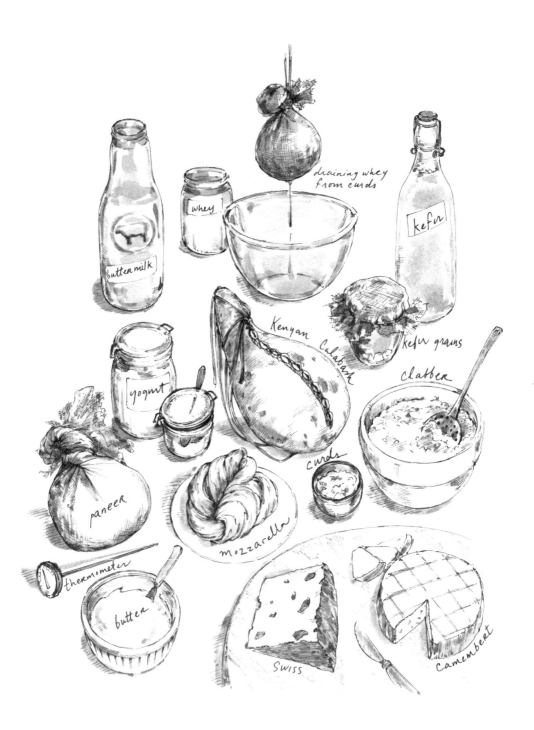

buttermilk

whey

draining whey from curds

kefir

yogurt

Kenyan Calabash

kefir grains

clabber

paneer

mozzarella

curds

thermometer

butter

Swiss

Camembert

新鮮乳品主要是 20 世紀之後的東西，這是因為新鮮乳品有賴於冷藏技術（以及供應這項技術的能源）的發明和普及。為乳牛、山羊和其他哺乳綱反芻動物擠乳的人一定會有鮮乳可以享用，至於其他的大多數人，主要還是得飲用或食用發酵的乳品。一般來說，發酵可以穩定乳品，將原本容易腐敗的物質變得較為穩定。乳品的發酵方式很多，就視採用的方法、使用的菌種與凝乳劑、環境條件以及操作方式而異。

所有最新鮮的乳酪都是經過數月甚至是數年的發酵。一般來說，越硬的乳酪代表移除的液體（乳清）越多，發酵及可保存的時間也越長。液狀的乳汁和鮮奶油也常拿來發酵（發酵時間通常只有數小時或數日），使之在短期儲存時能維持穩定，同時遏止產毒微生物進行酸化作用。

在美國，最眾所周知的發酵乳製品就是優格，其次為克菲爾（但相較於優格的知名度，兩者差距仍然頗大）。優格在土耳其語是用來稱呼東南歐及地中海周邊的某種發酵乳製品；克菲爾也是土耳其語，用來指稱高加索山區某種獨特的發酵乳製品。優格通常是較扎實的半固態食品，克菲爾則是液態飲料，兩者的風味、組成、使用的微生物菌種、保存及採行的發酵方式都大相逕庭。不過，優格與克菲爾也只是全球形形色色乳製品中的其中兩種而已。各地人們馴養動物與擠乳的傳統都不一樣，名稱、製作方法和使用的菌種也各具當地特色。

舉例來說，在肯亞西部的西波克特區，人們會發酵一種稱為「馬拉雅肯耶吉」（mala ya kienyeji）[1] 的乳製品。國際慢食協會（Slow Food）為了保護這項傳統而把這種發酵品列為首要保存食物，但也只能以「全球發酵乳製品首屈一指的巨星」來比擬，他們形容馬拉雅肯耶吉是「裝在葫蘆裡的綠優格」（ash yogurt in gourds）。不過，這其實不是真正的優格，因為馬拉雅肯耶吉的

1　也稱為 kamabele kambou。

發酵方式十分特別，是把山羊乳混入當地一種混種動物（乳牛和瘤牛交配而生）的乳汁而成。

> **❝** 混合的乳汁會倒入葫蘆或是扁蒲……數日後，在未使用人工酵種的情況下，生乳中的天然菌叢和容器裡的細菌會自然啟動發酵和酸化作用。當乳汁開始凝結，會倒掉一部分的乳清，然後再加滿新鮮乳汁。這個程序會持續重複一週，在這期間也會定期把容器拿起來搖動。**❞**

與我信件往來數次的韋傑（Roberta Wedge）多年前曾造訪肯亞，並在當地買了一個用來發酵乳製品的葫蘆。她回憶道：「每個女人都會帶著一個葫蘆，就像每個男人都會帶著一張小凳和一根放牧棒。」這個葫蘆是可以傳家並永久保存的。發酵的乳汁會混以當地名為「克藍塢」（cromwo）的樹燃燒後的灰燼。根據慢食協會的網站：「這種灰燼能防腐、增添香氣，並讓優格呈現獨特的淡灰色。」

Kenyan Calabash

只要一個地區有馴養產乳動物，便會發展出如上述的傳統發酵乳製品，而乳製品本身也會隨著時間演化與傳播。《生物技術在傳統發酵食物上的應用》（*Application of Biotechnology to Traditional Fermented Foods*）一書為了與現代科學作出區分，對「傳統」發酵乳製品下了一個廣泛的定義：「這種產品是一門天然的藝術……運用的是須仰賴經驗才能加以定義的菌種。」也就是說，「接種體是從前一批微生物成分未明的成品中取得」，而這種用前一批成品來為下一批新品起酵的技術，就稱為「接種發酵」（backslopping）。相較之下，「奠基於已知科學原理」的「非傳統」發酵乳製品（如市售的優格和克菲爾），雖然也是奠基於傳統發酵方式，但都是20世紀之後才發展出來的。

要能量產、交易和銷售，產品的一致性就很重要。傳統發酵乳製品會因

季節、地域、製作者和批次有所差異。在辛巴威，傳統上都只是把生乳放在黏土罐裡，靜置於室溫下發酵1~2天，期間透過存在於乳汁、罐子和空氣中的細菌進行發酵。1980年代出現了一個大量產銷的發酵乳製品品牌Lacto，採取的方法是「把乳汁經過標準化處理，於92°C高溫殺菌約20分鐘，然後降溫到22°C，再用1.2%的進口酵種接種。」不過在口味上，傳統發酵乳製品的接受度比Lacto高出許多。此外，研究者也發現，由於傳統發酵乳製品的發酵生物十分多樣，因此所含的硫胺素（維生素B1）、核黃素、維生素B6以及葉酸含量，都比Lacto高出許多。

　　儘管傳統發酵品的營養成分較高、風味也較受大眾喜愛，研究人員仍不斷尋求改良Lacto，希望村民放棄傳統發酵而採納較安全衛生的產品。他們打著維護大眾健康的名義，刻意引入能量產、為公司帶來利潤的產品，以削弱並取代當地傳統（這些傳統原是為了確保人們能持續獲得食物來源）。事實上，傳統發酵乳製品就如同傳統語言，每年都在消逝，而每個無聲的殞落也都削減了文化的多樣性，進而導致全球均一化。我們必須摒棄標準化產品優於當地傳統產品的觀念，並起身對抗為這種想法護航的衛生教條。發酵乳製品的多樣性反映的正是文化本身輝煌的多樣性。

生乳：微生物學與政治

　　傳統上，許多發酵乳製品的製作方法都會使用生乳並仰賴其中的原生細菌。優格通常會採用經過超高溫殺菌的乳汁，並於乳汁冷卻後進行培酵。雖然用超高溫殺菌的乳汁做出來的優格比用同一種菌種加入生乳做出來的優格更扎實更濃稠，但製作優格其實並不需要事先殺菌，況且預熱牛奶的步驟，我們既無從追溯祖先實行了多久，也不知道過往（甚至今日）還有哪些地區仍如此採行。不過就概念上而言，優格和所有培酵食物都是自發出現並受到人們注意、讚賞，同時以某種方式續存的。其中，這些特別令人喜愛的自然發酵優格，都來自於富含乳酸菌的生乳，而非完全無菌的烹煮乳汁。即便最

後發展出的精鍊技術能將老菌種（或是合適的相仿物）引入煮過的乳汁，但無論是老菌種還是發酵作用本身，還是從自然環境發展出來的。

生乳是營養非常豐富的發酵介質。當人們首度汲取動物大量乳汁並收集儲存於容器後，特定細菌的菌群便逐漸發展而生。根據遺傳學家施羅德（Joel Schroeter）和克拉恩漢姆（Todd Klaenhammer）的說法：「人類過去5000年來為了生產發酵乳製品，重複移轉乳酸菌酵種，便是從根本馴化了這些微生物。」細菌在各類人工菌種所形成的特定生態棲位（ecological niche）裡，又以各種方式繼續演變，但這並不影響微生物在原始乳汁中的生長與繁衍。

一般而言，健康動物生產的乳汁都安全美味。我第一次嘗到生乳，是某次在造訪某個社區之時。然後我就此住了下來，一待便是17年。新鮮乳汁就像是天然泉水和園子裡的蔬菜一樣深深令我著迷，也是我選擇留在鄉間生活的原因。新鮮生乳比起經過處理的量產乳品美味多了，以致我變得越來越挑嘴。美味乳汁享用了多年，我也開始投入以雙手為羊兒擠乳的日常工作。這不僅讓鮮乳風味更加豐富，也更有意義。現在，我又搬回城中，不再有日復一日的擠乳苦工可做，但我還是透過共牧計畫，從鄰居那裡取得新鮮羊乳。

羊隻若在牧場和森林中擁有充足的生活空間，通常都會很健康，且能生產出安全的乳汁。生乳中的乳酸菌可以保護乳汁免受可能接觸到的細菌侵害。越來越多關心健康和營養的人都轉而飲用生乳，認為這是一種營養價值高的活菌食品。此外，也有越來越多農夫回去經營小型畜牧場，並直接銷售，不再追求以高產量用固定的價格賣給中盤商。然而，健康的生乳需要健康的產乳動物，而健康的產乳動物也需要足夠的土地才得以放牧。舉例來說，如果今日的乳製品生產線突然停止消毒程序，一定會帶來可怕的災難。我們都知道，乳製品產業最擅長的就是量產廉價乳汁，而為了達到這個目的，每隻動物的土地空間都限縮到最小。此外，業界更採用額外的手段，例如為牛施打生長激素，以刺激乳汁生成。不幸的是，這種方法雖然提升了產量，卻犧牲了品質與安全。

以集中型動物飼養經營（CAFO）方式飼養的動物，健康狀況絕對不及

那些漫步吃草的放牧動物，乳汁品質當然也比不上。如果我們還是必須飲用這些集中飼養動物的乳汁，加以消毒殺菌會是最安全的，因為這些乳汁有高含量的體細胞（乳房在高壓環境下會產生膿汁）及大腸菌。不過，我們也無需過度推論，把答案簡化為乳汁一定要經過消毒殺菌才安全，因為只有集約畜牧（factory farming）的情況下才是如此。若動物的生活空間是得以悠哉漫步和放牧，生乳一定是安全的，遑論會有多麼美味、營養、有益消化，並富含健康且擁有自我防護力的乳酸菌。我之前的著作《革命不能微波》（The Revolution Will Not Be Microwaved）以及許多書籍和網站，都針對生乳供應的法規限制及相關營養資訊提供了詳盡的介紹。現今，經過高溫甚至超高溫殺菌的乳汁都可以成功進行發酵，而你也可以把發酵視為對乳汁的搶救、滋養與再生。生乳一樣可以發酵培養，而且，也只有生乳才能讓菌種自然現身，並體現自然發酵的意義。

簡易凝結法

凝結（clabber）是用來指稱結塊發酵乳的傳統英文字，而且這個僅存的字也正快速消逝。Clabber 是從蓋爾語的 clabar 演變而來，意思為「爛泥」，而這個隱喻也很生動，因為乳汁凝結時會變得濃稠，讓乳脂和其他固態物質凝聚成某種像爛泥的東西。這攤泥濘物就稱為「凝乳」（curd），分離出來的液體則稱為「乳清」（whey）。

我父親的朋友史密斯（Ray Smith）與我分享了他的阿姨海倫是如何凝結乳汁的，這是他在孩提時代於北卡羅萊納祖父母家所見的做法。史密斯先寫信詢問阿姨，年邁的阿姨回信道：「在過去，你只要把乳汁放在一旁，乳汁遲早都會自己凝結。不過，現在的乳汁都是經過殺菌的，因此我想你會需要加入酵種才能辦到。」以下就是海倫阿姨凝結乳汁的方法：

clabber

Chapter 1
· 乳製品發酵 ·

> ❝ 把想要凝結的乳汁裝到碗中，靜置在一個不受干擾或晃動的地方，室溫維持在你想要的溫度。整個過程可能要花上24小時。你可以輕輕搖晃碗來檢查凝乳情況，但是搖晃程度不要過大，以免破壞凝乳。❞

原生乳酸菌消化乳糖（乳汁的糖分）時會產生乳酸。《食物與廚藝》（*On Food and Cooking: The Science and Lore of the Kitchen*）作者馬基（Harold McGee）解釋：「酸度逐漸增加的環境，會使原本分離但成束狀的酪蛋白微膠粒展開成為個別的酪蛋白分子，然後重新連結在一起。這種常見的重新鏈結會形成連續性的蛋白質分子網，將液體及脂肪球包圍住，並將液態的牛乳變成脆弱的固體。」發生的速度依溫度而異，在夏季炎熱的室溫下，這個現象不到1天就會發生；在涼爽的環境中可能需要好幾天；若冷藏在冰箱裡，甚至得花上好幾週。儘管在這個將「殺菌」和「冷藏」奉為圭臬的時代裡，衛生教條教誨著我們，乳汁很快就會變質，不新鮮了就不該再食用。但事實上，只要生乳本身在新鮮狀態時是安全的，凝乳狀態下也就會是安全的，因為酸化的細菌會保護乳汁免於病原菌的破壞。

這裡須注意的是，**穩定和安全並不必然等同於美味**。不同地域、不同動物的乳汁在自然發酵後產出的成品差異也很大。凝乳時，室內溫度會大幅影響細菌和酵素的活動力，以及最終成品的風味。我的經驗大多來自於往年夏天為5頭山羊擠乳的往事。有時候，冰箱已沒有空間可以存放，我們也還沒準備好要製作乳酪，此時就會直接把乳汁放在枱面。田納西州夏季白天溫高約35°C，乳汁在24小時內就會開始凝結。此時我們會撈除表層乳脂。乳汁自然發生的現象讓我想起酸奶油。或許，你會很幸運地發現廚房中的乳汁表層物質是往好的方向發展，並讓你深深愛上。不過，你也有可能沒那麼幸運。

自然發酵乳的變異性很大，人們經常會導入他們喜歡的前一批凝乳，作為新批次的酵種，以引導新一批乳汁的發酵。就是這個接種步驟，讓世界各地的發酵乳製品各具特色。如果你有多餘的生乳，就拿一些來進行自然發酵

吧，然後看看是否喜歡這個成果。如果乳汁對你來說是難得珍貴的資源，那麼用你喜愛且信賴的酵種來培酵就更顯重要了。

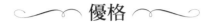

優格

優格是世界上最普遍的發酵乳製品，濃稠滑順的半固態質地與溫和的酸味正是優格的特出之處。將乳汁發酵為優格的細菌通常是活躍於高溫的嗜熱菌（但也有例外），因此，要製作出品質好的濃稠優格就必須進行培養，讓乳汁處於43~46°C的環境中。培養是製作優格（及其他發酵乳品）最具挑戰的階段，可見上冊第三章。

製作優格需要菌種。如果能找到或是買到傳統的優格菌種，同時也能維持固定的製作節奏，或許你這輩子靠這個菌種就能不斷製作優格。如果你已等不及想要製作優格，也可用市售優格為酵種，不過一定得是原味、沒有添加物的活菌優格（關於優格酵種，隨後會有更多討論）。製作優格的第一步驟，是從冰箱取出要作為酵種的優格，置於室溫下回溫。另外，在你要用來製作優格的玻璃罐注入溫水（如果你會使用保冷箱來培養，記得保冷箱也要注入溫水）。讓這些培養容器先行預溫，以免優格混合物注入之後變涼，無法維持在目標溫度。

在為酵種和容器暖杯的同時，我會把乳汁加熱到至少82°C。加熱時要緩慢，並且不時輕輕攪拌以免變得滾燙。《失傳的烹飪藝術》（*Lost Art of Real Cooking*）這本精采著作的作者之一納夫茲費爾（Rosanna Nafzifer）警告：「加熱乳汁的速度越快，屆時優格中就會形成越多因過熱而凝結的蛋白質顆粒。」要省略加熱步驟直接製作生優格也是可以，只要乳汁別加熱到46°C以上。不過，加熱乳汁製成的優格會比生乳優格濃稠。

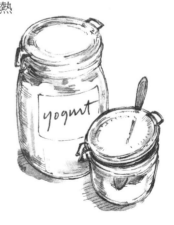

　　加熱的目的除了殺滅原生細菌以免與導入的菌種形成競爭關係，還有改變乳汁蛋白質（酪蛋白）的結構。酪蛋白是優格濃稠厚實的關鍵。將乳汁維持在高溫並不時攪拌，可使水分蒸發濃縮乳汁，形成較濃稠的成品。許多優格製造商以及在家自製優格的人都會加入奶粉或是其他增稠劑，來達到傳統蒸發步驟的效果。

　　加熱過的乳汁必須放涼才可以加入菌種。你只需把乳汁靜置一旁，定時檢查一下，等到溫度慢慢降到46°C立即加入酵種即可。你也可以在流理台、浴缸、鍋子或是碗裡裝冷水，然後把裝有乳汁的鍋子浸入。攪拌鍋裡乳汁的同時，也攪拌周圍的水以加速冷卻。不需等到溫度降到46°C時才將鍋子從冷水中取出，以免冷卻過頭。當鍋子溫度接近49°C時便從冷水中取出，一旦溫度達46°C，便取1杯乳汁倒入杯子或碗裡，同時拌入酵種。每公升的乳汁我會加入1大匙的酵種。許多食譜會建議多放一點酵種，我最開始也是這麼做，但在讀過《烹飪之樂》（Joy of Cooking）之後，我嘗試了「少即是多」（less is more）的方式，並發現這樣反而能製作出更濃稠的優格。1大匙的酵種約略占1公升乳汁的5%（再少一點點），也有食譜建議使用2~5%的優格酵種，因此，你的用量甚至可以比5%更少。將酵種和1杯加熱過的乳汁混合均勻，待酵種完全溶解，把這杯乳汁倒回整鍋乳汁，再把這些培酵乳汁換裝到預熱過的玻璃罐裡密封，並靜置培養箱中進行發酵。

　　若在46°C的環境中進行培養，優格會在3小時內凝結，但若放得太久，優格也很容易就會凝結。我喜歡在略低的溫度下緩慢進行發酵，像是在43°C下發酵4~8小時。發酵時間越長，越能產生強烈的風味與人體更能消化的乳糖。我還聽過有人發酵優格長達24小時。較低的溫度下，需要的凝結時間較長，成品也可能不會太濃稠。要是你打開培養箱時發現優格仍呈液

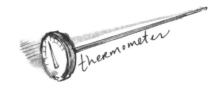

譚（Aylin Öney Tan），土耳其伊斯坦堡

卡依馬克優格

製作優格的基本方法大同小異，但的確有些小技巧能讓成品獨具特色。要製作出濃稠的優格，可將乳汁沸煮到濃縮狀態，沸煮時用湯匙不斷攪拌並打入空氣，可以加速製程並防止鍋底燒焦。接著，從高處將乳汁倒入容器以產生泡沫，這些泡沫最後會變成濃稠的優格凝脂奶油（clotted yogurt cream）。凝脂奶油本身就是一道珍饈，而優格表面形成的凝脂奶油就稱為「卡依馬克」（kaymak）。通常我們會把這層鮮奶油般的物質小心取出，在早餐時淋上幾滴蜂蜜享用。

狀，可在優格中放入熱水袋幫助加溫，並在這個較高的溫度中靜置數小時。若你的優格因故完全無法凝結（這是有可能的），無需丟棄乳汁，只要簡單改製成酸凝乳酪（acid-curdled cheese）即可。

　　優格本身味道就很棒。在美國，人們通常會加果醬、水果或是糖來增加甜味，但傳統上其實較常加入鹹的調味料。簡單加入一些香料，優格就可以變成希臘察司奇（tsatsiki）與印度雷塔（raita）這類醬料或調味料。在碗的上方懸掛一條細致的濾布或茶巾，乳清便會向下滴濾而出，成為流行於中東的優格乳酪拉布聶（labneh）。若混合布格麥進一步發酵，則成為齊斯克（kishk），可作為湯品的調味料和增稠劑（見上冊第五章的「齊斯克與柯克艾芙瓜拉」）。我的朋友帕底斯（Pardis）曾為我布置了一場伊朗宴席，席中供應了以優格為基底的鹹味汽水朵赫（doogh），自此之後，我都視之為夏季的解渴聖品（見下頁欄）。優格在土耳其會以各種特出的方式融入菜餚，其中之一就是將優格乾燥成堅硬、穩定的塊狀庫魯特（kurut），然後再壓碎、碾碎或是搗磨成粉。優格文化在演化了數千年後，已經融入烹飪的各個層面。

　　優格已經成為西方超市和廚房中相當普遍的食物，但過去並非如此。100年前，優格主要聞名於東南歐、土耳其和中東，是地區性食物。出了這地區，就只有移民社群曉得，除此之外便名不見經傳。微生物學先驅梅契尼

<table>
<tr><td>波斯優格汽水</td><td>朵赫：</td><td>要製作朵赫，先把原味優格攪拌到質地變得滑順，再依個人口味拌入些許新鮮或乾燥的薄荷葉、鹽及現磨黑胡椒。將這些食材混入優格，再加入至少與優格等量（通常會更多）的純水或是碳酸水，攪拌到你想要的稠度後便能好好享用。你也可以用傳統的方式將朵赫碳酸化：將上述食材混合在一起，然後放入密封瓶中持續發酵1~2天，使裡頭的氣壓不斷累積。</td></tr>
</table>

可夫（Elie Metchnikoff）在保加利亞研究人們長壽之道，他將長壽歸功於優格，並大力推廣優格及其他發酵乳製品可以改善健康並延長壽命的觀念，為這項悠久的傳統文化增添可靠的科學解釋。

梅契尼可夫的研究激發了大眾將優格當作藥品的興趣。1919年，當卡拉索（Isaac Carasso）在巴塞隆納創辦當時最先進的優格工廠時，使用的便是梅契尼可夫在巴黎巴斯德研究機構中所分離和培養的細菌。卡拉索是塞法迪猶太人[2]，當時才剛舉家從薩洛尼加[3]這個優格大城遷居到巴塞隆納，並將公司命名為「達能」（Danone），這是取自他兒子丹尼爾的加泰隆尼亞語小名。丹尼爾也學習家族生意，並在1929年前往巴黎設立企業分部。二次世界大戰期間，他離開歐洲，將達能帶往美國。1942年，丹尼爾於紐約布朗克斯區設立優格工廠，而根據這家公司網站的說法：「為了使品牌聽起來更符美國口音，他把名字從Danone改成Dannon」。2009年，丹尼爾過世，享壽103歲，去世不久前，他於公司90週年的慶祝會上這麼說：「我的夢想是要使達能成為世界品牌。」丹尼爾確實成功將優格打造為全球的主要商品。

然而，丹尼爾製造的優格至少有個地方與傳統優格不同：他的優格是用巴斯德研究機構從保加利亞優格分離出來的混合菌種，其中包括我們現在

2 編注 Sephardic Jew，西班牙的猶太後裔，15世紀時被當時的政權驅逐出伊比利半島。Sephardic便是由希伯來語Sepharad（意為西班牙）一字演變而來。

3 Thessaloniki，現為希臘北部最大城市。

所知的保加利亞乳酸桿菌（*Lactobacillus delbrueckii* subsp. *bulgaricus*）和嗜熱鏈球菌（*Streptococcus salivarius* subsp. *thermophiles*）[4]。這和用前一批優格來培養新一批優格的傳統方式相當不同。在過去，所有優格都是從前一批優格生產而來，然後以此延續下去。

　　隨著地區不同，優格也出現歧異。優格是土耳其語，不過類似的發酵物在歷史上並非土耳其才有，東南歐與中東也出現過。優格的菌種和技術可能是隨游牧民族的遷移而擴散，並在不同地方落腳而發展出當地的獨特性。事實上，所有分布廣泛的食物都是如此傳播的，尤其是發酵食物。除了因地區不同而有所變化，傳統優格菌種的菌落也較複雜，不只是巴斯德研究機構認定為重要的那兩種菌種（這兩種細菌現在成了法定優格的必備生物）。傳統優格菌種是具有一定穩定性且不斷演化的群落。

　　準備寫這本書時，我終於取得了傳統優格菌種。事實上，我是在網路上買到的，而且我擁有的不只一種，而是B&G，也就是保加利亞種和希臘種。這一年多來我已先後用這兩種菌種製作了好幾批優格，而這些優格也與我一直以來拿來當作酵種的市售優格大不相同。在我的經驗裡，市售優格的菌種在繁衍了數代之後，繁殖力絕對無法如最開始一樣。此外，就實際面而言，從離群索居的實驗室菌株得到的菌種，生性就不穩定，無法永存。

　　傳統優格則可以讓自己永垂不朽。儘管B&G菌種已在我的廚房待了14個月，每次製作出來的優格還是如第一批那般濃稠又美味。紐約市有間百年歷史的猶太餡餅店Yonah Shimmel's，店家宣稱他們的優格仍是用創辦者移民紐約時帶來的酵種。挪威的巴克斯勒特（Eva Bakkeslett）在《自然發酵：風味、營養及現存的發酵手藝》（*Wild Fermentation: The Flavor, Nutrition, and Craft of Live-Culture Food*）[5]讀到這間店之後，到訪紐約時便買了一些回家。這幾年來，她成功保存並延續了這批優格菌種，也四處與人分享，甚至設立了

4　兩者皆屬革蘭氏陽性菌。

5　編注　本書作者先前的著作，之後內文皆簡稱《自然發酵》。

波洛斯（Áron Boros），麻州波士頓

保加利亞－日本優格菌種

2001年，我造訪日本時取得了一個優格菌種，並且一直繁殖至今（如果當時被甘迺迪國際機場的海關查獲，我想這個菌種今日就不存在了）。我的繁殖技巧超級簡單：先將撈除表層看起來髒汙之物，接著想吃多少就吃多少，只要容器底部留下約1公分高的量即可。接著，在容器中裝滿全脂牛奶、蓋上濾布，靜置枱面24小時。我每製作3~4次就會換一個乾淨容器。我什麼都不需要做，無需烹煮無需攪拌，這個菌種就這麼跟了我9年！成品是帶點流質的優格（有時候凝結成果真的很棒，但我從來沒去了解是什麼原因。我推測是放到冰箱的時間剛剛好，但也可能與室溫有關）。

我聽過一個傳言，指出這種優格菌種就是赫赫有名的「保加利亞－日本優格菌種」，可以使人長生不老，但來源不明。有幾次，我不小心把優格忘了大約3~4週，結果上頭竟冒出許多黃、棕、橙色的硬皮。不過只要向下挖，便能在下層找到一點點白色優格，而我就用這點優格製出更多優格，成功挽救了這個菌種。

部落格談論優格與其他乳製品菌種。[6]

優格菌種並不那麼脆弱，也沒那麼缺乏恢復力，不需要每2~3次就更新。優格菌種必須能自行繁衍好幾代才行。我問過一些微生物學家和其他「專家」，為何傳統菌種比實驗室菌種來得穩定。GEM培養物公司從事大規模培殖菌種已長達數十年，創辦者之一史提梅爾（Betty Stechmeyer）認為，傳統優格菌種的穩定性和持續性之所以能占優勢，正是因為多元的微生物生態。「一只碗裡的生態系若缺乏多樣性，會比有整群隊員固守的生態系來得容易被擊垮。」

參考了噬菌體的現象後，微生物學家潔西卡李（Jessica Lee）認為病毒的

6 編注　可參考http://www.evabakkeslett.com/ 與http://livingcultures.wordpress.com/。

確會攻擊細菌。當細菌只有單一菌株,「爆發的菌體會很快殺光整個細菌菌落並終結發酵作用」,即使用兩個分離出的菌株來製作優格也不再具有恢復力。「此處的噬菌體會逐漸演化,感染酵種的少數菌株,慢慢把菌株全數殺光。」傳統酵種的差異在於這是由更多元的細菌所組成,「所以,當某菌株受到噬菌體攻擊,還有其他菌株可以接管這份工作,繼續進行發酵作用。這項事實也為生物多樣性和傳統發酵的價值提出有力的論證」。

新英格蘭乳酪公司（New England Cheesemaking Supply Company）販售多種優格菌株,其中有些標示為「能再培養的」（re-culturable）,有些則無此標示。不過,當我去信詢問為什麼是這樣的時候,我收到了一封匿名回覆,郵件中指出該公司標榜為「能再培養的」菌種其實是身分不明的菌種,至於那些身分明確的菌種,則通常被認為是「不能再培養的」。為何如此？對方在信中也表明:「我詢問培養專家,但他們對這部分的說明也十分含糊。」

相對於不明確或需仰賴經驗判斷的菌種,使用經證實的確定菌株的確有較多實質好處,尤其是從事商業性生產時。保加利亞乳酸桿菌和嗜熱鏈球菌的組合確實能生出具有誘人質地和風味的發酵品。其實,只要你每次使用的都是純菌種,來自實驗室的酵種也可以產出品質穩定的成品。

然而,我還是不禁對失落的舊世界中,多元的乳製品菌種感到好奇。這些菌種令我想起蔬菜種子中少數「改良」品種導致大量在地品種遭到遺棄的悲劇。改良品種能在理想條件下生長得比一般品種好,卻無法適應現實中的氣候和環境,因此常常需要施肥和施打農藥。此外,這些混種的種子（尤其是無法自我複製的混種種子）無法獨立繁殖,必須仰賴培育者的專業技術。但在此之前,種子是能靠自己永存下去的。優格也是如此,過去總是拿前一批（由祖先及其野伴共同演化形成的活遺產）來製作下一批,而沒有了這樣的活遺產,我們變成得要依賴專業人才的技術。復興、取回並重新創造發酵的活遺產吧,起身去尋找那些仍存活的優格菌種或是更多不為人知的菌種。我們不能坐視這些生生不息、能自我延續的菌種,被那些從實驗室分離而出、培育進而從事商業販賣的純菌種所取代,不論後者能提升多少風味。

波洛斯（Áron Boros），麻州波士頓

哪裡可以找到家傳優格菌種？

儘管任何活菌優格都可以製出新的一批優格，但只有傳統、家傳的菌種才能歷久不衰。如果你願意搜尋一下，或許能在當地找到多年來一直保存著家傳優格菌種的人。你可以在社區公布欄上張貼告示、聯絡食物倡護團體，或向相關團體洽詢。你也可以試著接洽當地的食物作家，或在報紙上簡短寫出你要尋找的東西，很快就能找到對的人。

克菲爾

　　克菲爾是發酵乳製品中另一種流行培養物，生產出來的飲料比乳製品更濃稠，酸度從溫和到強烈都有。最棒的是，如果製作得當，克菲爾還會冒泡。將乳汁發酵成克菲爾的生物包括酵母，產生的酒精濃度從0.1~3%不等，依發酵時間及其他因素而定。由於克菲爾含有酒精又會冒泡，而有「香檳牛奶」的別稱。

　　克菲爾是少數不用取前一批發酵乳來為下一批起酵的乳製品，這也是受到人們注意的原因。克菲爾仰賴的是SCOBY，一種具有彈性的團塊，由細菌和真菌細胞發展而成的複雜共生體，由肉眼就可以觀察到，細菌和真菌彼此分享養分、協調繁殖，一同創造共享模式。我見過的克菲爾種類繁多，表面全都又白又鼓，並有著起伏的曲線，結構彷若白花菜。我見過的克菲爾顆粒大多是叢狀的，叢塊大小可達數公分，有些則比較小，且沒有一致的生長方向。克菲爾顆粒會隨著生長而形成越來越多小叢塊，但這些小叢塊通常不會變得更大。我僅見過幾次非常大的克菲爾叢塊，只有單方向相連，整叢必須用雙手才捧得住（見書末彩圖）。而我見過最大的一個，寬度則超過30公分，一樣是類似的叢塊所組成，但是往平面方向連結，延展開來猶如薄片。我們再次見到生物的創造力，同一個族系也能發展出各類樣貌。

　　克菲爾呈現出的生物學問極為迷人。克菲爾是一個能自我繁殖的共生體，這也是單一細菌和真菌聚在一起時不會形成克菲爾顆粒的原因，因為所有顆粒都是演變自一個（或數個）能延續自我生命的自發性共生關係。《乳製品科學期刊》指出：「儘管歷經密集的研究，並多次嘗試從存在於顆粒裡的純菌種或混合菌種中生產克菲爾顆粒，至今仍沒有產出成功的結果。」生物學家馬古利斯（Lynn Margulis）表示：「克菲爾不像大樹或大象，並非化學物質或微生物處於『恰當組合』之下便能形成。」

　　鑽研於共生發源（symbiogenesis）的馬古利斯寫到，克菲爾呈現出重要的生物概念，例如生命、死亡、性和進化。她指出，克菲爾顆粒不會像動植物等生物細胞出現「程序性死亡」（programmed death），因此理論上若給予充足的養分和可以耐受的環境條件，克菲爾顆粒便能永遠存活。馬古利斯解釋，克菲爾顆粒是個涵納30種微生物的群體，包括一般發酵食物常見的乳酸菌、明串珠菌、醋酸菌、酵母菌，以及其他較不為人知的生物。事實上，根據馬古利斯的說法，其中已知或已命名的微生物還不到一半。然而，馬古利斯也寫道：「這些特殊的酵母和細菌必須靠未涉及受精或性行為的細胞行分裂繁殖，以維持稀有微生物個體（即克菲爾凝乳）的完整性。」此外，她也指出：「這些生物以自製的化學化合物、醣蛋白和碳水化合物來緊密連結……一如共生細菌會轉變成有核細胞的組成成分，克菲爾微生物也會完全整合成新的組合體，而這也顯示細胞至今仍會與細菌進行共同演化與整合。」

　　雖然克菲爾顆粒可以永存，但久久忘記餵養還是會有分解和死亡的風險。我自己就曾因為忽略了克菲爾顆粒數週，導致顆粒溶解在自身產生的酸性克菲爾裡。馬古利斯觀察到：「死去的克菲爾凝乳處於一種有別於克菲爾的生命狀態：曾經是活生生的個體，如今卻是一具死屍。不相干的真菌和細菌就在這坨臭泥上成長茁壯並行新陳代謝，卻再也

kefir

kefir grains

無法凝聚成整體。」由此可見，克菲爾顆粒需要定期照顧和餵養。

定期照顧和餵養頗費心力，但除此之外，製作克菲爾的過程其實非常簡單。你無需加熱或控制溫度（雖然從冰箱中取出乳汁後稍微加熱到常溫可以加速發酵），只要在裝有乳汁的玻璃罐中加入克菲爾顆粒即可。每1公升的乳汁加入1大匙，而大多數文獻也都同意，克菲爾顆粒的比例最好是乳汁的5%。不要一下子就加滿玻璃罐，因為產生的二氧化碳會使體積膨脹。你可以放入密封玻璃罐（但如此一來內部就會累積壓力），也可以鬆鬆地蓋上蓋子。讓克菲爾在遠離直射陽光的常溫下進行發酵，並且定期搖晃或攪拌。這是因為微生物活動多集中在顆粒表層，搖晃可使乳汁流動，進一步擴散微生物的活動範圍。大約24小時後（若你住在寒冷地區或是偏愛較酸的口味，需要的時間可能更長），倘若液體已變濃稠，就代表克菲爾已經完成。在取出克菲爾顆粒之前先再次搖晃，接著用湯匙撈出顆粒（尤其是大顆粒）或是用濾器濾出。若要進行碳酸化，就將過濾的克菲爾移到可密封的容器，並留下足夠的空間使克菲爾擴展，最後密封起來冷藏發酵數小時或數日。等你打開容器，你就會看到不斷冒泡並上升的克菲爾。

一切就是這麼簡單。我都是用全脂乳，若有生乳就用生乳。但我的朋友妮娜比較喜歡用脫脂乳製作克菲爾。無論使用的是羊乳或牛乳，也不論是否經過均質化，我發現生乳、經過高溫或超高溫殺菌的乳汁，都可以製作出不錯的成果。

有些文獻建議不要讓克菲爾接觸到金屬。我同意酸性發酵物長時間接觸金屬會造成腐蝕，但有些克菲爾擁護者卻強調，即便只與金屬短暫接觸（例如濾網），克菲爾顆粒也會遭到摧毀。我從未遇到這種情況，甚至來自澳洲、我稱為克菲爾網路之王的安菲堤卓（Dominic Anfiteatro）也沒遇過。安菲堤卓在他的網站上貼出他實行的一項小實驗：「我們已連續幾個月都以不鏽鋼濾網來過濾克菲爾，最後也沒有證據顯示顆粒或微生物叢受到損害。」

將克菲爾顆粒中的克菲爾濾到一個乾淨的玻璃罐裡，重新在顆粒上倒入新鮮乳汁，延續前文所述的製作節奏。掌握節奏是最難的部分，理想情況是，

每當你從顆粒中濾出一批成熟的克菲爾，便能開始製作下一批。照顧克菲爾顆粒（或其他的SCOBY）到最後都會像在養寵物，需要不間斷地關注，倘若沒有獲取充足的營養，顆粒就會死亡。在旅行和搬遷途中，我已不止一次失去我的克菲爾顆粒。現在，我每隔一天就會製作並喝掉兩杯克菲爾，每隔一天的早晨我也會濾出克菲爾，並在顆粒上倒入新鮮乳汁。克菲爾顆粒的數量每7~10天就會增加一倍。你可以將多出來的顆粒儲存起來（不需要持續餵養，只需乾燥）以便於日後分享。

儲存方法是，首先沖洗克菲爾顆粒，並以廚房紙巾吸去水分，接著在太陽下和（或）設定為低溫的食物風乾機裡乾燥。你可以將克菲爾顆粒放進冷藏室減緩生長速度，但一週後你還是得進行餵養。你也可用冷凍的方式延緩生長速度一段很長時間。不過，克菲爾顆粒還是在頻繁關照和定期餵養下才會發揮較好的效果，也比較健康。

克菲爾顆粒若健康，成長和繁殖的速率就高。當顆粒兌上乳汁的比例增加，發酵速度就會越快，此時，最好將過剩的顆粒取出，讓顆粒兌乳汁的比例不超過10%。正因如此，每位持有克菲爾顆粒的人最後都會有許多用不到的顆粒。你可以尋找這些人，他們通常都樂於分享（見「發酵相關資源」列出的網站清單，在這裡你可以找到願意分享的人，以及市售克菲爾顆粒的相關資訊）。

克菲爾有個有趣之處，就是大多市售產品所採用的都不是傳統的克菲爾顆粒，而是傳統克菲爾共生體裡部分已知生物的酵種培養物。這些酵種培養物少了複雜性和最後成形的統一性。針對這個現象，文獻有幾種解釋。一個說法是，克菲爾顆粒的尺寸增長緩慢，因此若擴大生產，數量便會受限。另一個說法是，克菲爾顆粒中的複雜微生物體系使成品品質很難維持一致性。除此之外，克菲爾的酒精濃度也可能超過非酒精飲料所規定的上限0.5%，所以如同康普茶，克菲爾也很容易招致法律的挑戰。酒精發酵通常在乳酸發酵後就會占居主導地位，而這往往發生在產品運送時。乙醇和二氧化碳氣體不只導致風味和口感產生質變，還會造成容器膨脹及內容物溢漏。

　　基於這些原因，許多研究都在發展能夠替代克菲爾的酵種培養物。《乳製品科學期刊》報導：「目前發展出的幾種方法是可以不用克菲爾顆粒就能生產出類似克菲爾的飲料。」「類似克菲爾的飲料」似乎是個頗合適的用語，因為克菲爾是特定菌種創造出的特定產品，所以非克菲爾顆粒發酵製成的培酵乳製品稱為「克菲爾」並不合理。以實驗室生產的酵種培養物來製作飲料也許非常美味，還對健康有益，但就不是克菲爾。《乳製品科學期刊》下了這樣的結論：「這種產品的品質與用克菲爾顆粒發酵成的克菲爾有著相當顯著的差異。」《食品科學與技術公報》也表示：「很明顯，比起混合少數純菌種產出的『克菲爾』，真正克菲爾顆粒產出的成品微生物數量較多，種類也較為多元。」

　　近似克菲爾的粉狀酵種並不限定用於大規模的產業，也有好幾種是適用於小規模的家用生產。即使我尚未嘗試，但對於那些無心於投入照護克菲爾顆粒工作，且只願斷斷續續而不願定時規律製作克菲爾的人來說，粉狀酵種無疑特別好用，即使生產出來的並非真正的克菲爾。

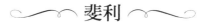

斐利

　　斐利（viili）是芬蘭的乳製培養品，主要特徵是膠一般的黏性。從我這裡得知斐利的人，都把斐利的質地比擬成快乾膠（rubber cement）和棉花糖醬（marshmallow fluff）。我的朋友格林威爾（Johnni Greenwell）某個晚上在培養斐利時，並不知道發酵作用會導致膨脹，於是把發酵乳裝得滿滿的，隔天一早斐利流了滿桌。斐利團塊的黏著力強，因此只要有一點流出，就會把其餘的一起拖曳出容器。不過，儘管斐利具有這般「極端」的質地，風味還是細致溫和，而且幾乎不酸。

　　斐利菌種可以向 GEM 培養物公司及其他來源購得，我自己就是從 GEM 取得的。GEM 的史提梅爾告訴我，他們的斐利是由丈夫那邊的金努恩家族（Kinnunens）從芬蘭帶到加州布拉格堡的。史提梅爾也告訴我關於她

丈夫的叔父凡·金努恩（Van Kinnunen）的淒美故事：

> ❝凡獨自住在我們家前那條路所通往的森林中，儘管九十多歲了，他還是自立居住在那間三房小屋裡……凡在九十五歲生日後跌了一跤，從此之後健康每況愈下……有天下午，他在床邊看電視時，平靜地問我：「妳可以照顧我的種子嗎？」我立即向他保證我會遵照他的做法接管。隔天深夜，我的第六感意識到他的時辰已到，於是我走進他的屋子，發現他真的過世了。
>
> 　芬蘭人以「種子」（seed）來稱呼斐利的「酵種」或「培養物」。即便凡的出生地是布拉格堡，但這個「種子」卻是隨著金努恩家族（可能還有其他數十個家族）遠從芬蘭而來的。他們在一條乾淨的手帕塗上一點點發酵乳，接著乾燥、捲起，小心翼翼塞入個人行李後啟程。種子，或說培養物，便是在新大陸和新生活中延續過往的方式。❞

　凡·金努恩知道，即使他的生命已走到盡頭，只要種子持續得到照護，便是文化能延續下去的保證。

　要製作斐利其實非常簡單。首先，取一只碗或玻璃罐當作容器，並將1湯匙熟成的斐利塗抹在容器內面，然後倒入乳汁，並留下一點膨脹空間。接著輕輕覆蓋開口處以防止蒼蠅和灰塵，同時允許空氣適度流通。將斐利靜置常溫下約24小時，直到質地變得濃稠。每次製作都留下1湯匙的斐利當作下一批的酵種。可直接享用原味的斐利，也可以加入水果和麥片，或是拿來當作沾醬和醬料基底。在田納西州的夏季裡要製作斐利有點困難，因為斐利似乎不喜歡高於27°C及太濕的環境。

　我在2008年收到芬蘭人史考基爾（Erol Schakir）的電子郵件，他聽到我在廣播節目中的談話，內容包括凡·金努恩的故事。他寫道：「有趣的是，他和這個家族在這麼多年後還能夠保有這個『根』。在我的經驗中，這個『根』（或說『種子』）最終總是式微，且無法繼續將乳汁製成斐利。金努恩是

怎麼讓種子保持活力又強健的呢？因為我個人的解決方法就是到商店買一罐新的斐利作為新『種子』。」在我聽來，這完全像是優格酵種的翻版。史考基爾依賴實驗室改良過的市售菌種，金努恩和史提梅爾則是讓舊世界的菌落保持生生不息。

我把史考基爾的郵件轉寄給史提梅爾，看看她有何想法。這裡摘錄了她的回應：

> 66 我不相信市售酵種具備讓生物賴以長存的所有條件。大多數市售產品都必須趕上製程，成品也必須具備一致性，所以廠商會挑選可以達到這個目標的生物……史考基爾，如果你只拿市售的斐利作為種子，那麼你的斐利肯定無法具備足夠的生長條件……我建議你刊登尋找那些已存活一段時日的傳統種子。99

如同優格和克菲爾，用來量產斐利的酵種顯然缺乏傳統菌種那種能持續使用及代代相傳的穩定性。

其他乳製品菌種

對我而言，乳製品菌種實在是多到無法一一細數，也無法完整描述。所有為了獲取乳汁而馴養動物的地方，以及游牧和放牧文化的所到之處，都會發展出專為發酵乳製品而生的菌種。這裡列出一些較著名的例子：

馬奶酒（koumiss）是在中亞大草原發展出的發酵乳製品，以含有酒精成分著稱。研究古代酒精飲料的人類學家麥戈文（Patrick E. McGovern）觀察到：「製作發酵酒精飲料的生鮮食材，如水果、麥片和蜂蜜，在草原上都是很難取得的……一如往常，人們即興發揮，用母馬乳汁製成飲料（土耳其語為kimiz，哈薩克語為koumiss）。比起羊奶和牛奶，馬奶含糖量較高，所以可以產出酒精成分較高的發酵乳，最多可達2.5%。」一位在13世紀行經蒙

古的旅人也描述這個製程：

> 取一只大的馬皮袋和一根中空的長棒。袋子清洗乾淨後注入馬奶，並加入些許酸奶（也就是熟成的馬奶酒）當作酵種。一旦馬奶開始冒泡，就用長棒擊打袋子直到發酵作用停止。他們會要求每位進入蒙古包的訪客擊打袋子幾下。3~4 天後，就有馬奶酒可以享用了。

　　1953 年版的《烹飪之樂》含有一則美式的馬奶酒食譜，內容要求先將酵母加到常溫的乳汁裡，然後再換裝到可密封的瓶子中，於室溫下發酵 10 小時。最後冷藏 24 小時，並偶爾搖晃一下瓶身。書中警告，打開瓶子時要注意噴出物，並如此總結：「馬奶酒就如同希望，總能帶給人們活力。」

　　白脫乳（buttermilk）也是一種發酵乳製品，通常可以在超市買到。你可以將市售白脫乳作為酵種加到新鮮乳汁裡，於室溫下發酵 1 天，這樣你就能得到更多「白脫乳」。我之所以加上引號，是因為美國市售的白脫乳其實並非正統的白脫乳，因為從歷史角度來看，白脫乳是攪拌鮮奶油成奶油時所產生的副產品，質地圓潤濃郁。白脫乳之於鮮奶油，就如同乳清之於乳汁。此外，也因為傳統奶油是用生的鮮奶油製成，所以奶油和白脫乳上都會充斥著原生（或添加）細菌。

　　塔拉（tara）是一種在 SCOBY 中形成的西藏發酵乳製品，一如克菲爾。在我著手寫作《自然發酵》之前不久，有人贈送塔拉顆粒給我，於是我也在書中放入相關描述。然而，在我取得第一批克菲爾顆粒並開始製作克菲爾之後，我就無法分辨何者為克菲爾而何者為塔拉了，無論是成品或是顆粒本身皆然。因此，我把克菲爾和塔拉視為相同的東西，至少是緊密相關的。不幸的是，我的塔拉顆粒逐漸因為我的疏忽而死亡，之後我也無法再取得塔拉。

　　斯基爾（skyr）是來自冰島的發酵乳製品，在美國標售為「冰島優格」。我詢問冰島飲食作家蘿格佛達朵提爾（Nanna Rögnvaldardóttir）傳統的斯基爾是否類似於優格，她的回答是：「並非如此。」她描述在 1960 年代一座偏

遠的北方農場裡，伴隨著她長大的斯基爾「濃稠、易碎，也比現在所謂的優格酸得多。」她說，自製的斯基爾並不普遍，但冰島慢食協會正在尋找這些仍在自製斯基爾的人們。

葛里斯（gariss）是蘇丹的發酵駱駝乳，人們會裝在山羊皮（si'ins）裡並懸掛在駱駝鞍旁。根據《蘇丹在地發酵食物》（*The Indigenous Fermented Foods of the Sudan*）的作者迪拉爾（Hamid Dirar）的說法，這樣做會使葛里斯「多少受到持續搖晃」。迪拉爾也認為，葛里斯是四種「蘇丹在地發酵乳製品」中的一種，另外還有兩種則是從埃及引進的「半在地」發酵乳製品。「不論山羊皮裡的發酵品飲用了多少，人們會持續加入新鮮的駱駝乳，因此葛里斯大多能維持在固定的量。」

我在這節談的只是個粗略概論。不過，一個不變的事實是，每個在地文化發展出的發酵乳製品製法，都正隨著這些文化本身，在經濟全球化、都市化及文化同質化的壓迫下，迅速凋零且消失殆盡。

乳製品的植物性菌種

關於以植物和其他天然材料當作乳製品酵種，各方都發展出自己的一套方法，例如蘇丹人在製作葛里斯時，就不會使用前一批成品作為酵種。迪拉爾指出：「他們在加入一些又黑又小的茴香種子和一顆洋蔥之後，就才開始發生發酵作用。」美食部落客沛莉雅（Priya）寫道，在她印度的家鄉，「當酵種變質或是用盡時，每個家庭都會用辣椒做出新的一批來」。土耳其美食作家譚（Aylin Öney Tan）舉出了各種記載的優格酵種，「從無花果汁、松果、橡實，到更奇怪的螞蟻蛋和清晨草地上的露水都有」。在保加利亞也是如此，當地民族學家拉德法（Lilija Radeva）寫道：「發酵綿羊乳的最古老做法是加入木蟻。」我也聽過使用無花果（尤其是剛採下來的果實上，莖梗流出的白色乳汁）來起酵克菲爾。我的朋友梅卡告訴我，他聽說混合一點生羊乳和無

花果乳汁可以繁殖出克菲爾顆粒，我試了，但是並沒有成功。（梅卡認為我可能漏掉了一些關鍵步驟，他寫電子郵件問我：「你有對著顆粒唱歌嗎？」）

鐵特梅克（tettemelk）是斯堪地納維亞半島上的發酵乳製品。如同大多數發酵乳製品，鐵特梅克通常會使用前一批成品作為酵種，但流傳甚久的民間傳說也指出，可以用捕蟲菫（*Pinguicula vulgaris*）的葉子來培酵。研究人員按照這個說法進行實驗後的報告指出：「實驗結果並無法支持這樣的說法。」然而，因為捕蟲菫也被用來凝結乳汁，所以挪威語稱之為鐵特葛拉謝（Tette-grasets）。研究人員認為這種植物在過去可能是跟乳汁一起使用，但這個做法如今已不復存在。「捕蟲菫的角色可能已經遭遺忘或是曲解。」文化復興運動者再次面臨艱鉅的任務。

其他跟凝結乳汁有關的植物包括異株蕁麻 (*Urtica dioica*)、無花果 (*Ficus carica*)、梨果仙人掌[7](*Opuntia ficus-indica*)、錦葵屬 (*Malva* spp.)、金錢薄荷 (*Glechoma bederacea*)、蓬子菜 (*Galium verum*) 以及幾種不同的薊類植物（包括朝鮮薊、叢櫚、紫星薊、薊屬鷹嘴豆和刺苞菊屬植物）。草本學家葛里夫（Maud Grieve）提供了一些使用異株蕁麻的方法：「蕁麻的汁液（或是以高濃度鹽水溶液沸煮蕁麻之後濃縮而成的汁液）能凝結乳汁，可以替代製作乳酪時所需的凝乳酵素。」瑪莎‧華盛頓（Martha Washington）[8]的烹飪書中建議的方法比較簡單：乳汁加熱後倒在蕁麻上，靜置隔夜後便會凝結。我按照瑪莎的方法進行實驗，乳汁確實凝結了，卻是繞著蕁麻葉凝結，使得凝乳與植物很難分開來。少量高濃度的蕁麻浸泡液（針對2公升乳汁的量，以250毫升滾水倒在14公克乾燥且壓碎的蕁麻葉上浸泡過夜）雖然不比凝乳酵素的效果來得快，卻能將乳汁完美凝結。這個過程可能會超過24小時，要有心理準備。

另一種人們用植物發酵乳汁的方式是透過燃燒植物時的煙霧和灰燼。本章開頭所討論的肯亞發酵乳製品便是如此。聯合國糧農組織報告指出：「為

7　譯注　一種果肉為紅色，狀似火龍果的仙人掌果。
8　編注　美國第一任總統喬治‧華盛頓之妻。

了儲存乳汁而煙燻容器的做法，是當地牧業區和半農半牧區常見的特徵。這麼做能讓煙的風味進入乳汁和乳製品中，同時為容器殺菌。」聯合國糧農組織也列出了衣索比亞、肯亞和坦桑尼亞不同社區中採用這種方式的植物，數量不僅超過一打，種類更含括各種草類、灌木和硬木。

法式酸奶油、奶油和白脫乳

　　如果你能找到生牛乳，就撈出一些鮮奶油來發酵吧。牛乳放置一段時間之後，鮮奶油自然會與乳汁分離並浮到表層，當你撈出鮮奶油，剩下的就是脫脂乳（skim milk）[9]。這種原始的低脂乳製品，你可以喝掉、拿來發酵，甚至用來製作乳酪。山羊和綿羊的乳汁就與牛乳不同，因為是均質乳，鮮奶油處於均勻分散的狀態，不會與乳汁自動分離。浮到牛乳表層的鮮奶油口感濃郁美味，而且發酵起來毫不費力。

　　法式酸奶油（crème fraîche）是鮮奶油發酵1~2天後的成品，口感厚實、濃郁又綿密。今日大多數的食譜都要求在鮮奶油裡加入一點白脫乳當作酵種。若你採用的是高溫殺菌過的鮮奶油，這麼做就是有意義的；若你用的是生的鮮奶油，那其實根本不需要加入菌種。將鮮奶油放在溫暖處發酵24小時，待質地變得濃稠後便移入冰箱。在冰箱裡，鮮奶油會變得更濃稠並發展出風味。法式酸奶油可以加入醬汁、湯和甜點裡享用。

　　如果你在發酵過程中將鮮奶油取出攪拌或搖晃，那麼在凝固之後就不會是奶油而是發酵奶油。在小規模的製作裡，最簡單的方法就是放入玻璃罐裡進行。首先，放入鮮奶油，份量不要超過瓶罐的3/4。緊緊蓋上蓋子，大力搖晃或前後滾動5~10分鐘，直到所有脂肪與液態的白脫乳分離，結成團塊。當你發現罐中液體已出現一大塊奶油團塊，便可以停止搖晃。你也可以在食物處理機裡進行攪拌工作，或用一根湯匙和一個碗也行。奶油一旦形成，就

9　編注　skim milk 與 non fat milk 在中文都譯為脫脂乳，但因為前者只是撈除表層的脂肪，所以乳品中仍含有1%的脂肪。

將白脫乳瀝出。如果你有冰箱，那就在工作完成前將奶油放入冷藏室，讓奶油變硬一點。在這同時，也嘗嘗新鮮白脫乳滑順又美味的口感。奶油一旦稍微變硬，就用冷水沖洗再用手揉捏，把裡面的白脫乳擠壓出來。接著再次沖洗，就這麼重複幾次，直到沖洗的水變得清澈。最後，將奶油晾乾並儲存起來（放不放冰箱都可以），以發展發酵的風味。

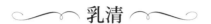

乳清

　　乳清就是乳汁酸化或凝結時，從固態凝乳分離出來的稀薄液體。莫雷爾（Sally Fallon Morell）在她的書《營養的傳統食物》（*Nourishing Traditions*）中推薦使用乳清作為蔬菜和汽水等發酵物的酵種（一如我在本書中的建議）。不過，若有人不清楚乳清是什麼，或是不知道如何從發酵乳製品中取得乳清，這樣的指令就有可能造成困惑。例如，我就收到一些電子郵件，這些寄件人都不明白為什麼自己買的乳清蛋白粉無法起酵。

　　乳清含有許多蛋白質，但多數脂肪已被去除，因此，乳清的其中一種用法，便是在乾燥後販售健美運動員或其他希望攝取濃縮蛋白質的人。然而，一旦乳清製成乾燥粉末狀，便會摧毀存在其中的所有活菌。此外，也因為凝結乳汁的方法很多，其中有些還包含加熱的步驟，所以並非所有乳清都含有活菌，例如農夫乳酪（farmer's cheese）和印度乳酪（paneer）這種簡單熱凝結和酸凝結的乳酪，產生的乳清就不含活菌。

　　不過，取自發酵乳、生乳酪或發酵乳酪中的乳清，事實上富含活菌。若要從優格中取得乳清，就將優格包在細緻的濾布或茶巾裡，下方再放一只碗，盛接滴濾出的乳清。若要在克菲爾中取得乳清，只要把克菲爾放在室溫下的玻璃罐，直到凝乳和乳清明顯分離開來即可。一般來說，凝乳會浮在乳清上，因此，只要小心翼翼地舀出凝乳，剩下的就是乳清了。優格和克菲爾

的微生物差異也會顯現在各自產出的乳清上。克菲爾乳清含有能產生二氧化碳的酵母，因此起酵汽水的效果會比用優格乳清來得好（見第五章「以乳清當作酵種」）。

蘿格佛達朵提爾指出，乳清在冰島受到相當廣泛的使用。從斯基爾等發酵乳製品中過濾出來的發酵乳清稱為昔拉（sýra），昔拉可以加水稀釋飲用，也可用來醃製食物。蘿格佛達朵提爾表示，在她成長過程中，「幾乎每晚的餐桌上都會有乳清醃製的食物，但如今這些食物只出現在冬季的宴席上」。昔拉醃製的食物稱為蘇麻圖爾（súrmatur），意即「酸的食物」。關於冰島人使用乳清醃製肉類的更多方法，見第二章的「用乳清發酵魚類和肉類」。

乳酪

乳酪是濃縮的固態乳汁，因此需要將含有大量水分的乳清排除。某些傳統方法排掉的乳清較少，製作出的便是軟質乳酪；有的方法排掉的乳清較多，製作出的便是硬質乳酪。排出的乳清越多，每單位乳汁中產生的乳酪就越小，乳酪可以發酵的時間也越長（或是越慢），並且可儲存得越久。

我對乳酪展現出的多樣性感到敬畏。在不同季節和不同氣候裡，不同牧場飼養的不同動物會產出非常不同的乳汁。此外，不同的培酵方法、凝結介質，不同的溫度、鹽度、添加的香料和食材，不同的包裝、熟成條件、時間長度和方法等，都會造就不同乳酪的獨特性。乳酪是人類創造力的實證，不同地方的人們採用各種方法，將易腐敗的乳汁轉變為可儲存的產品，進一步成為饑荒時的救星和貿易上的夥伴。

製作乳酪無異是個魔術般的經驗。在一連串的步驟下，流質的乳汁便轉變為風味濃縮的堅硬塊狀物。你只需要幾種器具，就可以在家中廚房製作乳酪。首先是一只雙層煮鍋（double boiler），你也可以自行變通，將鍋

paneer

拉斯邦（Anna Rathbun），加州門多西諾郡（Mendocino）

乳清讓罐頭食品恢復生命

我的工作是教授低收入家庭健康烹飪的技巧，而我們定期會做的事就是「讓罐頭食品恢復生命」。加入一點乳清後靜置12小時，能讓豆子、莎莎醬等任何罐頭食品發酵。若是沒有冰箱，也可以在任何食品裡加入一點乳清，然後依據成品性質靜置一夜甚至幾天。

在完美的世界裡，每個人都會有一台冰箱、每天都買有機食物。然而，我們所處的世界並不完美，許多人沒有製作或儲存的工具，必須仰賴政府配給的罐頭食品……藉由乳清，我們可以醃製可能會壞掉的食物，並讓罐頭食品恢復生命。

子疊在一起。另外是一支精準的溫度計。此外，對於某些乳酪來說，濾布也是必要工具。除了這些，其他都可以自行變通。如同許多發酵品，乳酪製作包含了大量具挑戰性的步驟，但說實在的，每項步驟也都相當簡單明瞭。

• 培酵

使用經過高溫殺菌的乳汁來進行發酵（但千萬別使用經過超高溫殺菌的乳汁），尤其當你打算複製某種特定的乳酪。一般來說，傳統生乳乳酪都仰賴乳汁、重複使用的容器和優格等發酵乳中的原生細菌。某些狀況下，甚至仰賴植物中的細菌。

draining whey
from curds

whey

• 凝固

透過細菌的酸化作用、植物性凝結劑，或是更常見的凝乳，都可以達到凝固的目的。凝乳是一種酵素複合物（凝乳酶或是其他物質），源自於反芻

動物幼雛的第四個胃（皺胃）。有次我的朋友喬丹宰殺了一頭幼羊，便在胃裡發現一團乳酪，這是消化過程中凝固而成的。我們將胃乾燥並細切成條狀浸泡在溫水中，然後用這樣的凝乳來製作乳酪。雖然很難調節濃度，效果卻很好。如果有需要，市面上也找得到可以幫助凝固的標準強度萃取物。另外，自然生成的米黑毛黴（*Mucor miehei*）也會產生凝乳酶，有時會標示為「素凝乳酵素」在市面上販售。今日大多數的凝乳酵素都產自基因改造的微生物，而這也是最便宜的凝乳酶來源。無論你使用的是哪種凝乳劑，製作乳酪時都要謹慎用量，一點點就足以發揮效果，若加了太多，則會產生又粗又硬又苦的凝結物。此外，無論你用的是哪種凝乳劑，都要保持乳汁不受任何干擾，因為即使是小小的晃動，也都會破壞凝固的效果。若要評估凝固的進展，可以檢視乳汁邊緣，一旦凝固的團塊縮小，乳汁邊緣便會推離容器。

• 切割和烹煮

乳汁凝固時會形成有如卡士達的膠狀團塊。我通常會在此時切割凝乳增加表面積，以便凝乳酵素作用在這些小團塊上，持續析出乳清，使凝乳變得結實。我會以銳利的刀子依循同一個方向取固定間隔切成薄片，再從另一個方向切片，最後則從不同角度斜切。凝乳在收縮時我會輕輕攪拌，必要時再繼續切，讓大塊的凝乳都變小一些。凝乳的尺寸越一致，成品的質地就越趨相同。對於許多種類的乳酪而言，在乳清中加熱凝乳會使凝乳變得更硬，從而加速酵素的活動力。此外，文獻資料幾乎也都強調要緩慢加熱凝乳。使用雙層煮鍋會是完成這項工作最簡單的方式。切勿將凝乳加熱到46°C以上，這會摧毀有助發展乳酪風味的菌種。

• 過濾、加鹽、入模成型

過濾凝乳時，可以將乳清予以保留。乳清無論是拿來飲用、煮沸成瑞

可達乳酪（ricotta[10] cheese）、浸漬穀類或
是當作酵種和醃漬介質（如前文所
述），都是很好的選擇。柔軟的凝
乳需要輕輕拿取，否則會因失
去內聚力而散掉。有些乳酪
在過濾時就加鹽，有些則在
入模成型後才從外部加鹽。
一般來說，凝乳是在模具中成
形為乳酪的。法文的乳酪fromage以及義大利文的formaggio都是來自於拉
丁文的formaticum，指的是模具中乳酪的外形。我也聽過以罐頭作為模子。
先在罐頭上鑽孔以瀝出水分，然後用濾布包起罐頭。市面上也可以買到各
種形狀的模具，售價都比4公升的生乳便宜。大多數硬質乳酪都會經過擠
壓，以釋出更多乳清。施壓力度和時間長度也會決定成品硬度。

• 熟成

　　如果你家沒有地窖，要熟成乳酪可能就得發揮創意。我見過有人將自製
乳酪放在葡萄酒冰櫃裡熟成，也有人使用溫度控制器（見上冊第三章的「溫
度控制器」）來調節一般的冰箱，使溫度維持在13℃左右。濕度也很重要，
適當的濕度能讓乳酪慢慢乾燥。倘若濕度太低，乳酪表層就會太快乾掉，把
水分鎖在裡面。過沒多久，外皮就變得容易碎裂，讓內部柔軟的乳酪暴露在
外，容易滋生黴菌。乳酪熟成有個關鍵，就是硬皮（rind）的生成。有些乳酪
是藉由黴菌熟成的，這種情形下，有時會經由培酵來協助黴菌生成或導入黴
菌。至於自然形成硬皮的乳酪，則可能需要每天用鹵水、葡萄酒、醋或是其
他能抑制黴菌的液體來沖洗。有些乳酪會在充分乾燥後封蠟，以防表面在長
時間的熟成過程中受到傷害。要熟成乳酪方法有很多，而且充滿各種可能性。

10 Ricotta在義大利語中有「再煮過」（recooked）的意思。

———————

　　老實說，近幾年來我沒製作太多乳酪。當年撰寫《自然發酵》時，我居住的社區中有一群山羊和幾個擠乳工。我們為 5 頭山羊擠乳，在夏季產乳高峰期，我們經常必須製作乳酪，因為累積的乳汁很快就會超過冰箱所能容納的量。幾年前，我們決定減少乳汁產量，自此之後就很少有剩餘的乳汁。不過，當時我也已經搬到城內，並開始向鄰居參與的共牧計畫購買乳汁。

　　我想念與山羊的親密互動，而且說到乳酪，我也確實是個徹頭徹尾的實踐家。在我準備要寫這段時，我先製作了幾批乳酪，這也提醒了我乳酪製程是多麼變化多端，同時我的經驗和知識又是多麼有限。我現在並不打算從先前未竟的實驗繼續引導讀者往前探索更多種乳酪製作方式，畢竟我現在的製作經驗並不比當年多，我只是要把那些已充分涵蓋了這個主題的資訊，呈現給讀者知道（相關資訊見書末的「發酵相關資源」）。如果你是認真想學習製作乳酪，我強烈建議你去拜訪農莊乳酪製作者，看看他們是怎麼做的。如果可以，也考慮一下當他們的學徒。

工廠乳酪製作 vs. 農莊乳酪製作

　　乳酪製作的工序複雜，因此也就越來越專業化導向。我拜訪過的專業乳酪製造者大多只是試圖掌握少數幾種乳酪，而不是全部。雖然本書的重點在於強調發酵的簡易性，並且鼓勵人們要勇於實驗，但我還是要對許多發酵領域致敬，這些精緻藝術是一群人在事業和生活中委身於此的成果。要製作品質一致的優質乳酪，需要高超的技術。對此，乳酪生物化學家金斯特德（Paul Kindstedt）表示：「製作農莊乳酪的挑戰，在於如何在藝術和科學之間找到恰當的平衡。」經營倫敦品牌「尼爾的牧場」（Neal's Yard Dairies）的波希伐（Bronwen Percival）和哈吉森（Randolph Hodgson）寫道：「是該摒棄魚目混珠的技術及產品了。乳酪工藝是一門真正關乎『控制』的藝術。」在乳酪製

作裡，有很多變因都必須加以控制。

　　工業革命期間，專業化帶來的結果是乳酪的量產。1851年，全球首間乳酪工廠現身於紐約市，運作的第一年便產出4萬5000公斤以上的乳酪，約是當時最大農莊營運量的5倍。金斯特德寫道：「這帶來的經濟規模十分顯著，而且注定會無情驅動未來的乳酪產製規模越變越大。農莊乳酪製作幾乎消失殆盡……這些手工製作者不再受尊敬，甚至還成了奚落揶揄的對象。」

　　金斯特德對此卻自有一番見解。當時正逢美國湧現手工乳酪製作的復興風潮，金斯特德便打定主意要投入乳酪產製的產業，攻讀乳酪科學的博士學位。金斯特德的教授科茲考斯基（Frank Kosikowski）是1983年美國乳酪協會的創辦者之一，當時科茲考斯基希望他的博士生都能協助舉辦協會第一次的會議。金斯特德回憶：

> 66 我腦海裡浮現的乳酪製作，都是在大規模的工廠裡。當時我認為農莊乳酪製作者就像是60年代之後，那些喜歡飼養羊群的嬉皮，我因此把他們當做一群落伍的人，一派天真地想要回歸失落的年代。現在的我回頭看，實在為我當時的自大感到羞愧。那時我甚至自問，為什麼要浪費寶貴時間去為這些與社會格格不入的怪人安排會議。99

　　不過，科茲考斯基教授還是說服了金斯特德和其他學生。金斯特德指出：「他了解傳統的乳酪製作並不只是關於食物或品嘗美食的愉悅，而是負載著文化和在地認同，而這些，也構成了我們生活的意義與完整性。」的確，所有食物都存在於一個廣闊的脈絡中，而集中化的食物量產系統則會削弱那樣的關係。

　　乳酪製作的脈絡關係除了涉及社會性還涉及生物性。各種乳酪製作的傳統都發展自特定的環境要素，尤其不同的氣候和地勢有利於不同的動物產出非常不一樣的乳汁，而乳汁及熟成環境中所存在的微生物也相當多樣。歷史

學家阿爾巴拉（Ken Albala）寫道：「在各地乳酪發展出獨特風味的歷史長河中，這些微生物所扮演的角色比起本身的名字還來得重要。這也解釋了為什麼某些產品只能在具備合適微生物群的特定環境下才能生產。」阿爾巴拉主張，風土（terroir）這個通常用來形容葡萄酒及葡萄酒產地的詞彙，同樣也適用於乳酪和其他發酵物。

乳酪製作最開始的微生物環境，就是生乳中的細菌，正因如此，生乳乳酪大幅優於以殺菌乳和標準化菌種製成的乳酪。人類學家帕克森（Heather Paxson）寫到生乳乳酪在美國的復興，並指出：「在『後高溫殺菌思潮』裡，今日的手工乳酪認知到微生物是無所不在且必要的，而且也確實很美味。」這與在監管架構下占有優勢的「消毒滅菌」世界觀形成了對比。這個觀念認為，除了為特定目的選出的菌種，其他細菌都會構成危險。不過，與其說乳汁和乳酪會造成危險，不如說在工廠惡劣的畜牧條件下出現的細菌才是真正危險的根源。若牧場的動物健康也生產優質的乳汁，微生物便會起保護作用，而且還會是人類與泌乳動物共同演化的關鍵。微生物學家馬爾切利諾（R. M. Noella Marcellino）也是乳酪製作者，她預言：「從微生物學的觀點來看，當乳酪製造業因為使用了市售菌種使得種類更趨集中，各地乳酪發展出的原生微生物群便將趨於單一。」

你並非只有自製乳酪和工廠乳酪這兩種選擇。目前美國掀起的農莊乳酪復興風潮，需要我們用行動支持。如果只將農莊乳酪視為乳牛場附加的生產線，那麼就限制了經營的規模。對於生產商來說，要在這樣的規模中繼續生存也越來越困難。只要打著維護食品安全的名義，無論農莊乳酪的經營規模多大，對乳酪製作者的要求只會越來越高，讓有志者望之卻步（見第六章）。不過，儘管有這些監管的障礙，到目前為止，農莊乳酪仍在持續復興，因此，請支持這些小規模的食品生產者吧。

非乳製的奶類、優格和奶酪[11]

在英文，Milk（奶）已被拿來指稱任何滑稠狀的飲料，例如，椰奶。在現代西方，豆漿也成了牛乳的替代品，但其實任何堅果和種子都可以萃取成奶（或轉製成乳酪）。享用山核桃堅果的方式之一就是製成奶。這種堅果在我住的地方產量豐、美味又營養，最大的麻煩就是很難去殼。萃取成液體不僅能保留堅果的油脂和風味，也省去將殼、髓和外皮分開的力氣。首先，用兩個大石塊壓裂堅果，清除大碎片之後，將果仁及黏附其上的所有東西一起磨碎（或切碎）成粗粉。以新鮮冷水浸泡過夜並不時攪拌，此時油脂會從堅果濾出融入水中。接著，用一塊布過濾並擠壓堅果，盡可能除去液體。一旦堅果的水分減少，便可產出較濃稠的奶。較多的水分則會使成品較為稀薄。

將種子和堅果萃取成奶的方式大同小異。大麻籽奶就跟杏仁奶一樣美味。製作杏仁奶時，因為杏仁的外皮非常苦，所以在磨碎之前要先汆燙（加到煮沸的熱水裡1分鐘，之後用冷水沖洗，種皮就可以輕易搓掉）。以不同的種子、堅果和不同的比例去實驗看看（但每次不要太大量）。

如同哺乳類的乳汁，堅果和種子奶也可以發酵，但結果是不會和發酵乳完全一樣的。與發酵乳製品最類似的種子發酵奶是用優格菌種發酵成的豆漿。你可以用與發酵牛乳相同的方式來發酵豆漿，甚至購買市售的發酵黃豆「優格」作為酵種。事實上，生的堅果和種子都可自然發酵，也可用任何酵種進行培酵，這些酵種包括乳製品酵種、德國酸菜汁、水克菲爾等等。

你不需要把果肉丟掉（除非果肉像山核桃一樣與不能吃的殼混雜在一起）。我發現種子和堅果（及其奶製品）製成乳酪後，濃稠、可塑形、易塗抹，並含有磨碎果肉，因此比液狀的奶汁來得誘人。我製作種子或堅果乳酪時，通常會將兩者混在一起，浸泡後以食物處理機或是研缽磨碎。研磨過程只加一點點浸泡水、酸菜汁（或其他活菌酵種），以及新鮮藥草。我會盡可能一點

11譯注　為區分動物性以及植物性的乳製品，文中動物性的用「乳」，植物性的則用「奶」。

一點地加水，以掌握想要的稠度。接著，將種子和堅果乳酪熟成1~2天，定時攪拌，並蓋上蓋子以防止蒼蠅。如果需要，也可以裝在濾布中並懸掛起來。

在我嘗過的非牛乳「奶酪」中，最棒的是柯克艾芙瓜拉（Keckek el Fouqara），這是黎巴嫩當地浸泡在橄欖油中的發酵小麥球（見上冊第五章）。不過，與其去思考如何以其他食物去模擬或是替代乳製品（或是任何你不能吃或選擇不吃的食物），我反而會想鼓勵你專注於自己真的想吃的食物，把所有可以為這個食物進行發酵或享用方法，發揮到極致。因此如果你不吃乳製品，可以見上冊提到的許多非乳製品的發酵方式。

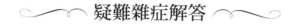

疑難雜症解答

• 優格完全無法凝固

也許是酵種已喪失活力；也許是乳（奶）汁溫度超過46°C；也許是培養的溫度過高（超過46°C）或過低（37°C以下）。

• 優格呈現流質狀態

這個問題會發生，通常是因為在培養優格時流失了熱度。試著在培養箱裡加入熱水，讓發酵乳的溫度緩緩上升到43°C，之後再培養一段時間。然而，這個問題也可能是其他因素所導致，例如，羊乳優格的質地通常就比牛乳優格來得濕軟；生乳優格也必定比至少加熱到82°C再冷卻的優格還要濕軟。加熱會改變蛋白質的性質，使優格裡的蛋白質進行重組，形成固狀。若想要製作出特濃的優格，就使用牛乳，加熱到至少82°C，並維持這個狀態至少15分鐘。此時乳汁中的水分會蒸發，濃縮成口感更為厚實的優格。

• 優格呈現顆粒狀

顆粒狀的優格是加熱乳（奶）汁速度過快所致。下次加熱乳（奶）汁時

要更緩慢些。

● 優格嘗起來有燒焦味

加熱乳（奶）汁時要緩慢，並持續攪拌。

● 優格凝結了

當乳清從凝結的優格中分離出來時，這個現象就稱為凝析（syneresis）。某種程度而言，除非額外添加穩定劑（如吉利丁），否則這是優格熟成時無可避免的現象。若這個現象發生在發酵期間，就表示發酵過程太久了。當我在測試優格適合的培養溫度時也遇到了這個問題。在46°C下，優格培養4小時後就會淹沒在乳清中，因為在如此高溫下，優格會在數小時內凝固，而持續酸化的環境也會使乳清不斷釋出。如果你的優格被乳清覆蓋，試著以稍低的溫度或較短的時間發酵。

● 克菲爾太酸了

試著縮短培酵的時間，或是加少一點克菲爾顆粒。

● 克菲爾凝結了

如同優格的狀況，克菲爾會先變濃稠，然後當酸化程度增加時，就會凝結。用力搖一搖使克菲爾恢復原狀即可。

● 很難將顆粒濾出

當克菲爾又濃又黏時，有時的確很難過濾出來。克菲爾會結塊在過濾器上，需要慢慢取出。你可以用湯匙或是乾淨的手指直接挑出克菲爾顆粒，或是磨擦、攪拌過濾器，強行濾出濃稠的克菲爾顆粒。

• 克菲爾顆粒停止生長

克菲爾有時會因為飢餓、極端溫度或其他環境壓力而停止生長。有時克菲爾顆粒會一起死去，甚至瓦解、碎裂成酸性克菲爾。我便曾因疏忽而讓許多克菲爾顆粒及相關菌種死亡。對你的克菲爾顆粒好一點，有時顆粒只是停止生長一段時間而不是死掉，仍能持續發酵出美味、品質均一的乳（奶）製品。試著好好寵愛你的克菲爾顆粒，例如更頻繁地餵養。可以的話，就供應生乳。此外，也要保護它們免於極端溫度，並定期在乳汁中攪拌，如此一來，這些克菲爾顆粒或許就會再次生長。如果停止生長的克菲爾顆粒無法繼續產出令你滿意的克菲爾，就丟棄然後另尋其他顆粒吧。

• Chapter 2 •

FERMENTING MEAT, FISH, AND EGGS

•第二章•

肉類、魚類
和蛋類發酵

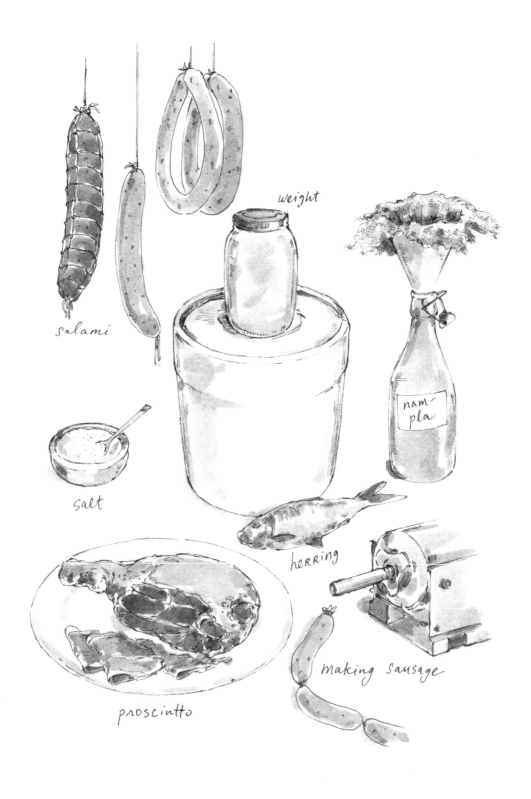

salami

weight

nam-pla

salt

herring

proscintto

making sausage

世界各地的文化中，只要是在豐收期過後會即刻面臨季節性食物短缺的地區，幾乎都會發展出特定方式來保存這些重要的食物資源。然而，從冷藏和冷凍的歷史泡沫這只扭曲的透鏡看出去，我們幾乎無法想像在沒有這些科技的協助下，肉類和魚類該如何儲存、配送和食用。新鮮肉類和魚類是食物中最難維持穩定的。在一般室溫之下，新鮮肉、魚會因為細菌和酵素的作用迅速流失新鮮度，也比其他食物更易遭受細菌汙染，咸認為是傳染疾病潛在的帶菌者。冷藏可以從根本上減緩發酵作用以及酵素的活動力，延長肉品和魚類（以及其他食物）的食用期。在冷藏設備出現之前，人們會使用各種較低科技達到某種程度的冷藏效果，諸如挖坑深埋、儲放地窖、浸置於深井以及使用保冷櫃。在歷經了歷史的發展長河之後，人們也發展出一些方法，可以停止、減緩或是限制肉類和魚類內部的酵素作用以及細菌腐敗的速度，這些方法有乾燥、鹽漬、煙燻、醃製，當然還有發酵。

　　人們會綜合運用這些方法。魚類和肉類可以依據氣候、可取得的資源以及傳統，去衡量是否以鹽漬、醃製或煙燻的方式進行乾燥，也可以在尚未完全乾燥的情形下進行鹽漬或煙燻。雖然在許多情況下，人們也會以發酵來保存肉類和魚類，不過發酵扮演的角色並不總是這麼明顯。一般而言，運用有限度的乾燥、鹽漬、煙燻或醃製，有時候還會添加其他的基質，都是為了要創造出抑制致病細菌生長的擇汰環境，讓更需要的微生物得以增長。

　　肉、魚與人們發酵的其他食物有根本上的差異。只要在環境上稍作操控，乳酸菌和酵母菌就能主導所有生鮮植物及奶和蜂蜜等動物產品基質的發展。具有潛在危險性微生物有可能存在於上述食物中，而發酵作用快速產出的酸或酒精則能摧毀這些微生物。相較之下，肉和魚實際上並不是由碳水化合物這種一般發酵生物所需的養分所組成。此外，魚肉內部是無菌的，要經過屠宰和切塊才會暴露在大量微生物之下，而從此處發展出來的微生物除了會引發發酵作用，也會造成腐敗及腐臭（發酵和腐敗有時只是一線之隔）。

Chapter 2
・肉類、魚類和蛋類發酵・

在這些微生物中，最令人害怕的就是肉毒桿菌。這種細菌並不會造成明顯的腐敗或是能察覺的腐臭，卻會產生人類所知最致命的毒素「肉毒桿菌神經毒素」。這種毒素每公斤體重只要攝取百萬分之一公克，就足以致命。一提到肉毒桿菌中毒，人們最常想到的就是低酸度的罐頭食物，包括蔬菜罐頭。這是因為肉毒桿菌這種常見的土壤微生物所生產的孢子能夠耐受極高溫，所以如果罐頭食物的處理溫度不夠高，雖然成功殺光其他細菌，卻獨留肉毒桿菌孢子於低酸介質中，這些孢子便得以生長並產出神經毒素，再加上處於真空密封的瓶罐中，完美的厭氧環境正適合生存。然而，罐頭加工實際上是19世紀才出現的科技。

herring

肉毒桿菌在歷史上都是跟臘腸有關。肉類絞碎後填裝到腸衣裡，如此創造出另一種可能有利於肉毒桿菌發展的厭氧環境。肉毒桿菌「Clostridium botulinum」一字甚至源自於拉丁文的「臘腸」（botulus），因為人們生食乾醃臘腸致病而首度發現這種細菌。在今日的北美洲，有相當高比例的肉毒桿菌中毒事件都是發生在阿拉斯加，因為有些當地人會用塑膠容器來承裝魚類發酵品，以此取代在坑洞裡鋪草進行發酵的傳統方法。這樣的錯誤運用創造出有利於肉毒桿菌生長的完美厭氧環境。我希望讀者能謹記危險發生的可能性，確實了解並遵行肉類和魚類安全發酵的條件。你可以盡情對生鮮的植物性食物進行發酵實驗而不需擔心安全問題，但肉類和魚類在發酵上的危險性就高得多。這並不是要阻止你動手去發酵肉類或魚類。動手去實驗，但是多方留意可能會發生的危險，並且要保持機警。

這也就是說，肉和魚是可以發酵的，而且可以得出美味的成品。對於世界上某些地區而言，發酵的肉類和魚類是他們重要的維生食物，而且更多時候還在烹調上扮演提供絕美滋味的要角。在某些地方，新鮮肉類和魚類甚至會被視為可疑物。我得先坦承，我個人對於發酵生鮮肉、魚的經驗，比發酵植物或其他動物性產品（如蜂蜜和奶）的經驗少得多，而且目前還在進行實驗。儘管我的經驗有限，但我仍廣泛研究了這方面的發酵。我閱讀了大量文

獻，並且親身或以書信詢問許多實驗研究人員和親自進行發酵的行家。我了解到很多人對這個主題非常有興趣，卻少有清楚的資訊，於是著手寫了這個章節來綜述肉類和魚類發酵的概念與方法，並廣泛介紹相關的保存技術。

乾燥、鹽漬、煙燻以及醃製

當魚類或是肉類採行乾燥處理，顯然就是為了避免微生物和酵素的作用，以免變質。乾燥是為了剝奪這些生物生存以及行使功能時所需要的水分。以肉毒桿菌為例，它們無法在水活性（a_w）[1] 低於 0.94 的環境中生存，而要抑制李斯特氏菌則需要低於 0.83 的更乾燥環境。

當然，新鮮肉類和魚類不會瞬間乾燥，乾燥過程中也總會伴隨著偶發的微生物活動。不過在這個階段並不需要擔心肉毒桿菌中毒，因為此時的環境未達厭氧的條件。在乾燥過程中，乾燥肉類（如牛肉乾、肉乾條和乾肉餅）以及魚類（如無鹽魚乾和鹽漬鱈魚乾）上頭的微生物生長及酵素活動，或許確實有利於最後成品的風味和質地，不過我們要弄清楚的是，肉類和魚類之所以得以保存，並不是因為發酵，而是因為乾燥。

與乾燥交叉進行的食物處理方法還有鹽漬和煙燻。在如挪威海岸這般乾燥、寒冷又陽光普照之處，低脂魚類可以未經鹽漬或煙燻處理就快速風乾。但是在許多地方的氣候中，肉類和魚類通常尚未風乾曬乾就開始腐敗，例如在北美的太平洋沿岸，許多原住民就得仰賴燜燒產生的煙來燻乾鮭魚。不過，煙燻除了能乾燥食物，也會改變食物。燃木產生的煙含有許多化學物質，《食物與廚藝》的作者馬基解釋：「纖維素……中的糖分子會分解，生成的多種分子會散發甜味、果香、花香和麵包香氣。」木頭的煙也會產生「大

---

1 編注　Water activity，指食物中自由水分子的自由度，實際計算方式為密閉空間中該食品平衡蒸氣壓與同溫下純水飽和蒸氣壓的比值。因此純水的水活性是 1.0。水是微生物生長繁殖的必要條件，大部分生鮮食品的水活性是 0.99，而只要食物的水活性低於 0.91，便可抑止大多數細菌增長。

批較小型揮發性酚類物質和其他碎片，散發香莢蘭和丁香的特殊香氣，以及常見的甜味和辛香。」燻煙中所含的化學物質不僅風味豐富，還具有可以抑制細菌和真菌生長的抗微生物與抗氧化物質，進而減緩脂肪氧化速度，延緩酸敗。只可惜，煙在肉類與魚類裡所殘留的化合物質也可能使人們致癌。

肉類與魚類不論是否經過乾燥，鹽漬在保存的過程中也扮演著重要角色。（不過，攝取高鹽分也牽涉到許多健康問題）。鹽漬是藉由滲透作用的物理過程將肉和魚內部的水分排出，甚至能在未經日曬、加熱或是煙燻的處理下，減少殘存的水分，讓微生物難以生長。除了能減少肉類和魚類食材的水活性，鹽本身還會抑制特定的微生物和酵素，因此鹽分的多寡是決定何種生物得以生長的重要因素。10%的極鹹含鹽量能抑制一般室溫溫度及中性酸鹼值下肉毒桿菌的生長。若能結合酸化作用、冷涼的保存溫度以及（或）有限制的乾燥等條件，便能在更低的含鹽濃度下抑制肉毒桿菌和其他致病細菌。

醃製與鹽漬緊密相關。在肉類和魚類的保存方法裡，醃製一字所指稱的意思既含糊又明確。廣義來說，這個字包含了所有收成後的熟成方式，菸草、木柴、番薯、橄欖以及培根，是許多動植物製品中經常與醃製聯想在一起的材料。在保存肉類和魚類上，醃製通常是指使用鹽巴（通常還會添加香料以及偶爾會加糖）來防止腐敗。例如斯堪地納維亞現今備製的醃漬鮭魚，就不是採行祖先那套將鮭魚埋在地底的古法，而是用鹽、糖、蒔蘿以及其他香料將魚裹覆起來，然後在冰箱裡醃製數日。醃製會減少肉質中的水分，限制微生物和酵素的降解作用，並且引發化學反應來改變魚肉的質地和結構。

然而在某些例子裡，醃製有更確切的涵義：使用某種確切的礦物鹽以引發化學反應來保存食物。這種礦物鹽就是亞硝酸鹽或是硝酸鹽，又稱「醃製鹽」。硝酸鉀（KNO_3）俗稱硝石，長期以來都是醃製肉品的介質（也是火藥的成分，近來還拿來製造農業肥料）。在過去，醃製肉類時會特別以硝石作為增色劑，為肉品增添鮮紅色澤，一般也認為有助於增進肉品安全並延長保存時間。大約20世紀初微生物學出現之後，才了解到細菌在肉品醃製過程中會逐漸將硝酸鹽分解成亞硝酸鹽（NO_2^-），而實際上能夠保存食物的化合

物是亞硝酸鹽而非硝酸鹽。亞硝酸鹽會與肉類的肌紅蛋白反應，不但能預防脂肪氧化，還能產生醃製肉品特有的淡粉紅色。亞硝酸鹽也會與一些細菌細胞裡的蛋白質作用，使某些重要酵素失效，抑制肉毒桿菌和某些細菌生長。

　　用來醃製肉類的亞硝酸鹽主要是亞硝酸鈉。有些肉類若需要花較長時間醃製，硝酸鹽就有時間慢慢分解為亞硝酸鹽，因此有時也會使用硝酸鈉。硝酸鹽和亞硝酸鹽通常會被稱為醃製鹽、醃鹽（insta-cure）或是粉紅鹽，這些化學物質的用量極少，因為亞硝酸鹽在劑量大時是具有毒性的。正如亞硝酸鹽會與肌肉裡的肌紅蛋白結合，它也會和我們血液中的血紅素結合形成高鐵血紅蛋白，降低血液運輸氧氣的功能。

　　我們生活中難免會攝取到一些硝酸鹽和亞硝酸鹽。硝酸鹽在氮循環中是不可或缺的一部分，也是土壤和植物組織中的常見物質，因此我們每日都攝取得到。每一顆包心菜和德國酸菜中都含有亞硝酸鹽，其中德國酸菜的亞硝酸鹽含量比生鮮包心菜稍高。我們的唾液和消化道會將某些攝入的硝酸鹽分解為亞硝酸鹽，我們的身體通常也能夠耐受血液中的高鐵血紅蛋白維持在某個濃度。然而，攝取過多的硝酸鹽和亞硝酸鹽會產生過多高鐵血紅蛋白而致命。美國的法令規定，醃製肉品裡所含的硝酸鈉濃度為500ppm，亞硝酸鈉的濃度為200ppm。在歐盟，法令所允許的量甚至更少。[2]

　　醃製肉品裡的硝酸鹽和亞硝酸鹽對人體健康的疑慮還不止於此。亞硝酸鹽會與胺基酸反應，形成亞硝胺，這種化合物在人體胃袋的高酸環境以及炸鍋裡的高溫環境中更易形成。馬基指出：「亞硝胺是已知會嚴重損害DNA的化學物質。」不過，流行病學的研究還無法確定食用硝酸鹽醃製的肉品與癌症風險之間的關聯性。馬基的結論是：「無論如何，食用醃肉還是要適量，且以慢火烹煮才是謹慎之道。」

2　編注　在台灣，根據衛生福利部食品藥物管理署法規公告，醃製肉品中，硝酸鹽與亞硝酸鹽的含量濃度不得超過0.07公克／公斤（70ppm）。

乾醃基礎方法

　　乾醃就是直接以鹽來處理肉類或魚類。鹽會使肉裡的水分釋出，肉也會將鹽吸收到內部。在費恩利－威廷斯陶（Hugh Fearnley-Whittingstall）的著作《河岸農舍肉類食譜》（*River Cottage Meat Book*）中，有一段有關於醃製肉類的精采段落：「肉類以鹽醃製的時間越久，品質就會越穩定，味道也更鹹。在世界每個角落，幾乎每種動物的每個部位都會以鹽來處理，不管是撒上、塗敷或搓揉。」以鹽作為主要保存的方式時，通常肉類或是魚類必須比一般認為美味好吃的程度再鹹一些。以這種方式製作的肉可以直接拿來作為調味料、為燉菜和醬料添加鹹味，或是泡水以去除鹽分之後直接食用。

　　有時候鹽漬肉的醃製時間很短，之後就直接烹煮，例如培根以及某些火腿。另外有些鹽漬肉則花較長時間醃製。當鹽巴滲透到肉裡並降低了水活性，肉的品質便能維持穩定並受到保護而不致腐敗，之後再吊掛起來進行長時間的熟成。用這般方式熟成的肉品通常都是生食，如美國東南部的「鄉村火腿」和義大利的帕瑪火腿。

　　哪些熟成肉類才是真正經過發酵的製品，目前仍存在著疑惑和爭議。一般而言，發酵這個字是用在乾醃香腸，而不是火腿或是其他整塊的肉品。在香腸中，通常會把糖（通常是葡萄糖形式）或其他碳水化合物來源混入肉和鹽，讓乳酸菌得到養分，發揮更重要的作用（下文會有更多關於義大利薩拉米香腸和其他乾醃香腸的討論）。

　　至於火腿和其他沒有攪碎的整塊乾醃肉品，卓伊森（Peter Zeuthen）在《肉類和家禽發酵手冊》（*Handbook of Fermented Meat and Poultry*）裡指出，由於這類肉品內部的肉不會直接接觸到工具、手或是空氣，「所以基本上火腿內部從一開始就是無菌狀態」。除此之外，碳水化合物的原料不能與新鮮肉、魚混雜在一起。根據《應用微生物學期刊》的一篇研究指出：「微生物在熟成的過程發揮的作用較小。」不過微生物無疑還是存在的。一個研究傳統西班牙火腿的食物科學團隊解釋：「這些肉類製品的典型微生物菌相，是由微

球菌、乳酸菌、黴菌以及酵母菌所組成，其中微球菌的參與作用非常重要，因為微球菌耐鹽，可以參與產品的整個製作過程。此外，微球菌還會將硝酸鹽降解為亞硝酸鹽，大有助於顏色的形成，並且在蛋白水解（消化蛋白質）和脂解（消化脂肪）的過程中扮演重要角色，因而有助於這些醃製品形成特有的風味。」另一篇在《農業與食物化學期刊》的研究結果更強調：「微生物對於義式乾醃火腿風味的形成很重要，因為所有相關的揮發性化合物會在微生物的二次代謝時生成。」

我個人在乾醃肉品的經驗相當有限，我的獵人朋友懷特摩爾（John Whittemore）曾經給我一隻鹿腿，我便拿來醃製成義式乾醃火腿，製作過程出乎意外地簡單。首先，找個非金屬的大容器，要讓肉足以平放在內（我用的是塑膠洗碗盆）。玻璃製或是陶製的容器都可以，只要尺寸合適。不過要注意的是，金屬會和鹽起反應。

有些食譜會要求使用醃製鹽，但在醃製厚塊肉（而非把絞碎或切碎的肉填入腸衣的乾醃香腸）時，使用醃製鹽的效用就只在於增添顏色和風味，而不是食用安全上的考量。但除非基於安全上的考量，否則我個人在乾醃肉品時會避免使用醃製鹽，而改用含有天然微量硝酸鹽的未精製海鹽。不過，如果你想要的是醃製鹽所帶來的明亮色澤和獨特風味，那就一定要使用醃製鹽。

鹽的用量是肉品重量的6%。2公斤的肉需要120公克的鹽，也就是大約半杯鹽。以乾淨的雙手用鹽按摩肉塊表面，然後放入盆子，並在肉塊下方和周圍鋪上鹽巴，讓鹽巴完全覆蓋肉塊。如果鹽巴還有剩餘，就放置一旁備用。用烘焙紙或是保鮮膜包覆醃肉，放入冰箱或是地窖等涼爽處。在許多氣候炎熱的地方，屠宰和醃製工作只會在冬季進行，因為在溫暖的溫度下，肉品很可能在鹽巴滲入肉裡之前就迅速變質。

每隔幾天就把醃製中的肉從冰箱取出來檢查。鹽會使肉釋出水分，此時把累積在盆裡的液體倒掉，必要時重新為肉的表面抹鹽，並把肉翻面，使原本朝下的那一面翻過來朝上，必要時再把原先保留的鹽鋪放上去，使表面維持鹽醃的狀態。注意肉的變化，當肉在流失水分的時候會變得更硬。鹽醃工

作第一階段的所需時間是，每500公克的肉大約醃製1～2天，而判斷醃製時間是否已經足夠的最佳方式就是秤重。由於水分流失，肉應該會減少約15%的重量。

　　當你判定肉塊已經完成鹽醃，就用清水清洗肉塊並擦乾表面。在肉塊表面塗上豬油以防止乾燥和龜裂，然後撒上胡椒碎粒以防止昆蟲靠近。把經過鹽醃、抹油並撒上碎胡椒的肉塊用濾布層層包裹，然後以繩子把整塊肉如木乃伊般綁好，最後繞一圈吊掛起來。肉塊要吊掛在涼爽乾燥處（如陰涼的地窖），醃製六個月或更久。此時水分會持續從肉裡滲出，所以你會發現肉塊下方地面殘留幾滴水。隨著時間過去，肉塊會越來越硬實，一旦流失的水分達原本重量的1/3，就表示完成了。將豬油塗層擦掉，切成薄片就能享用了。

proscintto

　　我用這個方法醃製的鹿腿成品非常棒。經過了六個月的熟成，鹿腿肉變得美味、柔軟而且誘人。我是在義大利的國際慢食聚會「大地之母」（Terra Madre）上品嘗到很棒的醃製山羊腿，才想到可以用義式乾醃火腿的方式來醃製鹿肉。我當時嘗到的肉叫作「山羊小提琴」（violino di capra），因為羊腿的形狀有點像小提琴。這是義大利北方科莫湖的特產，而供應這道菜的人就以手持小提琴的姿態，拿著這隻羊腿來切片。當時嘗到的羊腿肉不僅油脂豐富、風味十足，還很柔嫩，很難相信這是八歲大的山羊肉。過去我經常聽到的說法是，只有幾個月大的小山羊肉才值得一嘗（除此之外的山羊肉就沒什麼看頭），過了這個年齡，這種高度活躍的動物肌肉組織會變得極度堅韌。在沒有過多奢侈品的生計文化中，這樣處理食物的開創性方法不僅得以穩定保存食物，食物也因此變得更美味、更軟嫩。但如今，這些方法大多都被拋在一旁。

　　在我從書裡和網路上所找到的肉類醃製資料中，大多與醃製豬肉有關，而不是山羊或鹿肉。雖然醃製的肉類不同，但過程大多十分相似。我做的

乾醃鹿腿唯一的問題就是太鹹了，因為我鹽醃的時間超過一個月，這樣的醃製時間比較適合豬腿而不是鹿腿。定期秤一下肉的重量，一旦流失的水分達到15%就該停止，以免醃過頭。關於乾醃肉類更詳盡的資訊，請見書末「發酵相關資源」所列的參考書籍。

滷水醃漬法：鹽醃牛肉和牛舌

　　鹽醃肉類還有個更簡單的方法，就是用滷水醃漬。美國大廚魯曼（Michael Ruhlman）觀察道：「當鹽以液體的形式出現，鹽就變成特別有效的工具，因為可以用一致的濃度與食物的表面完全接觸。」在我們現今的時代裡，人們以滷水醃漬肉類主要是為了調味並使肉變得柔軟，而不是為了保存。雖然，這個做法最開始的目的就是為了保存。

　　最廣為人知的滷水醃肉可能就是鹽醃牛肉（corned beef）。Corn是用來指稱穀類、沙粒或鹽等堅硬微小顆粒的古英文字，因此，鹽粒醃製的牛肉就稱為corned beef。在古愛爾蘭，牛肉會埋入泥炭沼裡鹽醃，而隨著時間推移，這個做法如今演變成以滷水醃漬。牛胸部的肉一直被認為是牛肉塊裡最堅韌的部分，自製的鹽醃牛肉則可以柔軟到幾乎在你嘴裡融化，而這軟化之效要歸功於滷水醃漬。至於牛舌這個味美多脂的部位，也是用完全相同的方式來處理。

　　製作鹽醃牛肉，一開始先製作滷水，大約是10%的鹽和5%的糖，份量大約是每公升的滷水加入6大匙的鹽和3大匙的糖。許多食譜會要求使用硝石或其他醃製鹽。在製作義式乾醃火腿或是其他以鹽乾醃的整塊肉時，使用硝酸鹽和亞硝酸鹽純碎是為了讓肉帶有特別明亮的紅色，而不是用來抑制肉毒桿菌中毒，所以我不會要求使用醃製鹽，而且我認為讓肉維持鮮紅色實在也不必要。我希望所使用的化合物是為了安全上的考量，而不是只為了外觀。

　　一塊 2.5公斤的牛胸肉大約需要3公升滷水，一塊1公斤的牛舌則需要約1公升。我喜歡在滷水裡加入丁香、蒜頭、胡椒粒和月桂葉，許多食譜則

會建議杜松子、百里香、肉桂、多香果和薑。請依個人喜好在鹵水裡添加香料。在去氯的水裡加入鹽、糖和香料攪拌，直到鹽和糖完全溶解在水裡。

現代的鹽醃牛肉食譜大多建議在冰箱裡進行鹵水醃漬。你可以使用冰箱，也可以找個像地窖一樣涼爽的地方。在大約20°C的環境溫度中，肉品通常只需數日便會產生令人不悅的氣味。可惜的是，我無法告訴你肉類放在鹵水裡究竟可以容受多高的溫度。鹵水的濃度、溫度和時間彼此會互相牽連，在比較溫暖的溫度下要使用較濃的鹵水，並縮短醃浸時間。傳統上，所有的肉品醃製活動都會在較涼爽的溫度下進行。我建議，當溫度大約高於地面溫度（13°C）時，不要醃浸過夜。在冰箱的溫度下，肉類的鹵水醃漬時間大約是10天到2週。我認為最簡單的方式，就是用可密封的拉鏈袋存放在冰箱的保鮮抽屜裡，不過你也可以隨機應變。此外，每隔數日要把肉取出來整塊輕拍。

當鹵水醃漬完成，用清水將牛胸肉洗淨放入鍋內，並加入清水蓋過胸肉（水深約2.5公分）。加入一顆洋蔥以及你加在鹵水裡的香料，香料用量要比醃製時的用量更多一點。開火煮沸，然後轉小火熬煮2~3個小時，到可用叉子輕易將肉分開的程度。加入切塊的馬鈴薯和包心菜，再煮大約15分鐘直到馬鈴薯變軟。取出肉和蔬菜，切片，就可以享用你的鹽醃牛肉了。（鹽醃牛肉除了沸煮，也可以抹上大量的粗磨胡椒、芫荽和其他香料再加以煙燻，以煙燻牛肉的做法來醃製胸肉）。

至於牛舌，在醃浸過鹵水之後，我便按著《烹飪之樂》（1975年版）的指示進行：將牛舌放進冷水裡煮沸，再轉小火熬煮約10分鐘。將牛舌從熱水取出，浸泡在冷水裡，然後再放入盛著清水、洋蔥和香料的鍋中，香料用量要比醃製時更多一點。每500公克的牛舌烹煮約50分鐘。從熱水中取出牛舌，放入冷水稍微降溫到可以處理的溫度。牛舌的表皮會有部分脫落，把皮完整剝下丟掉，再剔除牛舌底部的骨頭或軟骨。如果想趁熱食用，就再把牛舌放回熱水中回溫。斜對角切片。冷卻後切片加上芥末夾入三明治中也很棒。既然都說到這裡了，我就要接著承認，像這樣在冰箱裡以鹵水醃漬肉類，

就算有發酵作用，效果也是非常不顯著。不過醃製出來的牛舌肯定是很棒的。

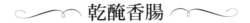

乾醃香腸

　　一提到發酵肉類，人們最常想到的就是乾醃香腸，也就是眾所熟知的義大利薩拉米香腸（salami）。發酵、醃漬和風乾所產生的乳酸有利於肉類保存，而其他細菌，特別是葡萄球菌（*Staphylococcus*）和考克氏菌（*Kocuria*，正式名稱為微球菌屬 *Micrococcus*），則會把硝酸鹽代謝為亞硝酸鹽，因而也有利於醃製。酵母菌和黴菌同樣也有助於這個過程。

　　有兩件事特別有助於薩拉米肉腸的發酵作用：首先，將肉切碎或絞碎使之暴露出更多表面，如此可增加肉類與發酵生物的接觸（當然腐敗性生物和潛在病原體的接觸機會也會增加），使發酵生物得以獲取更多養分。切碎和混合的工作也能使加進去的鹽、醃製鹽、香料、能滋養乳酸細菌的碳水化合物以及酵種培養物等成分，均勻分散在肉裡。薩拉米香腸還有另一個特點能促進發酵、乾燥和熟成，就是用來填裝肉類的腸衣所提供的保護作用。「這些腸衣的特性是，質地堅實足以抵擋空氣中的汙染物質，同時又具有一定的通透性可以『呼吸』」。費恩利－威廷斯陶（Fearnley-Whittingstall）解釋：

> ❝ 活躍於薩拉米香腸外部的天然黴菌無法穿透腸衣讓內部的肉腐敗。儘管蒼蠅可能在任何一條香腸上產卵，但是孵化出來的小蛆就是無法穿透腸衣。由於有適度的冷空氣循環，這些天然腸衣能讓內部水分穩定流失、逐漸脫水，直到薩拉米香腸達到堅硬、密實、風味濃郁、只帶些許剩餘水分的「熟成狀態」。❞

　　現代的發酵香腸通常只有經過短暫的發酵，有時候會接著冷煙燻。這個步驟是為了增加香腸風味，並延長在冷藏狀態下的壽命。這些「快速發酵」或是「半乾燥」的香腸，通常在食用之前會先烹煮，且通常會加入酵種培養

物，以確保在短暫而溫暖的發酵期間快速酸化。不過，像薩拉米香腸這類的傳統發酵香腸大多是在低溫及適當的濕度下醃製、發酵並乾燥數月，安全性和有效的保存是由各種干擾微生物生長因素組合起來的「柵欄效應」所決定。每一種干擾因素都要以適當的方式進行，如此共同應用之下才會發生效果。雖然鹽、醃製鹽、乾燥或是酸化作用在理論上各自都可作為保存肉類的方法，結果卻是會太鹹、太乾或是太酸。一旦適度地結合上述方式，薩拉米香腸就能保有水分、風味和外觀。薩拉米香腸和其他發酵香腸一旦經過足夠的鹽醃、醃製、酸化及乾燥，並保存在陰涼處，就絕對能夠保持穩定，而且通常不需加工就能直接生食。

salt

傳統以來，這個製作過程一直都相當簡單。製作薩拉米香腸，就是將肉和油脂剁碎，再混入鹽、醃製鹽和香料。有時還會加入糖，以提供額外的碳水化合物來支持酸化作用（在泰式傳統裡則是加米）。將混合物裝填到腸衣裡，吊掛在涼爽、濕度適中的環境中，讓香腸緩慢發酵而不致乾燥得太快。自古以來，這項工作已經成了季節性的活動，只有在適當的氣候、涼爽的季節裡才會進行這項工作。一如以往，食物傳統都是在自身所處的特定地理環境背景下發展出來。在家自製乾醃薩拉米香腸唯一的困難，就在於如何控制促發相關條件的溫度和濕度。

食物歷史學家暨發酵愛好者阿爾巴拉（Ken Albala）在他《失傳的烹飪藝術》（*The Lost Art of Real Cooking*）這本大開大闔的著作裡指出，即便乾醃的過程並不特別複雜，「但食物類作家對於醃製肉類的主題卻發出最多預警和憂慮」。我自己在處理這個課題時也會不時提醒自己小心謹慎，就如前文對於肉毒桿菌毒素的嚴厲警示，這與本書其他部分那種「放手去試別擔心」的放任態度成明顯對比，因為這的確會對生命造成威脅。不過我完全同意阿爾巴拉所寫的：「只要你做到一些基本的預防措施，就沒有理由放棄自己動手醃製肉類。不需要因為可能會毒害自己而惶惶不安。」

我是在寫到這個主題時，才首度嘗試親手製作乾醃製香腸，所以我絕對

不是這方面的專家。我要分享的資訊大多來自於所閱讀的資料，以及拜訪從事肉類醃製的農夫、手工製作者、愛好者以及其他實驗專家，我品嚐他們的成品，與他們交談和通信，並從中學習。不過我第一次親手製作的成品，卻是我吃過最美味的薩拉米香腸！我和朋友文森親手剁碎這些肉和油脂，所以入口時還保有塊狀口感，但立即就在我舌尖上溶化了。好吃！

　　乾醃肉的主要挑戰在於如何將環境維持在最適宜的溫度和濕度，尤其對於沒有特殊設備的新手來說更是如此。除了最初幾日通常會在較溫暖的溫度下進行發酵作用，薩拉米香腸最佳的乾醃環境是在13~15°C的溫度，以及80~85%的濕度。即便是要把香腸風乾，仍得讓環境維持在一定的濕度，原因是如果環境太乾燥，香腸外部就會乾得太快而鎖住內部的水分，導致腐敗。倘若你發現香腸的腸衣乾了，就輕輕噴上水霧，減緩腸衣的乾燥速度。

　　我有朋友架起了一台舊冰箱，並插上可控制的外部溫度計讓我可以控溫（見上冊第三章「溫度控制器」）。我在冰箱裡放了一盆加了很多鹽的鹽水，幫助維持濕度（鹽可以阻礙水的表面形成黴菌），同時還放了濕度計感應器以監控濕度。當濕度降到80%以下，我就把冰箱門打開一會兒，讓潮濕的夏日空氣流入，偶爾再噴上一些水霧。我也有一些朋友是用酒櫃。網路上還可以找到許多其他創意改造出的乾醃室。在對的氣候、季節和地窖中，進行這項工作就非常簡單了。

　　在我解決了培養室之後，接下來面臨的最大難題是究竟要仰賴自然發酵還是使用酵種培養物。至少在美國，幾乎所有的主流文獻都告訴你要使用酵種培養物，而在美國現代薩拉米香腸的製作方法裡，使用酵種培養物已經成了常規。關於製作香腸，遠在任何特定生物被分離出來之前，所採取的最古老培酵方式就是接種發酵。你只需將少量的已發酵香腸填入新鮮的一批香腸裡，就像是用已經發酵的優格讓新鮮的乳汁發酵。一如乳品培養物，微生物學家已經分離出經過篩選的細菌菌株。一般認為，這些市售的培養物比傳統自然發酵的菌種更能產出一致的成品，而且因為能促使發酵作用更快發生，因此也能加速酸化作用，讓製作出的香腸更安全。馬里安斯基父子（Stanley and Adam Marianski）在《發酵香腸的製作技藝》（*The Art of Making Fermented Sausages*）中寫道：「目前最新的生產方法，是在一開始便導入大量的乳酸菌（酵種培養物）到肉品裡，以確保安全並促進強大的發酵作用。這些有益的細菌大軍會為了爭奪食物與其他不受歡迎的菌種競爭，降低對手生長和生存的機會。」

然而傳統上，發酵香腸的微生物一直都是來自肉品製作的過程。德國微生物學家兼食物科學家路克（Friedrich-Karl Lücke）指出：「在大多數的情況下，生鮮食材上必要微生物的量就已經足夠了。」2007 年出版的《肉類和家禽發酵手冊》指出，「仰賴天然菌相會導致成品品質不一」，因而提倡使用酵種培養物。即便如此，這些作者仍承認採用這個方法是有得有失的，因為「雖然可以得出許多可接受的不錯成品，卻極少能製作出絕佳產品，因為大多數酵種培養物都只是由少數幾種微生物組合而成，這樣的培養物根本無法媲美偶由許多微生物迸發出來的和諧風味。」這個說法印證了食物歷史學家兼烹飪書作家阿爾巴拉的分析。他寫道：

making sausage

> 我以食物安全、結果的可預測性和產品一致性的名義聲明，這些食物照例是由經過實驗室測試、謹慎控制的微生物菌株所接種。經過高溫殺菌或大手筆使用超快速酵種培養物這些看似有益的程序之後，在地菌落的特性被抹去，產生出來的結果是迎合一般最低美食味感、平淡而單一的食物。這些平淡無味、缺乏特色、貧瘠枯燥的產品反映出的不再是地方特色，而是工業化市場對於長途配送、商品販售期間的品質穩定性以及產品統一性與品質一致性的需求。

　　阿爾巴拉建議，用你乾淨的雙手直接下去混拌香腸材料，這就是導入發酵細菌的有效方法。「大多數現代專家最關注的事情是，如何把細菌移植到碎肉裡。如果方法就是自己的雙手，那就不成問題。這個方法到數十年前都還在使用。」

　　遵循古法的薩拉米香腸手工製作者，在管理當局的壓力之下不得不出面為自己的製作方法辯護。紐約的義大利香腸製造商布奇歐（Marc Buzzio）是曼哈頓「比耶拉手工醃製肉品公司」（Salumeria Biellese）的經營者，由於他在製作過程中沒有經過「殺菌階段」（加熱、輻射或使用化學防腐劑）的處理，也沒有在製作過程中引入擇汰過的培養物，他得向美國農業部證明他製造的傳統發酵薩拉米香腸是安全無虞的：

> 你以你父親以及數百年來其他人的方法來醃製香腸，卻無法以此來證明產品的安全性。從來沒有人因為吃了你的產品而感到不適，而且你只使用自家養殖的豬肉，並且像照料孩子般照料你的香腸。但這都不能作為產品的安全證明。甚至你產品做的細菌測試結果呈現陰性，也不足以作為證明。美國農業部關心的，就只有過程而已。只在生肉裡加一點鹽巴，然後放置一大段時間就能夠變成可食用的產品，這種傳統的製法讓他們感到萬分緊張。

　　布奇歐為了向美國農業部證明他的製作過程是安全的，不得不委任一位常獲機構任派的科學家對他的生產過程進行研究（研究經費超過10萬美元）。

　　這位科學家一絲不苟地按照比耶拉手工醃製肉品公司的製作步驟，唯一不同的是，他先在每個產品裡注射純大腸桿菌和李斯特菌，且細菌濃度遠高於會出現在一般生肉裡的濃度，接著再以比耶拉所採用的方式來熟成這些肉品。這位科學家在熟成階段的最後測試了這些肉品，發現超高濃度的細菌竟被消除了。基本上，他的研究證實了幾個世紀以來就在實行的方法是有效的：當你知道自己在做什麼，並懷抱著小心謹慎的態度，便可以安心食用經

乾燥熟成的生肉。

美國農業部最後接受了這份研究報告，布奇歐因此仍是美國最負盛名的薩拉米香腸製造商之一。

著有好幾本探討乾醃和發酵肉類教科書的西班牙作家托德拉（Fidel Toldrá），如此描述乾醃香腸擇汰環境的特徵：

> 66 生香腸的自然菌相來源和組成是多元的，究竟哪種菌相能存在於此，決定於許多要素，例如肉品處理過程中的衛生條件、環境以及添加物中的微生物等。不過，鹽和亞硝酸鹽、氧氣的消耗、酸鹼值的下降、水活性的降低，以及某些代謝物（如細菌素）的累積，這些因素在製作過程中能產生有利於考克氏菌、葡萄球菌和乳酸菌發展的擇汰條件，同時避免掉不想要的菌相，如致病菌和腐敗微生物的生長。99

如同大多數的發酵作用，環境會擇汰細菌。最難的部分在於要創造出一個不適合細菌生存的環境。酵種可以加速過程並且提升品質一致性，卻非必要的條件，而大多數認為最好的手工薩拉米香腸，就跟最好的手工乳酪一樣，是利用自然存在、種類多樣的原生細菌，而不是擇汰過的菌株組合。

為了以親自實驗來評估酵種的優劣，我備製了兩批薩拉米香腸。這兩批香腸在使用的肉、絞碎程度、鹽醃方法、醃製鹽、糖和調味上都一模一樣，差別只在於一批我不加酵種，另一批則加了購得的T-SPX培養物。結果是，兩種薩拉米香腸的風味都很棒，薄薄的切片就在我嘴裡化了開來，我真的分辨不出兩者有任何差異。我感覺不出加了培養物的那批是否因而更棒，而自然發酵那批的風味也沒有明顯變得更複雜或更特別。對我而言，我的實驗證明了兩種方式都可以生產出極佳的薩拉米香腸。不過，成品的風味當然還有許多其他因素所促成。

優質的香腸最重要的莫過於優質的肉。我是從田納西州懷特威爾的農夫朋友基納（Bill Keener）那裡取得豬肉和背部脂肪。任何一種肉都可以做香腸，

一般都是以大量的攪碎脂肪混合瘦肉，讓香腸可以保有水分和油脂。肉和脂肪用機器攪碎，也可以用手剁碎，要細切或粗切皆可（注意：脂肪稍微冷凍後更容易攪碎）。肉應該要保持冷涼的狀態，不能在室溫之下擱置太久，而且工具和工作枱都應該盡量保持乾淨。美國知名食物類作家魯曼（Michael Ruhlman）以及知名大廚波辛（Brian Polcyn）在他們合著的《熟食店》（Charcuterie）中解釋：「乾醃食物在溫暖潮濕的情況下，細菌就會恣意繁殖，因此處理乾醃食物時，衛生要比在處理需要烹煮或是立即食用的食物時更加重要。」

天然腸衣需要以冷水換水浸泡數次，在填裝之前必須洗淨，這麼做是為了洗去鹽分並讓腸衣具有彈性。較大型的腸衣，像是牛中腸（需花費3~4個月），就比小型腸衣（需花費3~4週）需要更長的時間進行乾燥。魯曼與波辛建議：「對於新手來說，最好的方式是從瘦的腸衣開始，例如羊腸或豬腸，這樣的香腸不需要花長時間去風乾。越需要長時間乾燥的東西，越有可能發生問題。」

至於醃製鹽，長時間醃製的乾醃香腸同時需要亞硝酸鹽及硝酸鹽，因為這麼一來，細菌可以將硝酸鹽緩慢代謝成亞硝酸鹽。在美國，把兩種鹽混合販售的產品稱為「二號醃鹽」（cure #2）。事實上，二號醃鹽中的主要成分是食鹽，其中含有6.25%的亞硝酸鈉以及4%的硝酸鈉。要製作安全的乾醃香腸，二號醃鹽的用量為肉品重量的0.2%，即每公斤的肉用上2公克醃鹽。不同來源的醃鹽成分比例也許會不同，所以請依照使用指示。不過，若要製作乾醃香腸，一定要使用同時含有硝酸鹽及亞硝酸鹽的醃製鹽！如果你使用的方法是自然發酵，鹽的用量就是肉重量的3~3.5%；如果你是加入酵種培養物，鹽的用量就要少於2%。許多食譜都會加入糖，一般而言用量不會超過0.3%，有些食譜會指定使用右旋糖（也就是葡萄糖），這是因為葡萄糖是細胞能量來源的最基本形

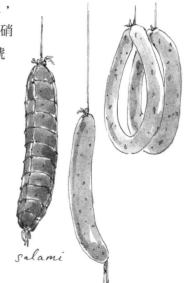

salami

式，而且就如同馬里安斯基父子所解釋的，只有葡萄糖「可以讓所有乳酸細菌直接發酵成為乳酸」。你可以依照喜好加入調味料和香料，某些食譜會要求加一點酒。

我找到一台簡易的充填機，於是用機器充填了一些香腸，有些則是用充填機所附的管子進行手工充填（手工充填通常會建議使用大的漏斗）。不管採用哪種方法，最先充填的幾根香腸都得重新來過，因為充填香腸也有學習曲線，我得先掌握絞肉充填到腸衣的速度以及應該充填到多滿。不過我很快就抓到訣竅了，兩種方法都做出了扎實、飽滿且勻稱的香腸。我比較喜歡手工充填香腸，在量少時，我覺得手工充填的效果很棒。當你發現充填好的香腸裡有氣泡出現（自製香腸總是無法避免），就用一根火烤消毒過的針刺戳氣泡，讓裡頭的空氣釋出，也讓腸衣緊緊包覆住肉。

香腸在乾醃時通常會長出黴菌，最常見的黴菌是青黴、麴黴、毛黴和枝孢菌等黴菌。托德拉解釋：「在表面厚厚一層的黴菌，可以阻隔氧氣和光線的有害影響，並且防止產毒黴菌的滋長。」事實上，某些市售與自製的產品也都會刻意在香腸表面培植黴菌孢子，有些文獻則是建議把長了綠色（或是白色以外的任何顏色）黴菌的香腸丟掉。不過，許多傳統派人士則對這樣的建議提出質疑。費恩利－威廷斯陶解釋：「腸衣上有可能會長出一些黴菌，這些黴菌從灰綠色到白色甚至橘色都有。你不需要為這些黴菌的出現感到憂慮。」

皮塞提（John Piccetti）、費奇歐（Francois Vecchio）以及古德斯坦（Joyce Goldstein）在《義式乾醃肉》（*Salumi*）一書中寫道：「當現代製造者採用科學的方法，竭力保持外觀上令人愉悅的白色美麗黴菌，大自然卻一如往常地彩繪出藝術家手中調色盤般的斑斕色彩。」我的薩拉米香腸在乾醃過程中長出了白色、灰色以及藍綠色等顏色來，而我對長黴香腸的信心，則來自於每次進到醃製室裡進行檢視時，香腸所飄送出來的愉悅誘人香氣。

一如其他發酵過程，此處最大的問題是：我要如何知道香腸已經可以食用？對乾醃香腸來說，主要就是香腸散失了足夠的水分，進入可以穩定儲放

的狀態之時。最簡單的判斷方式，就是在一開始時先秤重，記錄重量，之後在乾醃過程中定期秤重以監控乾燥的程度。乾醃香腸通常在散失了大約原重量的1/3時就完成了，所需要的時間從數週到數月不等，時間長短主要取決於香腸的粗細：粗大的香腸比細瘦的香腸需要更多時間，同時也要視濕度、溫度、空氣的流動以及其他熟成條件而定。我在醃製了1個月後，也就是香腸散失了大約40%的重量之時，品嘗了我的香腸。在這之後，我便將香腸吊掛在地下室的陰暗角落，以保它們在又熱又濕的夏季裡安然無恙。

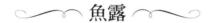

魚露

魚露是所有調味品之母。魚露普遍見於今日的東南亞料理，不過在2000年前卻是古羅馬愛好的調味品。不論古今，在沿海地區，要將豐沛的小型海洋生物轉換成營養、穩定又飽具風味的食物資源，最便利的方法就是魚露。魚露基本上就是液化的魚。根據科學文獻的描述，魚的細胞在自行分解（〔autolysis〕也就是自行消化）以及水解（〔hydrolysis〕也就是消化成水）的酵素消化過程中，會從固態轉變成液態。在實際的情況中就是，經過鹽漬的魚若未快速風乾，這個過程就會自然發生。歷史學家黃興宗寫道：「魚露就是眼睜睜看著它發生的發明。」

使用的材料，就是帶著內臟的整條小型鹽水魚、軟足動物或是甲殼動物。食物科學家暨發酵學者史丹克勞斯（Keith Steinkraus）的報告指出：「酵素，也就是負責水解魚類蛋白質的酵素，主要就儲存在內臟裡。」根據《農業與食物化學期刊》某個研究團隊針對泰式魚露南帕拉（nam-pla）的報告指出，魚在進行鹽漬之前，會先放置在室溫下24~48小時，「這麼做就會引致發酵作用了」。

接下來，加鹽並且完全攪拌至鹽均勻分散開來。加入大量的鹽能有效防止魚肉快速腐敗，並避免長出肉毒桿菌等可能有害的細菌。現代魚露在製作過程中大多加了25%（以重量計）以上的鹽分，有些加入的鹽量還要多出

許多。食物歷史學家古倫爵（Sally Grainger）提到，古代羅馬製作魚露的食譜所用的鹽少了很多，大約只有15%。她認為，現代魚露會使用較多鹽是因為「害怕肉毒桿菌這類的危險細菌出現」。不過，根據《國際食源性致病菌手冊》（*International Handbook of Foodborne Pathogens*）的說法，10%的鹽已經足以預防室溫下「水相」魚類肉毒桿菌中毒的風險。

　　通常魚露是不會加水的。鹽漬的魚會放進缸、桶子、槽箱或是其他容器裡，並且就像醃製酸菜一樣會施以重壓以排出氣泡，並保持固體物不會漂浮到水面。一開始，鹽會經由滲透作用將魚細胞裡的水排出，之後酵素和微生物的作用會引發水解作用。魚露在定期攪拌下，隨著溫度、鹽分以及製作傳統會進行6~18個月的發酵。我參照的食譜是菲律賓式的魚露帕提斯（patis），這是我的朋友茱莉安（母親來自於菲律賓）送給我的。食譜指示要在溫暖處發酵，直到「發展出令人滿意的香氣」。隨著時間的推移，當更多的魚類固狀物液化之後，顏色也會隨著加深。我製作的魚露發酵約6個月，雖不敢說自己是味覺敏銳的行家，不過這嘗起來的確就是魚露。史丹克勞斯指出，帕提斯的發酵時間從6~12個月不等。在菲律賓的傳統裡，會先將固體物質濾出，剩餘的液體部分就是帕提斯，而濾出的固狀物則會在剔除骨頭之後研磨成糊狀的「百公醬」（bagoong）[3]，這種醬料也可以作為調味料使用。魚露在濾清之後可以直接使用，有的則會在裝瓶之前先消毒，有時還會再加入酒精。

　　微生物學家對於魚露生產過程中發酵作用的重要性爭論不休。史丹克勞斯寫道：「一般而言，細菌的數量在加了鹽之後就會穩定下降。」然而微生物的分析已經證實，喜好鹽（嗜鹽）細菌「可能在熟成以及典型魚露香氣和風味的生成上扮演了重要角色。」

　　以下是基本的製作過程。羅馬料理愛好者溫德利希（Heinrich Wunderlich）建議，可以將魚和鹽置於優格製造機並保持在40°C

3　編注　有菲律賓的蝦醬之稱。

的溫度，以加速古羅馬魚醬的發酵作用。若是使用整尾小魚或者只採用內臟，就使用15~20%的鹽（以重量計），並且每天攪拌一次。溫德利希說，魚會在3~5天之內液化，只留下光禿禿的魚骨。風味的生成比較緩慢，而且即便是在優格製造機裡也得花上數月，風味才會發展完全。魚露可以有許多種變化，有些會使用特定的魚類、軟足動物或是甲殼類，有的則會添加糖、羅望子果肉、鳳梨等材料。這些魚露有的會進行培麴（就像清酒麴或是麴，見上冊第六章），有的會進行催芽處理，有的以酒粕的形式呈現（如製作清酒時的固體剩餘物質，見本冊第四章），有的甚至還帶著外殼。也有納入黃豆清酒麴的混合式魚醬油露這種發酵混合物。

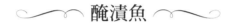

醃漬魚

　　魚也可以用鹵水醃漬的方式進行保存。魚露和魚醬無法看見魚的完整形體，醃魚則維持了魚的外形。最廣為所知的醃魚其實不含顯著的發酵作用（如各種醃鯡魚），這種魚會以重鹽去除水分，同時減緩細菌和酵素的降解，之後再浸置於調味醋中去除鹽分並加以醃漬。雖然醃漬鯡魚大多的微生物活動十分有限，不過裡頭酵素的活動卻相當顯著。在取出魚的內臟時，會把幽門盲囊這個儲存酵素的消化器官留在原處。《食物與廚藝》作者馬基說：「幽門盲囊中的酵素會協助肌肉與外皮的酵素分解蛋白質，製造出柔嫩而甜美的肉質與奇妙而複雜的風味，形成魚香與肉香及乾酪般的口感。」

　　用鹽較少的鯡魚和其他魚類，有時則會刻意進行發酵。在春末夏初，鯡魚準備進行繁殖之時，魚體的脂肪含量最高，此時會以較短時間及較低鹽分（8~10%）進行醃製。這種荷蘭醃鯡魚（maatjes）的發酵作用雖仍有限，不過已比上述其他醃漬鯡魚來得多。在過去，醃漬鯡魚一直是季節限定的美食，不過現今在法令的規範之下，這些鯡魚可以透過冷凍去除寄生蟲，好在低鹽醃製狀態下保存。如今，荷蘭醃鯡魚終年都吃得到。

　　瑞典醃鯡魚（surströmming）是發酵鯡魚中比較引人注目的例子，以強

烈的氣味和風味著稱。「Strömming」一字是指來自於波羅的海的鯡魚，「sur」是酸的意思。瑞典醃鯡魚是在桶子裡以低濃度鹵水（3~4%的鹽分）在溫和的北方夏季溫度裡發酵1~2個月進行醃製的波羅的海鯡魚。現代的做法則是在這之後將鯡魚換裝到鹽分較高的環境裡，並密封在錫罐中繼續熟成。瑞典醃鯡魚熟成的徵兆就是罐子會凸起，根據馬基的說法：「在罐頭裡讓魚肉發酵的特殊細菌是一種鹽厭氧菌，會產生氫氣與二氧化碳氣體，以及硫化氫、丁酸、丙酸與乙酸等，實際上就是臭雞蛋、腐臭的瑞士乾酪與醋等臭味結合起來蓋過原本的魚味！」

你已經口水直流了嗎？我初次嘗到是在一次會議上，當時瑞典食物學者伐勒瑞（Renée Valeri）發表了一篇關於瑞典醃鯡魚的論文，並且帶來一些與現場聽眾分享。罐子的確因為裡頭活躍的發酵作用所產生的壓力而凸起。由於瑞典醃鯡魚帶著揮之不去的頑固氣味，因此這個品嘗活動設在戶外。伐勒瑞研究的是「兼具惡臭與美味的矛盾特點」。事實上，不只是瑞典醃鯡魚，所有食物都是「如果可以克服最初的反感而嘗試看看，味道會是截然不同的」。所有人都同意，瑞典醃鯡魚的氣味十分可怕且惡臭無比，不過像我這種膽大包天的食物冒險家仍是迫不及待等著一嘗其味。當我把圓麵餅上奇臭無比的發酵魚放入口中，我一度懷疑自己是不是嚥得下去。不過當我一邊咀嚼一邊努力適應這股風味，鯡魚在我口中徘徊不去的後味讓我又去排了隊想再品嘗一回。

挪威臭魚（rakfisk，也稱為rakefisk和rakorret）是用鱒魚製成的類似發酵魚。為了怕接觸到肉毒桿菌，食譜通常會強調魚不可以接觸到土壤。我所找到最具體的資訊是來自於維基百科，裡面對於臭魚的製程是如此描述的：魚清洗去腸後，會在腹腔中填入鹽巴，份量大約是魚重量的6%。魚的腹腔朝上放進缸子、桶子或是其他器皿裡，每鋪好一層就撒上一撮糖，上面施以重壓。當鹽讓細胞液釋出時，魚就會被鹵水浸蓋。在4~8°C的環境中浸漬於鹵水裡發酵2~3個月。在溫度合宜的北方氣候下，尤其在鹽無法大量取得之處，這樣相對低鹽的發酵魚已經成了生活中不可或缺的一部分。伐勒瑞

解釋：「這是因為人們得將多餘的漁獲保存下來，以供給冬季的飲食所需。」這些北方低鹽發酵魚的起源，一般認為是將魚埋入地底，這些掩埋的魚有個通用名稱叫做「埋魚」（gravfisk）。在斯堪地納維亞半島，用來盛裝發酵魚的洞坑已改為使用桶子，至於瑞典醃鯡魚則改為罐裝。不過仍有人堅守著埋魚於地的傳統。我們接下來還會繼續探索這個傳統。

　　有趣的是，人們在對瑞典醃鯡魚的興趣消退了一陣子之後，這股熱潮又重新席捲了整個瑞典，成為熱門食物，而且遠超過醃鯡魚在歷史上的用途。無獨有偶，挪威民族學家里德伐德（Astri Riddervold）也說：「臭魚已經從深山裡的餐桌和內陸農場走了出來，成為都市社會裡的別緻美食。」伐勒瑞則好奇：「為什麼這些新的美食行家會願意接受這種臭名昭彰的食物？」他自己提出的看法是：「也許答案就藏在現今人們想要跨越藩籬的渴望。」毫無疑問，我們得強迫自己才有辦法去面對甚至是挑戰發酵醃魚。這個模糊又曖昧的界線，就在適合以及不適合食用之間游移不定。

用穀物發酵魚

　　透過發酵來保存鮮肉鮮魚的限制之一是，發酵作用所產生的生物性防腐劑（酸和酒精）需要碳水化合物的滋養，但在富含蛋白質有時還富含脂肪的肉類和魚類裡，卻無法提供足夠的碳水化合物。在許多亞洲傳統裡，魚會與煮熟的穀物（通常是米）一起進行發酵。穀物可以供應碳水化合物基質以行使乳酸發酵，乳酸則會創造出擇汰環境以抑制腐敗。在日本，和著米一起醃製的魚就稱為熟壽司（nare zushi），這是今日在世界各地廣受喜愛的握壽司的前身。

　　在「中國的科學與文明」（Science and Civilisation in China）系列的第六冊第五部《發酵與食物科學》（Fermentations and Food Science）這本與眾不同又內容廣泛的大部頭著作中，作者黃興宗回溯至數千年以前，從中國文獻的記載中發現了魚類和肉類和著穀物發酵的技術。「鮓」這個中文字就同時包含了

這個傳統以及發酵蔬菜的意思。黃興宗從公元544年《齊民要術》這本記錄人民福祉的重要工藝著作中，翻譯了從鯉魚製成魚鮓的詳盡過程：把魚清理乾淨、切片、清洗、鹽醃之後，瀝乾數小時或是直到隔天。作者賈思勰還指定要使用非黏性米，他提到：「漉著盤中，以白鹽散之。盛著籠中，平板石上迮去水。」（魚肉以鹽來去除水分，魚肉要放在硬質表面把水分逼出。）米和魚鋪排在甕裡，然後蓋上幾層竹葉和葉梗，待「白漿出，味酸，便熟」（當甕裡出現淡色的液體，且味道變酸時，成品就完成了）。根據黃興宗的說法，《齊民要術》中同時描述了另外六種製鮓之法，使用的食材有魚類也有豬肉，有生肉也有熟肉。

菲律賓 Burong Isda 以及 Balao-Balao

在菲律賓，和著米一起發酵的魚稱為 burong isda，而和米一起發酵的蝦稱為 balao-balao 或是 buro。菲律賓的發酵物做起來又快又美味，而且對於比較保守的人來說較好接受，因為發酵過的魚和飯都會先煮過才上桌。Burong isda 通常是用淡水魚製成，我用的是文獻不斷提及的虱目魚以及非洲鯽魚[4]。將魚去鱗、清洗、切片然後切成條狀，用魚重量15~20%的鹽（500公克的魚約加入5~6大匙的鹽）去混合魚條，充分拌勻，讓魚肉表面包覆著鹽巴。放置數小時讓鹽逼出水分，同時也讓魚肉吸收鹽分。

於此同時開始煮米。我目前看過的食譜所建議的米量比例差距很大，我的建議是先從魚重量兩倍的米開始著手。就用你喜歡的米，以你平常的方式煮米。待米飯放涼到體溫溫度之後，與瀝乾的魚、蒜末和薑末充分混合。有些食譜會要求要加入少量（1~2%）的紅麴米。取一只廣口可密封的罐子或是缸，在底部鋪上一層米混合物，然後一層鹽漬魚，如此交替鋪排，並且向

---

4 譯注　又稱吳郭魚。

下施壓以排出空氣。最後在頂部鋪上一層厚厚的米飯混合物，並在上方預留些許可供膨脹的空間。如果用的是罐子，就密封起來。如果用的是缸，就以內蓋、平盤或是裝滿水的塑膠袋覆蓋住（見上冊第三章的「缸蓋」），如此一來，即使無法完全覆蓋表面，至少可以蓋住大部分面積。你也可以用塊布蓋住缸口，並用繩子或是橡皮筋綁緊以防止蒼蠅，發酵 1~2 週。要食用時，油炒蒜頭和洋蔥後加入發酵的 burong isda，再加一點水煮到完全熱透，必要時再加入更多水。自從我第一次享用了 burong isda，我又開心地再吃了好幾回。這嘗起來就像是乳酪味道的魚燉飯。此外，我還把這道菜帶去各自帶菜的家庭餐宴，兩次都受到熱烈歡迎。

　　Balao-balao 的做法完全相同，唯一不同的是魚是與蝦（連殼去頭）一起製作。其中，蝦子加入更多鹽去醃製，鹽分大約是 20%（每 500 公克的蝦用 6 大匙的鹽）。這道菜的發酵時間沒有那麼長，只有 4~10 天。當發酵作用進行時，蝦子和米飯會變酸，因而能讓蝦殼中口感清脆的甲殼素變軟。Balao-balao 和 burong isda 一樣是在發酵後才進行烹煮。我做的 balao-balao 在發酵期間出現一股非常刺鼻的味道，當時正值 7 月的熱浪來襲，所以我認為是溫度的關係，而不是發酵物本身的問題。我仍然發酵了將近 10 天，但也許在這樣的氣溫下，4 天（甚至 2 或 3 天）就已經足夠了。

　　我並不擔心 balao-balao 的食用安全問題，因為我與這股尖銳刺鼻的氣味已經共舞多次了。不過，這氣味倒是給了我靈感，就是在烹煮 balao-balao 時再多加些食材，以稀釋那股強烈的氣味（以及躲在這強烈氣味背後的味道）。我在燉菜中加了當時自家菜園盛產的番茄、秋葵、夏南瓜和豆子等蔬菜，最後煮好的 balao-balao 風味就不會那麼強烈，而比較像乳酪通常會有的非常熟成的風味。雖然我發現蝦子本身又硬又不討喜（我得抱歉地說，這是來自亞洲的冷凍蝦），不過我倒是很愛 balao-balao 這道燉菜。

　　balao-balao 這道燉菜做好之後，我將它冰在冰箱裡，之後還重新加熱數次來招待朋友，他們看起來也都很喜歡這道菜。我每吃一次，就更加喜愛這道菜，後來我越來越習慣這股刺鼻風味，這道菜也就越發吸引我。在各自

帶菜的家庭餐宴來臨時,我想起一個月前那些朋友對於 burong isda 看似是多麼喜愛,便決定帶上這道菜。我在餐宴加熱這道燉菜時,沒有人對它的氣味提出異議。我取了我的食物之後就到另一個房間吃。沒多久,隔壁房間迸出幾次哄然大笑,我直覺認為這一定跟 balao-balao 有關。我朋友吉米因為受不了這股氣味,便將這鍋 balao-balao 燉菜移到戶外。有些人基於自我挑戰的精神嘗了一些,有些人則是碰都沒碰,或是嘗了一口後就丟進廚餘裡。這讓我大感意外,因為我才猛然發現 balao-balao 的風味竟是如此引人注目。過了大約一週且重複加熱幾次之後,我發現原先堅硬的蝦子,不管是殼還是其他部位,全都像米粒一樣變得不成形體。我把剩下的帶回家混合炒蛋和一點麵粉,做成某種蝦子舒芙蕾,吃起來就跟 balao-balao 一樣好吃。

網路上 burong isda 和 balao-balao 的食譜在製作細節上有諸多變化。菲律賓民族學家馬貝沙(R. C. Mabesa)和巴巴安(J. S. Babaan)觀察過以不同的方式烹煮米(從乾米到稠粥)會帶來何種差異,至於米是否加了鹽、魚的種類為何、魚是否清洗過、魚在與米混合之前鹽漬了多久,以及是否使用紅麴米等等,則沒有限定。1992 年,菲律賓魚類加工技術研究所的奧林匹亞(Minerva Olympia)指出:

> 66 觀察的結果是,儘管製作方法變化多端,最終成品的整體品質並沒有顯著差異。這些方法發展自各家各戶,並由這些實際的製作者自行進行改良。發酵的過程一般都是世代相傳,他們對於微生物的作用以及成品中的物理和化學改變興趣缺缺。他們只能藉由修改步驟、材料或是條件,觀察顏色、氣味和味道來進行判斷。 99

書中能告訴你的就這些了。你得親自動手嘗試,才能從中開始學習!

日本熟壽司

在過去，日本熟壽司的製作食材不止有魚，也有哺乳動物和鳥類的肉，且傳統上的發酵時間較長。最著名且至今仍存在的例子是鮒壽司，由鯉魚家族的蘭氏鯽這種淡水魚所製成的地區性特殊美食。這是日本滋賀縣琵琶湖特有的魚種，魚在春天捕撈，清理乾淨後塞滿鹽，接著會施以重壓以免浮到表面。魚就這樣在鹽裡醃製數月，有時長達兩年。有些鮒壽司製造者認為「兩年的時間才足以軟化魚骨」。在這段期間，米會變得軟爛而失去原本的形體，成為出生於日本的食物作家巴柏（Kimiko Barber）所說的「黏糊的鬆散乳酸澱粉質」。

熟壽司會隨著不同地域發展出不同變化，有些會加入清酒麴、米麥芽、生蔬菜或是清酒以加速發酵作用。例如蕪菁壽司，根據東京基金會的說法，這是「把青甘魚夾在蕪菁切片之間，並放入清酒麴中醃製約10日」而製成。巴柏描述了日本各地許多有趣的熟壽司：

> ❝北海道有「飯壽司」，這是用鹽醃過的大型白蘿蔔或紅蘿蔔以及鮭魚、鱈（鰰）或是比氏鰤杜父魚，在添加了米麥芽之後一起放置發酵3個月。至於青森縣境內則有「沙丁魚壽司」，這裡的人們會把魚片鹽漬之後，趁著溫熱與米層層疊放，並浸泡在清酒中，最後疊上重物，置於木桶裡發酵約40天。「蕪菁壽司」是在富山縣和石川縣製作的，這裡會將鹽漬鮭魚或是鯖魚塊埋入鹽漬的蕪菁裡，並放在調過味的米裡發酵約一週。蕪菁的甜味以及豐富的甘味就在壽司裡巧妙取得平衡。「粥壽司」是山形縣境內的重要年菜，用的是鮭魚、鯡魚卵以及鮭魚白，再與混合了米和麥芽的鹽漬紅蘿蔔、四季豆與海藻海帶一起製成。有些人家會加入清酒發酵2~6週。❞

這些不同的熟壽司製法最開始的目的是為了保存魚類，而我們所熟知的

「早壽司」，則是用米醋取代傳統乳酸發酵所製作的快速壽司版本。巴柏寫道：「自然發酵的壽司正面臨完全絕跡的危機，許多技術和手藝已經失傳。」不過她也指出，近年來有熟壽司復興的跡象，「許多小型農村都想要喚起地區意識並重振幾近消失的工藝、復興發酵壽司，以振興他們村落的經濟」。

　　黃興宗推測，如魚露和魚醬這種簡易的鹽漬魚是最早的魚發酵物，隨後在大約公元前6~10世紀才把類似酒麴的發黴穀物（見上冊第六章與麴相關的討論）加入魚和肉製成了醬。緊接著，在1~3世紀開始加入煮熟的米飯，這是得自於較早之前把米加入發酵蔬菜得來的靈感。黃興宗也從《齊民要術》中，翻譯出製作肉醬的方法：

> **❝**牛肉、羊肉、獐肉、鹿肉和兔肉都可拿來做醬。取現殺動物的優質肉品，切除肥油後剁碎。已經乾掉的老肉就不要使用，倘若留下太多肥油，肉醬就會出現油耗味⋯⋯將大約一斗（即十升）的碎肉、五升的發酵粉（麴，見上冊第六章）、兩升半的白鹽以及一升的黃黴發酵物（長孢的麴黴，見上冊第六章「製作清酒麴」）混合在一起。**❞**

　　這些材料會混合在一起，置入容器後以泥巴密封，放在太陽下發酵約兩週。黃興宗還提到另一種傳統肉醬的製法則是加入酒，熟成時間則長得多。

用乳清、酸菜和韓式泡菜 發酵魚類和肉類

　　即便沒有乳酸活菌，也可以用酸性介質來醃製魚類或是肉類。檸汁醃魚生（ceviche）是以萊姆汁醃魚的拉丁美洲式醃魚，清淡而美味。只要醃製數小時，你就可以看到魚的外觀因為酸的轉化而「熟了」。我也享用過一頓醃牛肉，招待我的正是把牛養大的農夫。牛肉放在醋中醃製一夜，而且也經歷了類似的轉化過程。雖然沒有烹煮，卻具備了煮熟牛肉的外觀和質地。

乳清、酸菜、韓式泡菜以及其他具有高密度乳酸菌群的酸化產品，也可以作為安全發酵肉類和魚類的環境。在冰島，發酵過的乳清（sýra，「酸」的意思）常常用來作為「酸食物」（súrmatur）的發酵介質，這些酸食物大多是動物和魚類的各部位。冰島飲食作家蘿格佛達朵提爾對我一一列舉，過去乳清是如何用來保存食物，以及她在自己的廚房裡是如何運用乳清：

> 魚類大多都是乾燥而非以酸醃製，某些部位可能會以乳清來加以保存，這些部位在今日也許不會當作食物（早先在極度貧困下，所有東西都會拿來入菜），如胃、鰾、脾臟、魚卵、魚肝、魚皮、魚尾、魚鰭等，甚至是魚骨頭（連同其他種類的骨頭），有時候會發酸個一年或是更久，接著沸煮，直到它們變成可以食用的一團軟糊糊的東西。有人告訴我，骨頭如果保持放在酸性環境下夠久，大多會軟化，但我還沒有試過。
>
> 在過去和現在，肉類都有以酸醃製的製作方式，不過製作酸化食物最常見的食材是「雜碎」：頭部、碎肉凍、腳蹄、血布丁、肝臟香腸、公羊睪丸、腸子、乳房、海豹鰭、鯨脂、海鳥等等。蛋有時會沸煮、去殼後保存在乳清中，小型海鳥蛋有時則會連殼一起酸醃，之後蛋殼就會隨著時間逐漸分解。
>
> 我現在在我的冰箱裡有一個小小的塑膠管，裡面裝著浸滿乳清的血布丁、肝臟香腸、碎肉凍以及公羊睪丸。

蘿格佛達朵提爾指出，乳清可以持續不斷地更新補充，作為永久使用的發酸介質。談到她母親時，她寫道：「我不認為她更換過她的乳清，她只是適時加入更多乳清。我想她目前使用的這批乳清，已經有12年以上了。」

莫雷爾是乳清發酵的重要擁護者，她在《營養的傳統食物》中提供了一份用乳清醃製鮭魚的精采食譜。食譜中，她在室溫下將鮭魚塊浸泡在稀釋乳清（1份乳清兌上8份的水）中24小時，乳清中並加了一點點蜂蜜、鹽、

哈斯（Eric Haas）

阿拉斯加的魚類發酵實驗

最近最令我感到興奮的魚類實驗，是比目魚韓式泡菜。這次我加了一點芒果（我很喜歡在韓式泡菜裡加入水果或堅果）。我先從風味強烈的基礎韓式泡菜開始。一定要放入大量的薑，這有助於軟化肉類。薑要敲裂，這樣風味會更好，也更能充分融入泡菜。約10天之後，韓式泡菜味道會變得濃烈，我就加入小魚塊，並放入更多自製的韓式泡菜醬來調味。魚肉用略為蒸過的、現撈生魚或是冷凍生魚皆可。醃製時間大約一週，之後便可食用。以上幾種魚肉製作出來的風味基本上都差不多。我也做過很棒的鮭魚酸菜，製作方法基本上就如上述。我放入綠甘藍／磨碎的胡蘿蔔／葛縷子籽／鹽漬酸菜，待風味變得濃烈之後再加入一些蒸過或炙烤過的鮭魚，充分混合後向下施壓，然後等上一週左右。鮭魚會變得軟嫩、潤口又美味，而且跟上述的比目魚不一樣。鮭魚肉保留住了風味，並且塊塊分明，非常棒。

洋蔥、檸檬、蒔蘿和其他香料。丹麥哥本哈根的豪格（Andreas Hauge）寫信告訴我，他按著這份食譜如法炮製，卻發現「成品發出非常強烈的氣味，那真的是在挑戰其他廚房使用者的容忍度。在調整原本的水、鹽和乳清比例，並用了相當大量的檸檬或萊姆後，才將這氣味降低到大多數人可以接受的程度！」所有魚類或是肉類都可用這樣的方式進行發酵。

同樣地，魚類甚至是肉類都可以加到韓式泡菜裡。我目前找到的英文資料中，針對韓式泡菜介紹最廣泛的參考書籍是《韓式泡菜烹飪書》（The Kim-chee Cookbook），裡面就有加入鯷魚醬、牡蠣、綠鱈、比目魚、鯧魚、章魚、烏賊、蟹和鱈魚。這些食譜通常（但不總是）會指示魚要先以鹽巴醃漬過，我也看過還要加入生的鹽醃肉類以及肉高湯的食譜。

肉類和魚類也可以加到酸菜裡。我在波蘭吃過的bigos，就是將肉醃浸在酸菜裡燉。根據波蘭民族學家可娃斯佳－李維卡（Anna Kowalska-Lewicka）的說法，在歷史上，「這道菜是不斷加熱、放涼交替備製數日而製成的」。加

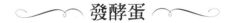

州索諾瑪郡的海德里（Rick Headlee）寫信給我，談到他一位從瑞典移民到懷俄明州的老朋友所做的大批酸菜，「通常會跟叉角羚羚羊的腰肉一道醃製」。北卡羅來納州的發酵愛好者奎德伯（Dallin Credible）來信告訴我，他是如何以酸菜成功發酵鹿肉乾：「我將切成塊狀的鹿肉乾與包心菜充分混合。真是好吃極了！」我也把剩下的熟香腸切碎加到已經熟成的酸菜裡，這些香腸保存得很好、很美味，還讓酸菜增色不少。像德式酸菜和韓式泡菜這種含有鹽漬生鮮菜蔬的食物，因為可以預知會產生酸化反應，因此大可以放心實驗，隨意加入少量魚類或肉類，生熟皆可。

發酵蛋

蛋的發酵方式很多。去殼水煮蛋可以直接埋在發酵蔬菜的缸裡，藉由蔬菜的酸化作用來保存。中式料理中有一種很著名的「百年蛋」（或稱千年蛋，也就是皮蛋），不過通常只會保存幾個月。飲食作家鄧洛普（Fuchsia Dun-lop）寫道：「生蛋埋入由蘇打粉、生石灰、鹽與灰燼混合而成的泥糊中，通常還會加入茶葉或米糠，然後存放大約三個月，生蛋就會凝固。」她承認，在第一次嘗試的時候被「灰黑的顏色給嚇到」，但是「現在我可是愛得很」。她描述皮蛋「是有著濃郁、乳脂般蛋黃的誇張的蛋。」一位部落客寫道，在巴斯克的甜點博物館裡，有保存蛋類的資訊。那是當地於19世紀末和20世紀初，在產蛋量下降的冬季中，有關蛋類的保存技術：「最常用來保存蛋的方式……就是把蛋放入加了石灰的水中。蛋會放入大型陶土罐內以石灰水蓋過，這是能把蛋保存好幾個月的絕佳環境。」

黃興宗還寫到另外一種中式發酵蛋：把蛋放入製作米酒的剩餘物「酒糟」（基本上就是清酒粕），再「輕輕把蛋敲裂，鋪放在鹽巴與酒渣的夾層之間，培養5~6個月」。最後，《味噌之書》（The Book of Miso）的作者夏利夫（William Shurtleff）及青柳昭子，描述了如何在味噌裡醃漬出溏心蛋黃：

> 66 在15公分見方的容器底部鋪上一層2.5公分厚的紅味噌。把蛋鈍的那端分別壓入味噌的四個地方，以形成四個凹槽，然後用濾布蓋住味噌，並將布壓入凹槽。拿4顆三分鐘熟的蛋，小心取出蛋黃不要弄破，將蛋黃放入各個凹槽中，再蓋上一層紗布，然後等上一天半到兩天。蛋黃可像乳酪一樣當作前菜使用，或是妝點在熱米飯上。99

夏利夫和青柳昭子對於不同味噌所醃製出的水煮蛋，也有著墨。

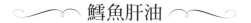

鱈魚肝油

作為醫療上營養補給品使用的鱈魚肝油，傳統上也是以發酵方法製成的，在北歐的某些傳統裡更是如此。其他如沙魚和鰩魚（魟）的魚肝油也是如此製成。威索（Nebraskan David Wetzel）調查了傳統以及現代工業煉製鱈魚肝油的方法，進而了解到，以現代工業方法來萃取鱈魚肝油的過程，包括了「鹼精製法5、脫色、冬化作用6以及脫臭，其中每一個步驟，尤其是脫臭，都會移除某些珍貴的脂溶性維生素」。至於傳統的方法，他則參照墨勒（F. Peckel Möller）在1895年所寫的〈鱈魚肝油與化學〉（Cod-Liver Oil and Chemistry）一文。這篇文章將傳統方法形容為「原始的方法」，也就是漁人在最後返家時，會帶著一桶桶每日兜售漁獲之後所剩下的鱈魚肝：

> 66 漁人每日不厭其煩地將膽囊與肝臟分開，然後把當日漁獲密實地堆疊起來。每當他們從海上返回陸地，便重複這項工作，直到桶子裝滿。桶子一裝滿，就再裝一桶新的。這個工作就這樣持續到漁獲的季末，接著漁人會帶著滿滿的桶子返家。值得注意的是，這些桶子裡的

5　編注　Alkali refining，這是精煉油脂的過程，藉由具腐蝕性的鹼來移除油脂中的低熔點物質。

6　編注　Winterization，這是精煉油脂的過程，藉由溶劑移除油脂中較高熔點的物質，諸如蠟或三酸甘油酯等。

首批漁獲是 1 月製作的，最後一批則製作於 4 月初。當漁人回到家，他們還有許多事情需要整頓跟安排，所以在 5 月之前幾乎不會有空打開這些裝著魚肝的桶子。此時，這些魚肝當然已經進入腐敗狀態。分解的過程會導致肝細胞壁破裂，流漏出一些油脂來。這些油脂會浮升到表面，然後汲取出來。倘若桶子從蓋上到打開的時間不超過 2~3 週，且氣溫不會太高，這些油脂就會呈現淡黃色。這樣的油脂會稱為「生藥油」。想也知道，這種品質的油非常稀有，而漁人也是因此才不厭其煩地進行分離和收集。幾乎所有的桶子都會產出魚肝油，色澤從深黃色到褐色不等。漁人會把這些油汲取出來，魚肝則留在桶內繼續腐敗。只要又有足夠的油脂再浮升到表面，漁人就會重複進行撇取的工作。這個工序會持續進行，直到油脂變成深褐色。**"**

威索寫道：「讀了這段話之後，加上預見歐洲的自然鱈魚肝油抽取技術遲早會消失，我決定遵照古法炮製淡褐色的發酵鱈魚肝油。」他的確就此展開了鱈魚肝油的發酵事業，並且以「綠色牧場」（Green Pasture）的品牌上市。

埋魚和肉

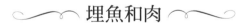

在前文關於醃魚的段落中，我提到斯堪地納維亞的桶子醃魚的點子是源自於「埋魚」（gravfisk）。把魚和肉埋入地底，就跟日曬、風乾或是煙燻乾燥一樣，是儲放、守護與保存剩餘物產最古老的方法之一。《醃漬、裝瓶與製作罐頭》（*Pickled, Potted, and Canned*）的作者謝法德（Sue Shephard）推測：「最開始，這個方法可能是為了藏好或是保護食物，以防昆蟲和小偷，等獵人回來拿取。」根據謝法德的說法，在中世紀的英國，「鹿肉有時是埋起來而不是掛起來」。她解釋：「躺在冰冷、潮濕的地底可以留住水分，同時食物會用自身的酵母和酵素緩慢進行發酵，最後形成風味強烈的醃製食物。」

以掩埋肉、魚來進行保存，在不同地理位置都有相關記載，不過最主要

還是集中在遙遠的北方地區。在較寒涼的氣候裡,這的確可以延長食物的保存時間,不過當南非開普敦大學的考古學家想要以當地早期荷蘭殖民者所記錄的方法重現鯨魚肉埋入沙裡的做法時,他們發現,要讓細菌含量維持在生食可以接受程度,只能維持10天。倘若是煮過的肉則可以維持較久。

在遙遠的北方,埋魚是十分普遍的做法,而且對於生存至關重要。烹飪歷史學家派瑞(Charles Perry)引用了一份18世紀的文獻,裡面提到俄羅斯太平洋岸區堪察加半島的伊捷爾緬人「會把魚埋在坑洞裡腐敗,放到軟骨都分解。有時候會腐爛到得用勺子才能從坑裡取出。」在過去,堪察加人醃製的漬鮭魚(gravlax,「埋鮭魚」之意)是將鮭魚埋入沙子製成的(不過就如前文所述,如今的備製方法既非掩埋也沒有顯著的發酵作用,只不過是用鹽以及糖醃製數日而已,而且通常是在冷藏狀態下進行)。格陵蘭美食kiviak,是將海豹內臟挖除後,將整隻海鷗和海雀縫進海豹腔體(但要讓氣體能從腔體中釋出,以免撐破海豹皮),再埋在大型平坦岩石下,發酵數月。根據一份第一手的網路資料:「他們將頭咬下並擠出酸味的內臟,這嘗起來就像是一塊成熟且刺鼻的乳酪,但一點也不噁心。」

在阿拉斯加,因紐皮特人會將國王鮭魚的頭埋進地底製作出「臭頭」(nakaurak)這道佳餚。關於傳統因紐皮特人備製和保存魚類的方法大全,是由瓊斯(Anore Jones)收集並發表在「2006年美國魚類與野生動物服務協會」,裡面詳述了臭頭的製作方法。他引述住在阿拉斯加科策布市靠近白令海峽一帶的畢耶佛(Mamie Beaver)的話:

> 66在太陽照射不到的地面上,挖出60公分深的洞,並在洞裡鋪上綠草。把鮭魚頭洗乾淨,清除所有的血和渣垢,鰓則保留著。將魚頭放進麵粉袋,再把袋子放進鋪著草的洞裡。洞口鋪上十數公分的草,再蓋上沙子,然後放上一塊板子以免旁人踩入。就這樣把鮭魚頭放在洞內,直到氣味開始變強、魚頭鼻子上的皮開始脫落(或是可以輕易弄破)。魚鼻上的皮是最棒的部分,就像是柔軟的橡膠。不要把魚頭放

到氣味變得過於強烈。**"**

　　當然，「過於強烈」是主觀判斷。在同一份滿是口述歷史的文獻裡，還有以下兩位因紐皮特長者交換「臭頭」的食用心得。一位長者說：「我喜歡它變得又綠又黏的時候才吃。」另一位長者回話：「我沒辦法吃這麼臭的。魚頭一旦開始轉綠而且變黏，我就拿去餵狗。」的確，狗兒也是這整套食物體系的一部分，而且牠們也是需要吃東西的。

　　埋魚就像大多數的發酵一樣，這過程是個無明顯界線的連續光譜。有時候會走過了頭（至少對某些人來說是如此），但界線通常並不明確。不過有個再清楚不過的界線，就是魚絕對不能包裹在塑膠製品中。坑洞裡會鋪上草或葉子，魚也許會用麻布袋包起，但最重要的是，過程中不能使用塑膠，因為塑膠會創造出全然厭氧的條件，促使肉毒桿菌生長。在今日的北美洲，阿拉斯加所出現的肉毒桿菌中毒事件遠超出全美平均比例。根據美國疾病管制中心的報告指出，這些案例「都源自於以不當方式備製和儲存阿拉斯加傳統當地食物」，中心也進行了實驗，證實將發酵中的魚放入塑膠製品中會發生危險。魚類與野生動物服務協會在針對因紐皮特魚類傳統的研究報告中，就引用了這位疾病管制中心官員的說法：

　　"我們從魚頭、海豹鰭及河狸尾巴等有肉毒桿菌活動的幾種主要食物中，各採四份樣本，其中兩份循傳統方式備製，另兩份則以塑膠袋或塑膠桶備製。在每種備製方式中，我們為其中一份接種肉毒桿菌，另一份則維持原本狀態（沒有接種），並在發酵完成之後進行測試。大大出乎我們意料之外的是，那些以傳統方式備製的食物並沒有肉毒桿菌毒素的蹤跡，就連接種了肉毒桿菌孢子的那些也沒有。相反的，放在塑膠裡備製的那兩份（一份有接種肉毒桿菌，一份沒有），都出現了肉毒桿菌的反應。我們從那個實驗所得出的結論是：「發酵食物安全無虞，但絕對不要使用塑膠袋或是塑膠桶，而且一定要確認你有

按部就班採用傳統最初的方式，沒有抄捷徑或是擅自改動步驟。」**"**

請謹記這個警訊。

在北極的氣溫下，魚要有效保存未必需要掩埋。在這份令人讚歎的因紐皮特魚類傳統報告中，描述了發酵魚類的另一支傳統：簡單把魚堆成堆。在夏季近尾聲時，這個堆成堆的工作就會在陰暗處進行。魚並不會完全掏淨，只會從小切口中取出肝和膽，以減少對魚的傷害也降低與空氣接觸。每天的漁獲都會加到魚堆裡，並用草蓋上。一位因紐皮特長者解釋如下：

"當天氣漸漸變涼，魚的發酵速度也會越來越緩慢，因此最上層的魚會是最新鮮的。對於這些上層的魚來說，要不要將肝臟取出就沒那麼重要，所以我們就會停止這項工作。更何況，手指頭在冰凍的氣溫下麻到發疼，也沒辦法進行這項工作。因此接下來，我們就直接把整條魚堆疊上去。肝和膽的發酵會比較快，其他部位則比較慢，因此發酵越久，在這周圍腐敗的區域也會越大。**"**

降雪之後，趁著周圍溫度低於冰點，他們會重新整理魚堆，把魚一條條分開，使每條魚的周身都能結凍。「如果不這麼做，這些魚會持續發酵，一直到地面都凍結才停止，屆時可能已經發酵過頭了。」

一旦這種名為「tipliagtaag guag」的魚結了凍，發酵作用也隨之停止。在之後的整個漫漫冬季中，需要時便可從魚堆中取出食用。要把魚從結凍的魚堆中取下，還得「拿把斧頭敲鬆」。魚堆會從外圍開始減少，越往中央的魚發酵時間越久。因紐皮特長者說：「最早抓獲的魚肉，組織會變得像乳酪一樣，而不像魚肉的質地……新鮮魚肉和tipliagtaag之間的差異，就像是喝白開水和飲用濃郁的鹹湯或濃烈的甜酒之間的差異。在tipliagtaag quaq裡就是有這麼多元的風味，濃郁、複雜而且迥異。」不過風味越強勁未必越好。「我們在食用這些魚的時候，還是會評比哪條魚或是哪個部位比較好吃，以

及哪些部位的味道太過了，只能給狗吃。」

近腐肉

在一些關於保存肉類和魚類的歷史文獻中，會稱那些正要腐敗的肉為「近腐肉」（high meat）。近來營養學上有個主張「原始飲食法」（primal diet），認為食用近腐肉有益健康。這個飲食法的創始者及倡議者馮德普蘭尼茲（Aajonus Vonderplanitz）表示，他在阿拉斯加食用了以上述方法掩埋的肉之後，獲得了神奇的療癒經驗，因此開始相信近腐肉的療癒能力。

馮德普蘭尼茲為住在北極氣候之外的人們，想出了製作近腐肉的變通方法（他自己住在南加州），就是將醃製的肉塊放進密封罐裡，於冰箱中進行熟成，並定期排出罐子裡的氣體。依此法炮製過醃肉的佩德森（Beverly Pedersen），在信中描述了這個過程：

> ❝ 把切成一口大小的肉塊，放入1公升裝的寬口罐中裝到半滿，再蓋上蓋子冰入冰箱。每隔幾天把罐子取出，打開蓋子，在附近搖晃一下讓新鮮空氣進入。我建議在戶外搖晃罐子，這樣才不會讓你的屋子充滿臭味。蓋子蓋上，放回冰箱，重複這麼進行一個月就完成了。成品在冰箱裡可以放上一段長時間。❞

我遇過一群長年力行此法的人，然而，當他們要招待我近腐肉時，我並沒有接受。那股氣味真是難以消受。其中一位女士還得捏著鼻子吃肉。她把肉切成小小塊，這樣才能無需咀嚼就直接吞下肚。我雖不提倡這種製法，而且對安全性有所疑慮，但是我遇過食用近腐肉的人似乎都很健康，其中有些人認為正是近腐肉大幅增進他們的健康。儘管我個人持保留態度，但為了完整囊括肉類發酵這個主題的資訊，我還是將之納入了。

肉類和魚類的倫理觀

　　在寫到關於發酵肉類和魚類的章節時，我不得不強調這些製作方法其實都是各種保存食物的策略，而且每項策略都是在特定的背景之下才有意義。在此有個至關重要的面向是，這些都是在特定地方的特定時節才能豐收的肉類和魚類，然而，在我們現代社會的消費者天堂裡，大部分的人都不是生活在這樣的脈絡裡。我們的食物究竟來自何處，以及這些食物是透過怎樣的管道來到我們的餐桌上（尤其是肉類和魚類），關於這一切的細部資訊，通常都是晦暗不明的。

　　在許多地方都會有一小群農人，嘗試以健康、永續以及人道的方法飼養動物，我就是從這些人們手中直接購買肉品的，而我也敦促你要這麼做。但是永續和人道的方法得讓每隻動物都有永續的土地才行，這不僅會增加肉的成本，也會限制一塊土地所能生產的數量。如果我們想要以健康和人道的方式飼養食用動物，我們就得少吃一點肉。我喜歡吃肉，我能從我欣賞的農人那裡取得當地肉品，而我也負擔得起這些肉品。但是我並不願意大力推崇肉食。我相信要能夠永續取得肉食，方法之一就是少吃。

　　至於魚類，我沒有可以直接獲取新鮮魚類的管道，也（還）沒有自己捕釣漁獲。我所做過的魚類發酵實驗，使用的都是冷凍魚。但是我並不特別支持冷凍魚的全球交易市場。倘若我是身處在每日都有新鮮漁獲的海岸地區，我會更願意買魚。然而現今為了供應全球市場而擴大了漁撈規模，已經造成許多地方過度撈捕，導致魚群銳減。此外，我們也不要忘了有毒的水質是怎樣形成的，而魚又是如何將重金屬和其他毒素累積在體內。就跟肉類一樣，想要永續食用魚類，方法之一就是少吃。

　　不過我要再次強調，食物生產的脈絡才是最重要的。若你身在某種物產豐盛之處，那就好好運用。這是發酵肉類和魚類傳統的發展由來，也正是這個原因，這些發酵方法能適應當地，並與當地發展出長期緊密的連結。

• Chapter 3 •

FERMENTING SUGARS INTO ALCOHOL: MEADS, WINES, AND CIDERS

❧

•第三章•

酒類發酵：各種蜂蜜酒、葡萄酒和蘋果酒

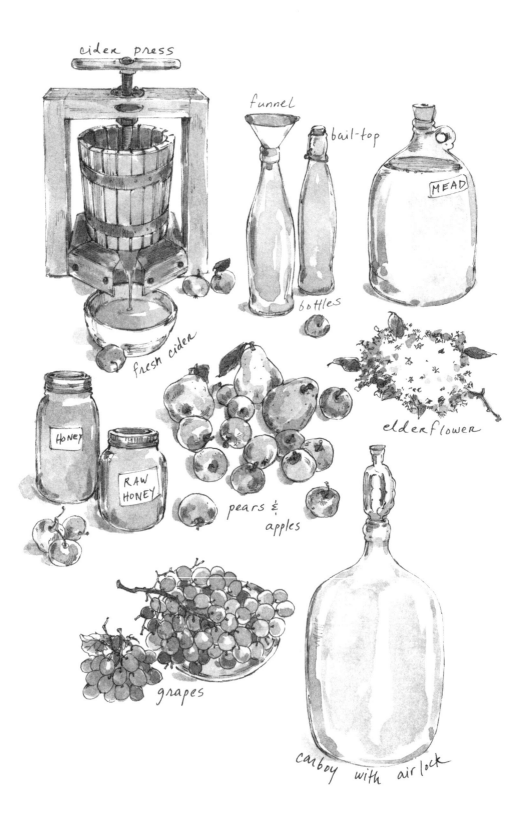

cider press

funnel

bail-top

MEAD

fresh cider

bottles

HONEY

RAW HONEY

elderflower

pears & apples

grapes

carboy with airlock

酒精是種神奇的東西，能使我們暫時超脫自身。每當我飲酒時，我都會感到一股歡娛的輕盈，一種疾馳般的快感。酒精可以消除憂慮和壓抑，使我們有勇氣暢所欲言，是社交的潤滑液和性事的催化劑。酒精也是一些傳統文化和世界主要宗教中的聖禮要素。人類學家麥戈文發現：「無論我們檢視古代或現代世界，都可見到酒精飲料的蹤跡，包括聖餐用的葡萄酒、獻給蘇美神祇寧卡絲（Ninkasi）的啤酒、維京人的蜂蜜酒、亞馬遜流域和非洲部落煉製的萬靈藥[1]，都用來作為與神祇和祖靈溝通的主要媒介。」

適度飲酒已證實可促進健康並延年益壽。在許多人為發酵物中，酒精飲料的發酵過程中會附帶維生素B的合成物，且營養價值顯著。當年懷抱著清教徒意識型態的美國政府宣布某種傳統發酵飲料為非法之後，一些原住民面臨的立即衝擊，就是因營養不良而生病。然而，飲酒過量又會導致噁心、嘔吐、昏眩、衰弱不適甚至死亡。有時酒精所引起的衝動行為，往往也讓當事人後悔不已。對於許多人而言，飲酒是個問題，會使人做出不被社會接受的行為或沉溺在酒精之中無法自拔。以上，都在在說明了酒精強而有力的本質。

酵母將糖發酵為酒精是自然現象，不需人為介入。這個現象會發生在碰傷或過熟的水果上；發生在加水稀釋蜂蜜時；發生在植物流出汁液時。許多動物都對自然發酵感到陶醉萬分，而人類文化最獨特的成就在於我們學會如何根據自身需求操控條件來引導發酵作用。一般都同意，酒精是人類最早刻意操控生產的發酵物，雖然也講究精確方法和關鍵技術，卻也非高難度的科學。

在我準備撰寫本章時，一天晚上，鄰居傑克突然帶著他釀製一週的酒出現在我家。他的做法是把糖溶於水，直接試味道來決定用量，然後加入大量從超市垃圾箱找來的熟爛水果。他只利用水果本身的酵母，並於水果在桶中發酵時不時攪拌，此外無他。傑克的酒味新鮮、色澤明亮，帶有甜味和氣泡，

1　編注　Elixir，質地清澈的甜味藥用酒精。

酒精的氣味鮮明。數日後，我取出一瓶酒齡6年的梅子蜂蜜酒。這瓶酒在發酵之初，樣子就跟傑克的酒沒兩樣。我是在陶缸裡混合生蜂蜜和生水，比例大約是4份水兌上1份蜂蜜，並加入整顆新鮮小李子。接下來一週我不斷攪拌，這缸酒也開始大量發泡。我嘗了一些，然後將大部分的酒過濾並換裝到5公升的大玻璃罐（窄口容器皆可），拴緊鎖氣閥，發酵約6個月，直到不再冒泡為止。接著我將酒引流到另一個有鎖氣閥的大玻璃罐（見上冊第三章「虹吸裝置及轉桶方法」），再發酵6個月，最後分瓶放到地窖繼續熟成。比起傑克發酵一週的酒，這批經過6年發酵熟成的蜂蜜酒甜度較低、風味強烈許多，但步驟較繁複，等待的時間也漫長得多。

　　製作酒精飲料方法很多。經完全發酵及熟成等繁複步驟可得出非常值得的成果，但這些並非發酵酒精的必要工序。雖然我們還不知（可能也無從得知）酒精的確切起源，但可以肯定的是，在人類歷史出現之前，酒精發酵就已是人類行之久遠的古老儀式。一位波斯詩人在1000年前這麼寫道：「任何想要追查葡萄酒起源的人肯定是瘋了。」我們可以篤定的是，新石器時代從事發酵者通常不會把發酵物放著熟成好幾年。水果、蜂蜜、糖或植物汁液要發酵成酒精飲料非常簡單，當時人們就會利用當時最頂尖的製陶技術。然而，當現代自製酒精越來越強調以化學消毒、專化酵母和精細複雜的設備來製作精致的飲料，古老的技術便不再受重視。你會發現本章所談的製酒方法極為簡單且原始，跟數千年來人們一直在使用的方法並無太大差異。我將單一碳水化合物（水果、蜂蜜、糖和植物汁液）所製成的酒精飲料囊括於此章。第四章討論啤酒時，則會探討由穀物和塊莖等複合碳水化合物發酵酒精的過程。

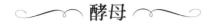

酵母

　　酵母是能將糖發酵為酒精和二氧化碳的生物，為我們製造出酒和麵包。雖然酵母是單細胞真菌，必須透過顯微鏡才見得到，但酵母在液體及麵團中進行發酵作用所產生的氣泡及膨脹現象卻清楚可見。這甚至可從語言的演變看出端倪。英文的yeast（以及荷蘭文的gist）是從希臘文zestos演變而來，意指「滾燙」。發酵作用當然是令人沸騰又難以抗拒的（zesty）！有趣的是，英文fermentation（發酵）這個字來自拉丁文的fervere，也是「沸騰」之意。雖然技術上而言，酵母並不會煮沸液體，但加熱和發酵的確都會使液體發泡，因此也就不難理解兩種發泡現象承自共同字根。法文的酵母levure是從拉丁文levere演變而來，意思是升起；而德文的酵母Hefe則是從動詞heben而來，為提升之意。發泡、升起和提升，都是我們肉眼能見的酵母活動。

　　發酵酵母是第一種被辨識、獨立出來並予以命名的微生物，也因為深具經濟價值，成為受到廣泛研究的微生物。最有名也受到最多研究的釀酒酵母（Saccharomyces cerevisiae），主要用在酒精發酵和烘焙。釀酒酵母及其他許多酵母都與人體細胞非常類似，可進行厭氧發酵及好氧呼吸。在好氧模式下，酵母會成長且繁殖得更快更有效率，卻不會產生酒精。劇烈攪拌會增加酵母接觸空氣的機會，進而刺激酵母繁殖。不過，酵母只有在無氧環境下才會進行發酵，產生並累積酒精。但即使在發酵的情況下，空氣流通仍然很重要。在法芙（H. J. Phaff）、米勒（M. W. Miller）和姆拉克（E. M. Mrak）合著的《酵母生命》（Life of Yeasts）中提到，酵母「在完全無氧狀態下，繁衍幾代後就會停止」。對酵母生長至關重要的生物合成作用（麥角固醇和油酸的合成）會需要氧氣，不過所需的氧氣濃度不高。酵母在無氧狀態下可以發酵一陣子，但最終仍需一些氧氣才能繼續，因此，將發酵物從一個容器引流到另一個容器的通氣動作，能夠重新啟動「卡住的」發酵作用。除了各種形式的新陳代謝，酵母還有多種繁殖方式。他們可以行無性生殖（雌雄同體），也可以行有性生殖（雌雄異體），許多甚至還能在不同時間分別行使這兩種生殖方式。

　　釀酒酵母是人類第一個完全排序出來的基因組，也因為受到如此徹底的研究，經常被稱為是真核細胞的「模範系統」。然而，儘管基因獲得了深入研究，釀酒酵母的自然史及棲境仍鮮少受到了解。自然界中，酵母經常與水果、樹葉、花朵及植物汁液一同現身，而且會隨著季節大幅變化，夏季時酵母出現的量是最多的。根據該書所言：「昆蟲可能是自然界中傳播酵母最重要的使者。」一直以來，人們都激辯著釀酒酵母的起源，現在已有部分研究人員找到結論：釀酒酵母只會隨著人類的活動而演化，此外，大自然中並無跡可循。微生物學家沃恩－馬汀尼（Ann Vaughan-Martini）與馬汀尼（Alessandro Martini）主張：「無論在自然或人為環境，我們調查葡萄汁發酵的酵母生態之後，結果都支持一個論點，那就是釀酒酵母不可能來自於自然界。」

　　其他研究人員則得出相當不同的結論。他們發現釀酒酵母被孤立在各種環境中，例如菇蕈、橡樹周圍的土壤，以及甲蟲的腸道裡。近來研究發現，甲蟲消化道中有超過650種酵母，其中包括釀酒酵母，以及至少200種人們過去未知的酵母。另外，一份報告分析了數十組居住在不同人體和自然棲境的釀酒酵母基因序列，所得的結果也確定了人類目前所馴養的釀酒酵母，「是源自於與酒精飲料生產過程無關的自然界」。

　　製造酒精的酵母（無論是否為釀酒酵母）在自然界原本就非常多樣，有些可以不斷生產酒精，濃度甚至高達20%，有些則無法超過3.5%，但大多數都介於這兩個端點之間。在本書中，我會把重點放在自然發酵（只使用自然生成的酵母）。要把糖液發酵為酒精，最快速、最簡單也最直截了當的方法，就是加入酵母進行培養。數百種經過商業性培養的酵母後代（連同今日經過基因改造的酵母）都可以向特定的供應商購得。同時有這麼多特殊酵母供消費者選擇，可說是幸也可說是不幸。然而，能得知大多數（或全部）未經處理的發酵糖其實早就寄居著酵母，是非常有幫助的。要讓酵母生長並產生酒精相當容易。一種名氣小得多的酵母「檸檬克勒克酵母」（*S. cerevisiae, Kloeckera apiculata*），經常在果汁（甚至葡萄）產生自然發酵的前期占居主導地位。即便不是單株培養的全球巨星級物種，能夠產生發酵作用的酵母仍無

所不在。沃恩－馬汀尼與馬汀尼做了這樣的結論：「酵母是生物多樣性中深不見底的儲庫，種類比過去傳統使用或研究裡的少數經典物種還多得多。」

簡易蜂蜜酒

蜂蜜酒就是蜂蜜製成的酒。這種酒在風味上可以有無限變化，而你加入的水果等植物調味料也會是酵母的來源及養分。下文還會討論人們拿來發酵酒精的各種植物（無論有無加入蜂蜜），但首先我們要從最簡單的發酵開始：只需要把水加入生蜂蜜。生蜂蜜本身就富含酵母（因此不能經過高溫殺菌或烹煮，這都會摧毀酵母），但完全熟成的蜂蜜中，水含量只要低於17%，這些酵母就會失去活性。不過，只要再加一點點水，這些酵母就能甦醒過來。根據美國農業部的說法：「當蜂蜜含水量超過19%，那麼即便每公克蜂蜜僅含1個酵母孢子，都足以啟動蜂蜜的發酵作用。」

你可以依喜好稀釋蜂蜜。我一般使用的比例是1份蜂蜜兌上4份水（以容積計）。若要製作較清淡的蜂蜜酒（或是加入大量水果時），我會以5~6份水兌上1份蜂蜜的比例來稀釋。我在國際慢食大會遇到一位波蘭製酒商，他的蜂蜜酒「波托拉克」（pultorak）每份蜂蜜僅加入半份水（然後至少熟成4年）。墨西哥蘭卡洞人的蜂蜜酒「巴契」（baälche），則是在每份蜂蜜中加入多達17份的水。這些稀釋的參數範圍相當廣（甚至還有更廣的），你可以自行實驗各種比例，然後找出你最喜歡的配方。

我總在生蜂蜜中加入冷水或是常溫的水。若是都市配水系統的水，記得要除氯（見上冊第三章的「水」）。許多食譜都會要你將所有東西沸煮一遍。如果你會另外加入酵母，這個做法是不錯，但如果你是以蜂蜜作為酵母來源，那麼蜂蜜就不要烹煮。為了讓酵母發揮作用，你要把水加入蜂蜜，在有蓋的罐子或無蓋的廣口

容器中進行皆可。用力搖晃或攪拌使蜂蜜完全溶於水，必要時，持續搖晃或攪拌一段時間。容器務必用布或是合口的瓶蓋蓋緊，以防止蒼蠅。如果你的蜂蜜不是未加工的生蜂蜜，一定要保持良好通風，因為酵母得藉由空氣附著在發酵物表面。若為生蜂蜜，就未必要維持空氣流通，但是有空氣流通也無妨。每日都要用力且頻繁攪拌或搖晃數次，並維持一段時間。若為無蓋容器，我喜歡順著一個方向快速攪拌，使液體形成向下的渦流，之後再以反方向攪拌，形成反向渦流。根據生物力學，這麼做可以使溶液迅速充滿空氣，刺激酵母生長。頻繁攪拌數日之後，你會發現蜂蜜水的表面開始起泡，且再次攪拌時會釋放出更多氣泡。若是在密封容器中劇烈搖動，壓力會急邊增加，所以一定要記得打開瓶蓋釋放壓力。持續攪拌或搖晃數日之後，氣泡會形成一股巨大的力量，當氣泡緩慢而穩定累積起來，實在令我感到非常興奮。

　　一旦你發現蜂蜜水已大量發泡，便每天繼續攪拌和搖動，過了7~10天，你會發現泡泡開始消退。這表示蜂蜜開始發酵，且在迅速達到高峰後，漸漸減緩速度並繼續發酵數月。蜂蜜中同時含有果糖和葡萄糖，其中，葡萄糖發酵速度較快（就是你在一開始幾天看到的冒泡），果糖發酵則緩慢許多，通常在數月之後才會發生。你可以在葡萄糖快速發酵達到高峰然後開始減緩時，取一些來飲用。此時，在這部分發酵的蜂蜜酒中，大多數葡萄糖已轉化為酒精，但大多數果糖卻尚未開始發酵。你也可以等蜂蜜酒完全發酵並熟成之後再取用。可以先翻到第91頁的「簡單短期發酵 vs. 完全發酵與熟成」，了解後續各自的處理方式之後，再來決定你現在要採取哪種發酵方法。最簡單的選擇，就是直接享用新鮮的蜂蜜酒，這能免除更多複雜的步驟，而這也是自古以來大多數人享用自製蜂蜜酒和酒精飲料的一貫方式。

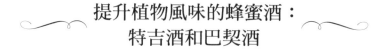

提升植物風味的蜂蜜酒：
特吉酒和巴契酒

　　歷史中，蜂蜜酒在不同地區會有不同名稱。在衣索比亞，蜂蜜酒稱為

湯普森（Michael Thompson），芝加哥蜂蜜合作社

加了蜂蠟巢室的蜂蜜酒

我們通常會在製作蜂蜜酒時放入蜂蠟巢室，因為這些是萃取蜂蜜之後剩下的東西（在蜂巢中，巢室以細格子保存蜂蜜，必須切開來才能取出蜂蜜。巢室會一直滴出蜂蜜）。我們會估算水量，並嘗嘗看以確定甜度。在第一週發酵完成且換裝新瓶後，我們會從發酵液中取出蜂蠟巢室，平放在報紙上乾燥過夜後，用來製作蠟燭或是身體用品。蜂蜜酒會因為與蜂蠟巢室共同發酵而帶有特殊風味。

「特吉酒」（t'ej），這是我在《自然發酵》中所採用的名稱。傳統上，特吉酒是用鼠李（*Rhamnus prinoides*）的莖和葉製成。鼠李也稱為gesho或是木本蛇麻（woody hops）。許多傳統蜂蜜酒的差異，只在於所添加的植物材料。有時加入植物只是為了風味，有時則是滋補、醫療或穩定情緒之用。植物可以提供更多酵母來源以加速發酵作用，在無菌介質中則能啟動發酵作用（如經過高溫殺菌的蜂蜜、果汁或精製糖）。除了提供風味和酵母，植物還提供酸、單寧酸、氮和植物性化合物中的「生長要素」，以刺激酵母生長。食品科學家兼發酵學者史丹克勞斯解釋：「蜂蜜（尤其是淡的黃蜂蜜）本身含有的氮和生長要素稍嫌不足，不過，所有蜂蜜都可透過另外加入的氮和生長要素，提高發酵速率。」史丹克勞斯表示：「村落中特吉酒的蜂蜜若非來自野生蜂巢，就是取自傳統圓筒狀的蜂房，所以都還含有殘破的蜂巢、蜂蠟、花粉和蜜蜂屍體。人們也相信天然未加工的蜂蜜比精煉過的蜂蜜更能製出好的蜂蜜酒。」我同意這個看法，因為花粉、蜂膠、蜂王漿，甚至是蜂蠟或死掉的蜜蜂，都能為發酵作用提供更多不同的養分。史丹克勞斯也注意到特吉酒另一個特色，那就是用來發酵的罐子會先以煙燻過，如此成品便帶有宜人的煙燻風味。

在墨西哥恰帕斯州，馬雅蘭卡洞人所發酵的蜂蜜酒稱為巴契，而這也是薄莢豆樹（*Lonchocarpus violaceus*）的名稱。巴契一直是以薄莢豆樹的樹皮為材料，由上冊第三章提及的木舟形容器進行發酵。民族植物學家李辛格

特林頓（Turtle T. Turtlington）

蜂蜜酒中的煉金術士

人類自古至今總對酵母這些看不見的小精靈大肆宣傳。村落或部落中的薩滿或女巫醫如何用酵母來生產神聖釀飲的故事比比皆是，而為了把合適的神靈迎入玻璃罐中，眾多唱誦和舞蹈也應運而生。許多人為了召喚他們需要的神靈，會在他們要進行發酵的桶底放入雲杉或樺樹的枝條或木料，如此一來，酵母會為了尋找甜美的植物汁液鑽入木頭，釀酒者便更容易把酵母轉移到另一個發酵桶中。此外，在婚禮中，雙親也常送上沾滿家傳葡萄酒酵母的木頭。這可是傳家寶呢！

21世紀的今天，在我們重新檢視藥草師、釀酒師、巫醫和煉金術士的共同根源時，應該自問：「什麼是傳統？」而當這個問題觸及酵母和釀酒，就沒有確切答案。「蒙哈謝」（Montrachet）、「總理特級」（Premier Cuvée）等包裝酵母，以及處處可見的經典酵母「香檳酒酵母」（Champagne Yeast），全都堪稱傳統酵母。每種酵母都有獨特風味和樣貌，也都是因著自身特徵而獲得選育和培養。每種酵母都歷經千年，由一代代釀酒者傳承下來。這些圍繞著我們來來去去的菌株，就如往昔一樣野性又神祕！酵母從天而降，停落在蜂蜜酒上揮舞魔法，接著銷聲匿跡，直到我們再次召喚時才會現身。

（William Litzinger）在博士論文中記載了巴契發酵的技術和儀式。他指出，蘭卡洞人以約17份水兌上1份蜂蜜，並由顏色去判斷要加入多少樹皮。

測量（和盛裝）的容器都是用一種叫做 u läkin Bol（酒神的罐子）的特殊陶罐。在李辛格的紀錄裡，巴契製作者表示，罐子是傳承自曾曾祖父那代。李辛格也從罐子內部刮取樣本測試，發現其中含有大量的釀酒酵母。「這種容器是古代文化遺產的重要展現，同時也讓蘭卡洞人發酵系統的釀酒酵母單一菌株得以延續。」

一如所有的傳統發酵過程，巴契的生產和取用都是經由一套精致的儀式來實踐。在撈除發酵物的表面泡沫前，巴契製作者會以雙掌捧著擁有神聖

象徵的乾燥玉米粒，在巴契上方順時針方向畫圓，象徵從活躍發酵物撈除泡沫，接著以類似方式為飲用的容器和杯子祈福。最後，乾燥玉米粒與撈起的泡沫會連同其他聖物一起包在車前草的葉子裡，包好之後便會帶進森林裡掩埋，作為死神的祭品。透過實踐發酵，原住民更廣泛地理解死亡、生命和過渡的意義，而這也是我們這些沒有受過這樣傳統薰陶的人，必須盡所能去發掘和創造的。重新回歸發酵實踐，我們找回的不僅是食物和飲料的物質本身，在精神與實質上，我們也會與生命更廣大的網絡重新連結。

水果和花朵蜂蜜酒

我自製的蜂蜜酒，靈感常得自於大量的當令水果。新鮮水果滿布著發酵酵母，尤其是可食用的果皮。大多數的水果屬於酸性，有些含有單寧酸，這些物質在適量的情況下對酵母都十分有益。水果濃度越高，酵母活性就越明顯，水果對風味的影響也越強烈。如果可能，我會建議使用有機或未灑藥的水果，不過我也可以保證，許多非有機的一般農產品也能製出很棒的發酵物。

我會將莓果和小型水果直接加入蜂蜜水，若是果皮不能吃的大型水果，便削皮後大致切碎以暴露更多面積，幫助糖和植物性化合物溶入發酵液。有時我也會剔除種子或果核。我認識一些人他們會定期擠壓發酵液中的水果，這麼做是有幫助。但幾年前我聽了主張生物動力自然農法的農夫朋友波本（Jeff Poppen）解說他發酵水果的哲學之後，我就不再這麼做了。他說：「你要的是水果的**精華**，而不是水果本身。」的確如此，在製酒溶液中發泡一週後，若取出浸泡在發酵液中的小型水果或水果塊品嘗，會發現多半僅有些微的甜味或風味殘留。我不擔心水果的比例，加入的水果越多越好，不過高酸性水果（例如檸檬）少一點的話發酵效果會較好。水與蜂蜜的比例視水果濃度而定：若只有少許水果，我通常是用1份蜂蜜兌上4份水；若用較多水果，我則會加入較多水稀釋，大約是1份蜂蜜兌上6份水。我會先將寬口容器裝滿水果，再倒入蜂蜜水蓋過。記得在上方預留一點讓水果膨脹的空間。

grapes

若要加入花朵，只能選擇可食用且味道好的花，千萬別認為好聞的花嘗起來也一定好。常見用來發酵的花朵有蒲公英、玫瑰花瓣和接骨木花，另也可試試西番蓮花、金盞花、金蓮花（水田芥）或是西洋蓍草。花的用量越多，風味就越強烈（你可以在每次採收後將花朵冰凍起來，直到收集足夠的量再一起取出使用）。為了產生最佳風味，請摘除花莖和萼片等有苦味的部分，只留下花瓣。以花發酵時，加入一些酸會對酵母有所幫助，例如一點柑橘類果汁和一些含有單寧酸的葡萄乾。一如發酵水果，我通常是直接加入生的花朵來添加酵母，不過，有些人會將花朵煮過以萃取風味，或是先浸入熱水。處理花朵的方式有很多。

加入大量水果或花朵後，不時攪拌，發酵作用就會很快發生。接著，如同前文製作簡易蜂蜜酒的做法，要頻繁攪拌。一旦開始發泡，水果與花朵便會被氣泡帶到發酵液表面。為了讓水果與花朵持續浸入液體以萃取風味並避免長黴，就得經常攪拌。我得一再強調：攪拌、攪拌再攪拌。

在大量發泡一週之後，當泡泡開始明顯消退，就可以將水果濾出。（花可以立刻濾出，因為體積小很多。）在盛接的容器上方放個濾網或是襯著濾布的濾器，然後將發酵液倒入或舀入。一定要嘗嘗這些濾出的水果，如果仍有水果風味，就好好享用吧。這些水果可以自己吃，也可以分享給友人，或是用來製作沙拉（見本章的「發酵水果沙拉」）。在水果淋上一些糖水，就可以製成果醋。如果水果的風味已萃取殆盡，就拿來餵雞或堆肥。

現在，你得決定接下來是否要繼續發酵手上的水果或花朵蜂蜜酒。你可以先嘗一點蜂蜜酒，如果你喜歡這種的甜味以及尚未熟成的風味，那麼就可以立即享用。或者，你也可以繼續發酵（詳見下文）。

簡易短期發酵 vs.完全發酵與熟成

蜂蜜酒和其他發酵飲料在「尚青」（也就是未熟成）時就可以享用，更明確一點，就是酒精濃度還不是很高的時候享用。不過，這些發酵飲料也可以再發酵久一點，讓更多糖分轉化為酒精。一旦達到較高的酒精濃度，發酵也不再活躍時，就可以裝瓶，繼續熟成數年甚至數十年。我喜歡熟成數年之後的滑順口感，不過對於第一次體驗發酵的人來說，我強烈建議在未完全發酵時就取出一些享用，沒有必要將這種喜悅延遲到數年之後。當你發酵過幾次，也對製程駕輕就熟，就可以開始嘗試製作較大的量並進行熟成。

有些水果短期發酵會比長期熟成來得好，這些水果多是甜的、質地軟的、容易腐壞的水果，例如哈密瓜、西瓜、木瓜和香蕉。發酵愛好者齊格勒（Olivia Zeigler）寫道：「有一次我用非常熟的哈密瓜製酒，到了第二天，味道聞起來真的非常棒，我就想：『我今晚回來就要把水果濾出來。』結果10小時後，哈密瓜竟然腐爛了，變得很噁心。」這個教訓告訴我們：「水果發散出的氣味就是在透露一項訊息：現在就是時候，別再等了！」

如果你決定繼續發酵，就將這批發酵液換到窄頸壺裡。需要窄頸的原因是為了減少空氣接觸面積，所以，必要時得加入更多蜂蜜水，讓液面到達窄頸處。若你喜歡現在的甜度，就加入同樣濃度的蜂蜜水；倘若希望再甜一點，就提高蜂蜜比例；若不希望那麼甜，蜂蜜比例就降低，或是只加白開水。

一旦液面滿到窄頸處，便裝上鎖氣閥。這個簡單的技術能防止空氣中的氧氣接觸發酵物表面，因為醋酸菌無處不在（自發性發酵的發酵物上尤其多），且會將酒精和氧氣代謝為醋酸。發酵作用旺盛之時，會持續釋放二氧化碳，如此能防止醋酸菌在液體表面生長。但是當發酵減緩，液體表面便不會聚集大量二氧化碳氣體，此時醋酸菌生長的機會大增。鎖氣閥可以使發酵物遠離流通的空氣，降低轉變為醋的風險，以利進行較長時間的發酵。自製鎖氣閥有很多種方法，見上冊第三章的「製酒容器和鎖氣閥」。

數週後，整瓶蜂蜜酒看似停止發酵，但這不表示發酵已經完成。蜂蜜的

發酵尤其緩慢。當你觀察不到氣泡時，就可使用虹吸裝置將蜂蜜酒引流到另一個容器，如上冊第三章「虹吸裝置及轉桶方法」所述。發酵飲料引流而出之後，容器底部通常會殘留沉澱的酵母殘渣，稱為酒粕。這些酒粕富含維生素，可以拿來煮湯、做麵包或是製作焗烤類的菜餚。

　　如果你濾除了酒粕，並嘗了一些蜂蜜酒（怎能不嘗嘗看呢），那麼引流之後的液體一定會減少。如果此時你仍想將蜂蜜酒裝滿到新容器的窄頸處，你可以重複先前的做法，蜂蜜酒換到窄頸容器之後，再加入蜂蜜水，然後裝上鎖氣閥，此時發酵液應該會再度輕微起泡。短暫的曝氣能提供酵母足夠的氧氣行呼吸作用，繼續合成發酵所需的化合物（麥角固醇和油酸），讓發酵作用持續發生。再經過幾個月，當第二輪的發酵作用看似停止時，就可以將蜂蜜酒裝瓶（見上冊第三章的「瓶罐和裝瓶方法」）。

bail-top

　　裝瓶後，將蜂蜜酒熟成數週、數月或是數年。發酵液的酒精濃度越高越能長時間儲放。你可以每過一段時間就從發酵液中取一點來品嘗，看是否能察覺其中變化，有時放置數年後風味會大增。我有一批草莓蜂蜜酒在裝瓶當下嘗起來怪難喝的，但我又不忍丟掉，於是就這樣原封不動放了大約3年。結果這批蜂蜜酒現在美味極了。封存的發酵飲料在發酵停止之後，仍會進行各種緩慢的化學反應，風味還是會繼續發展。

起酵接力

　　如果你能抓到製作蜂蜜酒的節奏，可以接著把1~2杯發酵活躍、大量發泡的蜂蜜酒加入新一批的發酵液。藉由這個方法，你可以用少量的發酵液連續進行發酵，而這也是許多傳統發酵物得以瓜瓞綿綿地續存之道。如果你想在這樣發酵節奏中稍作喘息，可以放入減緩發酵作用的裝置（又稱冰箱），減緩酵種的新陳代謝。家中如果沒有冰箱，那就找個陰涼處放置。不過也不能就這樣置之不理。為了使酵種維持活力，你必須如同酸酵一樣經常取用

（見上冊第五章「酸酵：起酵和護養」）。這就是自發性發酵開展一連串發酵的方式：持續不斷地接種。你可以跟社群內的人分享酵種，也可以自行備份酵種，以防他人的酵種死去或是失去活力。如此持續不斷的發酵節奏在我們這個流動迅速且多變的文化中，是項非常有挑戰的工作。

藥草蜂蜜酒

蜂蜜酒神奇有力，任何你用來保健或是具有療效的植物，都可以拿來發酵成蜂蜜酒或其他種類的酒精飲料。印度傳統醫療阿育吠陀將藥用的發酵飲料阿麗絲塔斯（arishtas）和阿薩伐斯（asavas）拿來當作植物性藥品，這些產品一般都具有防腐的特性，因為在原有微生物的作用之下，藥物經由生物轉化作用之後，提升了藥物的萃取效率以及藥物在體內的輸送功效[2]。在現代，許多藥草會浸泡在蒸餾酒精中進行萃取並製成酊劑[3]。酒精作為植物藥性的傳輸媒介，同時是溶劑也是防腐劑，能將植物性化合物萃取而出，形成穩定的生物培養基。不過，酒精未必要經過蒸餾，我們也可以直接加入藥草，製成藥草蜂蜜酒或藥草葡萄酒，作為保存和分享植物藥性的替代方案。

我是從朋友兼教學夥伴庫克（Frank Cook）那裡得知藥草蜂蜜酒的。庫克是位熱衷植物的探險家，為了探求各種環境中的植物和治療物，他周遊世界，探訪許多地方。為了找尋藥草，他曾步行橫越加州和北卡羅萊納州，使命就是要認識500個植物家族。儘管他30歲才踏上旅途，且47歲就早逝，他還是幾乎達成了使命。庫克天生就是個老師，喜歡與人分享所知道的一切，也時常帶著人們到戶外認識植物，告訴人們植物的故事，並激發人們對植物有所感知、產生連結。「每日都吃點野生食物」是我從他身上得到的箴言，「不要成為最後的使用者」則是他給我的另一個教誨。把所學的銘記於

2　譯注　18世紀德國醫師哈尼曼（Samuel Hahnemann）所創「順勢療法」（homeopathy）的原理之一。藥物加入酒精後，不斷稀釋和搖晃可增加藥效。

3　編注　Tincture，以酒精為溶劑萃取生藥材（動植物皆可）的成分所得到的透明液體。

心並成為導師，將有用的知識散播出去。

　　我和庫克在製作蜂蜜酒一事有著共同的熱情，他經常將散步時發現的植物混入藥草中製成茶來享用，並混入蜂蜜進行發酵。他稱這些發酵物為藥草蜂蜜酒。他通常是這麼浸泡藥草的：將水煮滾、離火，然後加入當日採集的各色野生藥草，攪拌後加蓋靜置。若採集的植物包含根、樹皮或菇蕈，他則會讓植物隨同藥湯一起煮沸。他會趁熱當茶湯飲用，剩下的放涼後進行發酵。庫克強調，一次只做4公升的量，因為他發現這個量工作起來容易許多。他會在每4公升的量中加入3杯蜂蜜，然後視情況加入水以填滿壺罐。發酵時，他通常也會將這些植物材料留在壺中。

　　我初遇庫克時，他都會在混合物中加入1包酵母，但在我們幾次合作教學之後，他逐漸改用野生酵母。請記住，要取得野生酵母菌，一定要使用生蜂蜜，且加入蜂蜜之前，要先將浸液冷卻到體溫的溫度，並使用寬口容器製作，這樣你才可以攪拌、攪拌、再攪拌，直到自然發酵開始發生。你也可以再加入一些植物生材，作為另一批酵母來源。例如在阿育吠陀中，發酵藥草的酵母來源就是火焰花「達塔齊」（dhatak）。

　　許多植物都可以用這種方式發酵，同一種植物也可用許多方式進行發酵。你可以略過浸泡藥草的程序，直接將採集來的植物加入蜂蜜水攪拌（一如上文水果蜂蜜酒的做法）。另一種方式是，將蜂蜜當作溶劑和防腐劑來保存植物，這樣你就會得到帶有風味且具有藥性的蜂蜜。最後，再將加了植物的蜂蜜加水稀釋（就像製作簡易蜂蜜酒），進行發酵。

　　究竟有哪些植物可以用，你需要些靈感嗎？到戶外走走並了解一下你周遭有哪些藥草吧，有些真的很棒。下頁羅列了2006~07年，在北卡羅萊納州黑山所舉辦的伊甸湖藝術節（Lake Eden Arts Festival）中，兩個蜂蜜酒社團所示範的藥草蜂蜜酒。庫克是這些社群的常客，而他也樂於與這些逐漸壯大的社群分享彼此煉製的產品。即使庫克已辭世，但這些社群仍在創造、分享和酩酲中，延續並召喚他的精神。

葡萄酒

葡萄酒就是**發酵**的葡萄汁。葡萄中所含的**糖、酸**和**單寧酸**有平衡的理想值可以支持**酵母**生長,因此,葡萄汁很容易就能完全發酵為可儲存、熟成並運送到全世界的酒精飲料。除此之外,葡萄皮表面的白色粉霜也含有酵母。幾年前,我有幸可以在義大利中部翁布里亞一家小農場普拉泰爾(Pratale)參與葡萄採收工作。清晨時分,我們會有10人左右出發採收葡萄,滿滿好幾簍的葡萄有綠皮的,也有近赤黑色的黑紫皮。我們把葡萄全部混在一起。當我們一邊採收葡萄時,會有隻名叫奧賽羅的騾子將成箱成箱的葡萄拖運到製酒的農舍裡。

採收後的第一個步驟是碾壓葡萄。在普拉泰爾,他們有部聰明的傳統機械裝置來進行這項工作,這個裝置有兩根扣著溝槽的木頭滾軸,還有一個用來轉動滾軸的手動曲柄。滾軸上方有個漏斗,我們就從這裡不停倒入葡萄。轉動滾軸時,葡萄會全數通過滾軸,並在碾碎後集中到下方的容器裡。1950年代熱播的電視劇《我愛露西》(*I Love Lucy*)中,經典的一幕就是鮑爾(Lucille Ball)在一個大盆子中以雙腳踩踏葡萄,以人力完成上述工作。可見,這是項低技術就能達成的工作。

elderflower

壓碾後所得到的成品是大量葡萄皮、莖梗及混在葡萄汁中的果肉。在普拉泰爾,一旦葡萄碾壓完成,我們就可以準備吃午餐(當然也有去年製成的葡萄酒佐餐)。兩個小時午餐後,當我們回到葡萄汁放置處時,葡萄汁已經變成一團泡沫了。成熟的葡萄富含酵母,旺盛的**發酵**作用幾乎是立即發生。若要製作白酒,你必須快速濾出果皮和其他固體,只留下果汁發酵;若是製作紅酒,就將果皮留著與果汁一起發酵,葡萄皮會加深酒的顏色並釋出單寧酸。我住在普拉泰爾之時,正是住屋主人伊坦和馬汀製造紅酒的期間。在狂冒泡泡的頭幾天,他們會將發酵中的葡萄留在不加蓋的容器中,之後濾出液

伊甸湖藝術節中，蜂蜜酒社群發表的藥草蜂蜜酒

節錄自威廉斯（Marc Williams）彙編的清單

- 蘋果
- 南非醉茄[7]、紅三葉草、越橘、希帕拉、矮樺
- 黃耆、荔枝、萊馬尼亞、棗子、五味子、薑、甘草、紅橘、人參
- 黃耆、紅牡丹、茉莉花、綠茶
- 樺木、鳳梨鼠尾草
- 樺木、黃樟、楓木
- 樺木、西洋蓍草、紅三葉草
- 黑香膠、麒麟草
- 黑樺、紅皮雲杉
- 黑莓、茶、杜松
- 藍莓
- 白樺茸
- 白樺茸人參
- 洋甘菊、蒲公英、木槿、接骨木莓
- 菊花、枸杞子
- 快樂鼠尾草
- 可可
- 咖啡、西洋蓍草、百里香、豆蔻、肉桂、丁香
- 四照花
- 蒲公英
- 蒲公英、牛蒡、無花果、肉桂、菊苣
- 大吉嶺茶、鼠尾草、甘草、雷公根、茶、拉普山小種茶
- 無花果、巧克力脆片、蒲公英、菊苣、牛蒡、肉桂
- 薑
- 薑咖哩
- 薑、薑黃、黃樟
- 麒麟草、銀杏、紅三葉草
- 綠茶加紅茶、葡萄乾、馬先蒿、孜然、香草
- 金錢薄荷
- 混合香藥草（含有30種不同的植物和菇蕈，包括墨西哥鼠尾草）
- 山楂蜂蜜酒
- 馬兜鈴屬、香根芹屬
- 朱槿、檸檬草、薑
- 卡維亞納蜂蜜酒：卡瓦卡瓦、達米亞納

7 譯注 Ashwaganda，俗稱印度人參。

- 檸檬、藍莓、馬先蒿、檸檬香蜂草
- 舞茸
- 芒果、印度大麻、玫瑰茶
- 薄荷
- 薄荷、艾草、多腺懸鉤子
- 艾草
- 蕁麻、蒲公英、牛膝草
- 蕁麻、檸檬香蜂草、迷迭香、薰衣草、西洋蓍草
- 蕁麻、迷迭香、西洋蓍草、肉豆蔻、豌豆苗
- 蕁麻、黃樟
- 蕁麻、西洋蓍草、檸檬香蜂草、紅三葉草
- 西番蓮花、達米亞納、山楂、玫瑰花瓣
- 寶爪果、麒麟草、陽光酒
- 桃子、梅子、蘋果、接骨木果、葡萄
- 松木、杜松、菇蕈
- 紅安琪兒西洋梨、唇萼薄荷
- 乾菊苣、白樺茸、靈芝、石南花、黃樟
- 乾蒲公英
- 迷迭香
- 黃樟、白樺
- 黃樟、蒲公英
- 黃樟、冬青、鐵杉、黃根草
- 牛尾菜、馬兜鈴、可可、番椒、臼莓
- 甜菊、蕁麻、薄荷
- 白櫟樹皮
- 野薑、傘形喜冬草葉、山胡椒葉與根
- 野葡萄、野薑、齒草、西洋蓍草
- 多腺懸鉤子、黃樟
- 多腺懸鉤子、紫蘇
- 苦艾
- 西洋蓍草
- 西洋蓍草、咖啡、百里香、丁香、肉桂、豆蔻
- 西洋蓍草、小茴香、檸檬香蜂草
- 西洋蓍草、檸檬香蜂草、香茅
- 西洋蓍草、薄荷、甜菊、益母草
- 黃根草、黃樟、接骨木花

體，並從葡萄中壓出殘餘的果汁，最後再把發酵中的酒換裝到氣密容器中。他們有時也會在輕微發酵時就拿來飲用。在土耳其，人們也愛飲用輕微發酵的葡萄汁席拉（sira），這種葡萄汁相當甜且冒著泡泡，酒精濃度只有2%左右。在德國，這種輕微發酵的葡萄汁稱為羽毛白酒（Federweisser）。然而，伊坦和馬汀通常喜歡將他們的酒發酵數個月，直到完成發酵後才裝瓶。他們的步驟相當簡單，製作出來的酒十分美味，而且會出現在他們日常的飲食中。

葡萄可以製成很棒的酒，但說實在的，任何水果都可以發酵成酒精。葡萄酒會有今日光景，成為風靡全球的飲料，起初是來自於亞美尼亞和伊朗境內的札格羅斯山區（Zagros Mountains）。麥戈文這麼說：

> 世界第一個葡萄酒文化，至少在公元前7000年就出現在這個高原地區。這個由葡萄栽培和釀酒構成的文化，主宰了經濟、宗教和社會整體。葡萄酒文化更於此處逐漸穿越時空擴展成主宰全區經濟和社會的驅動力，並在隨後數千年橫跨到歐洲。在冰河時期結束後的1萬年以來，歐亞葡萄已達1萬個品種，並占了全世界葡萄酒的99%。

早自公元前2000年的迦南文化便於地中海一帶傳播葡萄酒文化。麥戈文對此的描述是：「他們採取的策略十分類似：在當地輸入葡萄酒和其他奢侈品，進貢統治者特製的葡萄酒組以表達親善之意，接著便靜待統治者邀請他們一同建立當地事業。」

葡萄酒一直是身分的象徵，經常與菁英階級連結在一起。只有土產的發酵品和啤酒才會被視為大眾飲料。根據斯丹迪奇（Tom Standage）在《歷史六瓶裝》（*A History of the World in Six Glasses*）所寫：「羅馬人將希臘的鑑賞力帶到全新的高度……葡萄酒成了社會分化的象徵，成為飲者財富和身分地位的標記……能夠分辨並指出最好的酒，是一種炫富，顯示他們的財力負擔得起最好的酒，而且有閒暇琢磨此道。」

葡萄的栽植在今日已遍及各大洲。幾年前，我從北加州飛往克羅埃西

亞時，對兩地單作綿延不絕的景象以及修剪且排列整齊的葡萄藤棚架感到訝異。葡萄本身幾乎都是以現有葡萄藤進行無性生殖，而這也造成了基因的一致性。《紐約時報》報導：「過去8000年來，葡萄幾乎沒有發生有性生殖，因此基因的多樣性幾乎未經歷足夠的重組。」在有性生殖過程中，基因會不斷重組，得以促發偶發性的改良，例如抵抗蟲害的能力。葡萄和葡萄酒很棒，但是單作和基因一致性在本質上都是不健康的，因為會減少生物多樣性，並更容易遭受疾病和害蟲的攻擊。

振興在地食物最大的挑戰之一，是如何避免只是複製最熱門的全球化產品。我們該做的，是發展各地區最易栽種且產量豐沛的食物，使這些食物成為可以滿足我們需求的產品。幾乎所有地方的人們都有將水果和其他含醣類食物轉化成酒精的傳統。葡萄酒也許是美好的，但我們不需要為了滿足自身欲望而將各地都變成葡萄植栽的單作農地。

蘋果酒和梨子酒

蘋果酒是發酵的蘋果汁，梨子酒則是發酵的梨子汁。目前我們吃到的蘋果和梨子品種，都是人們在發現特別喜愛的特定品種後，再精心繁殖而成的。至於其他大多數從種子開始萌芽成樹結出的果實品種，多半被認為太小、肉質太鬆散，或是太澀不夠好吃。過去，這些品種的果實就會拿來發酵為蘋果酒或梨子酒。

如何從果肉中榨出果汁，是發酵蘋果和梨子的唯一挑戰。最好的方法是使用蘋果榨汁器（見上冊第三章的「蘋果和葡萄榨汁器」）。蘋果榨汁器的使用過程分為兩部分：先將水果壓磨成果渣，再將果渣榨成汁。有時候壓磨過的果渣在榨成汁前會靜置數小時或數日，如此可以成色、增添風味，並減少酸澀果種的單寧酸。你也可以使用電子的榨汁新玩意，不過，如果過程中果汁加熱超過45°C，酵母就會死亡。但即便如此，你還是可以像市售的蘋果或梨子汁一樣進行發酵，差異只在於鮮榨且未經加熱的果汁富含酵母，加熱

過頭則會殺死酵母。

　　如果你有新鮮現榨的果汁，就任果汁自行作用，果汁很快就會開始起泡。你可以將果汁裝在寬口容器，並加以攪拌刺激酵母生長，等到發酵作用旺盛起來，再換到窄頸玻璃罐或細口瓶中。你也可以直接將果汁裝到玻璃罐或細口瓶中，觀察發酵作用如何在沒有你的介入下自行發生。

　　如果你使用的是經過高溫殺菌的果汁，由於原本的酵母已被殺滅，所以你得重新加入酵母。請記住，只能使用不含防腐劑的果汁，因為防腐劑會防止或是抑制酵母生長。在我們這個年代，要導入酵母最簡單的方式就是加進一包酵母，或是將果汁放在寬口容器中，大面積接觸空氣同時頻繁攪拌，積極從空氣中導入酵母。不過，若要讓經過高溫殺菌的果汁產生發酵作用，我最喜歡的方式是加入一些鮮榨且含有果皮的蘋果或梨子汁。我會將水果對切再對切，去除果核、略切成塊，並攪拌、攪拌、再攪拌以增加發酵活動力。最後，濾掉渣滓並換裝到玻璃罐或細口瓶中，使果汁繼續發酵。

　　在發酵初期，蘋果酒和梨子酒通常會大量溢出泡沫，因此不能在一開始發酵就在玻璃罐或細口瓶裝上鎖氣閥，這些泡沫可能會噴出或是衝破瓶罐。此時你該將瓶罐放進水槽、桶子、鍋子或是托盤，以盛接溢出的泡沫和液體，並於上方放置平淺的圓盤（例如罐蓋），或是略微覆上保鮮膜。數日後，當發泡消退，你就可以享受這輕微發酵且還冒著泡的蘋果酒或梨子酒。如果你想將蘋果酒和梨子酒裝瓶儲存，那麼就要將容器內緣的泡沫殘渣清理乾淨（或是換裝到另一個乾淨容器），並裝上鎖氣閥。繼續發酵 1~2 個月，直到冒泡緩和下來，酒液也變得澄清。接著引流換裝到另一個容器，再發酵 1~2 個月，然後裝瓶。若你想要蘋果酒和梨子酒含有二氧化碳氣泡，那就在最後裝瓶時，於每公升酒液中加入約 5 毫升的糖或 60 毫升新鮮的甜蘋果酒，這樣就可以在瓶子中持續進行少量的發酵作用。請注意，在裝瓶階段加入的糖或未發酵果汁不能太多，以免二氧化碳氣泡產生太快，導致瓶子爆炸。

　　今年我們便使用酸澀到無法下嚥的小梨子製作梨子酒。以往這些樹和果實都只能當作觀賞用植物，但自從我在「大地之母」遇到英國梨子酒製造業

者之後，才得知他們使用的正是酸澀的老品種，藉由發酵作用大幅降低梨子的澀味。這樣的梨子酒並不適合在輕微發酵時就飲用，但經過數個月的完全發酵並熟成一段時間之後，味道變得棒極了。殘存的澀味賦予酒液格外不甜的口感，就如品嘗紅酒。往年我們也跟大多數人製作蘋果酒和梨子酒一樣，會試著混合不同品種的梨子一起發酵，但今年為了證明發酵會減低澀味，我們只單獨發酵澀梨子。

地區餐酒

一如蘋果酒和梨子酒，發酵水果成為酒精飲料的最大困難就在於如何取汁。就算有台榨汁機，要榨出果汁仍然需要高度勞力和精力。許多以水果為基底的傳統發酵做法都會將水果煮成濃縮果汁，然後再加水稀釋。舉例來說，位於墨西哥西北以及美國西南的帕帕戈人（Papago），會將薩瓦羅（巨人柱仙人掌）果實拿來發酵。根據人類學家布魯曼（Henry Bruman）的報告，當地人把果實從仙人掌砍下來後，「會以大拇指挖出果肉，並在沸煮、過濾及收汁後，留下褐色的濃縮果汁及纖維質混合著種子的團塊。濃縮果汁在混入1~4倍的水並裝到陶罐之後，很快就會發酵成令人飄飄然的飲料」。帕帕戈人稱這種仙人掌飲料為納威特（navai't）。

通常我在處理水果的發酵時，會採取的方法不外是榨汁或把果肉煮成濃縮果汁。但其實最簡單的做法，還是直接將水果加進蜂蜜水（見上文的「水果和花朵蜂蜜酒」）或是糖水。糖有兩大優點：一是便宜且容易取得，二是風味中性，不會喧賓奪主。製作以蜂蜜為基底的蜂蜜酒時，糖的比例大有不同：若為長時間發酵的烈酒，你可能要在每4公升的飲料中加入1.5公斤的糖；若為短期輕微發酵，或是高濃度水果的發酵，加入的糖就要減半。

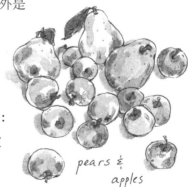

pears &
apples

佩魯索（Ann Peluso），緬因州利默里克（Limerick）

終身的蘋果酒製造者

我的專長是努力不懈地製作蘋果酒。我得承認我是在貴格會的寄宿學校裡學到這個原始技術的。在那裡，每個人都會在衣櫥裡藏著好幾公升的蘋果酒。我們會打開罐子倒出一些來喝，然後讓蓋子半掩著，靜置衣櫥裡直到蘋果酒停止發泡。至今，我依舊拿這套在高中學到的釀酒技術，每年釀製100公升左右的蘋果酒。這些蘋果酒在釀製的前3週，會先擺在餐桌底下作為餐酒，之後就儲放到車庫的架子上，釀酒工作至此完成了。我丈夫說，我的酒使他成為公司裡備受敬重的大人物，而我似乎也在那裡成了民族英雄。我還在我們該區的各個農產品市集分享釀酒的初步技術，也分享給提供我蘋果汁的果園、我成年的鋼琴學生，以及我所屬的信用合作社。到目前為止，很少人會相信自己釀酒是這麼簡單——那位供應我蘋果的果農可能是例外，他知道的釀酒祕方或許比我還多，可是他對此守口如瓶。這位蘋果農一口氣喝光我給他的蘋果酒樣本，也稱讚我的酒非常棒。我會把酒粕拿去餵鴨，因為這些鴨子需要較高的菸鹼酸，剛好冬季時家禽飼料的菸鹼酸含量也較少。我自己也會把大部分的酒粕喝下肚，因為我也需要這些維生素。

在糖水溶液中浸泡水果、花朵、蔬菜、藥草、香料等調味料的飲料，一般稱為「地區餐酒」（country wine）。歷史學家巴隆（Stanley Baron）如此寫道：「在美國，早期的墾殖者帶著英國傳統來到此地，亦即只要有需要，便以其他材料代替。」他找到一份文獻，記載了美國殖民時期如何以柿子、南瓜和菊芋（Jerusalem artichoke）製酒。製作發酵物的方法很多，製作地區餐酒也不例外，而我的做法就是直接把糖溶入冷水。許多書都建議先把糖加入沸水中煮成糖漿，但我認為這不必要。糖溶解於冷水中之後，我通常會加入新鮮或是乾燥的水果（或是花朵、蔬菜、藥草、香料或其他調味料），接著攪拌、攪拌、再攪拌，最後直接進入製作蜂蜜酒的程序。有時候人們會直接在糖水中烹煮這些調味料，或是浸入沸騰的糖水。許多人加入柑橘類水果以調整酸

度，或是加入葡萄乾或紅茶來調整單寧酸濃度。一旦你認真尋找，你就會發現食譜俯拾皆是，不過，並沒有所謂最好的方法，因為這是門即興的藝術，人們用各種方式都能成功製出地區餐酒。

如果你打算以自然發酵來製作地區餐酒，請謹記結晶糖在生產過程中已經沸煮，所以並不像生蜂蜜一樣含有活酵母。生鮮的調味料可以當作酵母的來源，但如果所有食材都已煮過，那就要保持容器敞開，食材才有足夠表面積接觸空氣讓酵母附著。你也可以加入一包酵母或前一批留下來且仍活躍的酵種。無論如何，都要攪拌、攪拌、再攪拌。一旦餐酒的發酵作用開始減緩，便可趁鮮取來飲用，你也可以換裝到氣密容器中讓酒完全發酵。

其他濃縮甘味劑製成的酒精飲料

上述以糖和蜂蜜發酵的技術，也可用其他甘味劑取代，如楓糖漿、高粱糖漿、龍舌蘭、棕櫚糖、大米糖漿或大麥麥芽。[5] 不過，甜菊和人工代糖無法發酵，至於酵母也只能從碳水化合物中發酵成酒精。前文提到的甘味劑在濃縮為市售品的過程中已經過烹煮，並不含活酵母，因此，你必須加入生鮮水果或包裝酵母來引入酵母，或是選擇寬口容器好讓液體表面大量接觸空氣，同時頻繁攪拌。我絕對贊成先做一小批試試，再來發酵好幾公升的酒精飲料。

發酵水果沙拉

水果也可以固體的形式發酵成酒精。發酵愛好者艾利克森（Mark Ericson）回想起他的牧師爺爺總有一罐放在廚房枱面上發酵的「友誼之果」：「一般罐裝水果、水果雞尾酒及 罐裝水蜜桃都是以白糖餵養。人們會分享一杯酵種或是一份食譜，讓其他人也可以自製發酵品。」一如大多數發酵物，酵

5 以下這則資訊只是為了讓你知道，將糖發酵為酒精的來源有多麼多元：英國的吉爾平（James Gilpin）已成功將糖尿病患者的尿液發酵為酒精，這是因為患者的尿液中含有大量未代謝的糖。

種有助於發酵開始作用。新鮮水果、一點點的包裝酵母加上頻繁攪拌，一樣也會導入酵母。糖能使水果釋出果汁，讓水果成為一團糊糊的發酵物。許多食譜都建議，在有蓋的大罐子裡混合水果與糖時，加入的糖要與新鮮水果等重，但我建議少加一點試試。最初階段也不要蓋上蓋子，但要覆上一塊布，以阻絕蒼蠅同時保持空氣流通。接著不時攪拌。一旦發酵物開始起泡，便蓋上蓋子，並記得要繼續頻繁攪拌。由於攪拌必須先打開蓋子，所以也有助於釋放在罐中不斷累積的壓力。把罐子儲存在遠離直射光線且不會忘記的地方。

　　每次攪拌後都試試味道，評估發酵進度。你可以在輕微發酵時享用，也可以靜待完全發酵，或是製成水果沙拉、甜點配料、甜酸醬、莎莎醬或餡料。另外，試著以發酵水果酵種製成水果蛋糕吧。當你手邊有發酵水果這樣的發酵物，便可用新鮮水果和糖來餵養，讓發酵水果得以簡單輕鬆地續存下去。

　　德國傳統發酵食物蘭姆塔普夫（Rumtopf）就是基於這個概念。在這種發酵水果沙拉中，水果和糖在混合後，先靜置數小時（讓糖釋出水果中的果汁），之後淋上一點蘭姆酒或白蘭地。傳統上，人們會將水果、糖和烈酒分層鋪排，讓不同的水果各自熟成，並在數個月後於冬季過節時取出享用。

發酵植物汁液

　　除了水果和穀物會拿來製成啤酒（見第四章），世界各地最常用來發酵成酒精的還有植物汁液。老實說，我個人還沒有發酵新鮮植物汁液的經驗，但數十年前，在我23歲那年，我在西非四處旅行時，嘗到了許多很棒的棕櫚酒，這種酒在盛產棕櫚樹的熱帶地區十分盛行。我查閱了文獻，發現許多地區的人們用來發酵酒精的糖都是取自植物汁液。

　　史丹克勞斯指出：「顯然大多數的棕櫚樹汁液都可以產生酒精。一般來說，新鮮的棕櫚樹汁液呈混濁的褐色，不過，一旦酵母開始繁殖，成色就會變淡並逐漸轉為乳白色。」麥戈文筆下非洲人民取用棕櫚樹汁液的方式：

> 採汁者會爬上樹梢，刺穿雄花和雌花之後，把花朵綁在一起，讓花朵汁液穩定流出，然後綁上葫蘆或其他容器來收集汁液。一株健康的樹1天可以生產9~10公升的汁液，半年後則可生產約750公升的汁液……這些汁液含有昆蟲所帶來的酵母（昆蟲是被乳狀的甜味分泌物吸引而來），因而會自行產生發酵作用。2小時之內，汁液就會發酵為酒精濃度約4%的棕櫚酒；1日之後，濃度更會上升到7~8%。

棕櫚酒發酵快速而且能立即飲用。根據聯合國糧農組織的說法：「棕櫚酒的賞味期很短，成品通常只能保存1天。超過這個時間就會累積過量的醋酸，讓人難以消受。」

人類學家布魯曼也記錄了墨西哥和中美洲當地發酵傳統，根據他報導，恰帕斯州當地人所使用的另一種方法是，將棕櫚樹砍倒後，在原樹幹上挖出一個容量約1~2公升的洞。汁液會持續流出1~2週，每天都可收取1~2次。收取的汁液在完全發酵後就會拿來飲用。

印度和斯里蘭卡至今仍非常盛行發酵棕櫚汁液製成的棕櫚酒。根據聯合國糧農組織的報告：「採集汁液的方法是切斷未開苞花朵的頂端，汁液此時會滲出，流入繫在花朵下方的小罐子中。棕櫚酒會在6~8小時內完全發酵。此外，也因為成品的賞味期短，所以通常會立刻輸出、販售。」

竹子同樣也有可以發酵的汁液。聯合國糧農組織指出，非洲東部和南部地區喜歡飲用一種竹液發酵飲料烏蘭濟（ulanzi）。報告裡也描述烏蘭濟是一種「澄清、白色的甜味酒精飲料」，製作方法如下：

> 竹筍必須青嫩才會多汁。筍尖切除後會接上容器以盛接汁液……生鮮食材是微生物生長的極佳基質，汁液採集完畢之後，旋即開始發酵。發酵時間5~12小時不等，依最終成品所需要的濃度而定。

青嫩的玉蜀黍稈可以很容易榨出汁來，汁液也可以直接發酵或是煮成濃

Chapter 3
• 酒類發酵：各種蜂蜜酒、葡萄酒和蘋果酒 •

汁。班奈特（Wendell C. Bennett）和辛格（Robert M. Zingg）的民族誌團隊在1930年代發表了一份報告寫道：「去掉葉子之後，玉蜀黍稈會放進中空的大圓石中並以橡木杵搗磨，接著以榨玉蜀黍稈汁的專門裝置馬比喜瑪拉（mabi-himala）將汁液榨出。」馬比喜瑪拉是個以絲蘭纖維織成的網子，兩端各插入一根棍子。使用時，以雙腳踩住其中一根，雙手轉動另一根，以此收緊網子，將汁液從搗磨過的玉蜀黍稈中擰壓出來。

甘蔗汁也很容易發酵。我曾成功讓生的甘蔗汁進行自然發酵，輕度發酵且帶著氣泡。我也讀過有些傳統文化會將生的甘蔗汁煮成濃縮甘蔗汁，例如菲律賓食物巴希（basi）裡的甘蔗就被認為是經過這種方式處理的。美國東南部種植的高粱稈一般會在榨汁後煮成濃稠的高粱糖漿，新鮮的高粱稈汁和稀釋過的高粱糖漿也是以相同方式發酵。

另一種甜的可發酵植物汁液，是來自沙漠中的多肉植物。墨西哥人延續古老傳統，將龍舌蘭汁液發酵製成飲料普克（pulque）。每株龍舌蘭可產出數百公升阿aguamiel（一種蜂蜜水）的可發酵汁液。龍舌蘭生長約10年後便會長出花梗quipotes，之後就可以開始釀製普克。萃取的第一個步驟稱為「卡帕送」（capazón，去勢之意），把中間一連串密密麻麻的葉片剝除，露出生長中的花苞之後，再把花苞割除。去勢的龍舌蘭就這樣繼續生長數月甚至數年。此時的花苞已停止生長，卻仍持續漲汁。接著，戳刺並搗爛裸露在外的去勢花苞，靜置一週使花苞腐爛以利去除。根據布魯曼的說法：「這個過程會刺激植物分泌汁液，同時也搗出缺口來收集汁液……汁液會不斷湧出，通常每天要取汁2次，有時甚至3次。」Aguamiel可以在甜的時候飲用，或發酵成普克（傳統上會用獸皮盛裝），或煮成濃汁作為甘味劑使用。民族植物學家李辛格注記：「在風味和質地上，普克與大多數的啤酒和葡萄酒都不同。由於仙人掌會形成多孔的黏稠葉鞘，因此普克會有濃稠質地。」墨西哥大廚甘迺迪（Diana Kennedy）表示：「普克同時帶有甜味和酸味，卻仍保有一種說來也奇怪的清爽口感。」

甘迺迪也表示，將龍舌蘭和其他植物製成食物和酒飲的另一種方法，是

採收植物莖部並加以烘烤。製作梅斯卡爾酒（mescal）時，必須先將烘烤過的龍舌蘭莖搗成泥並加水混合，接著過濾、壓碾、煮沸。烹煮過後，成品要靜置發酵4~5天。

最後一種可發酵的植物汁液是來自闊葉木。波蘭傳統中，人們會汲取樺樹（有時是其他樹種）在早春湧現的汁液，發酵後製成歐斯寇拉（oskola）這種低酒精含量的飲料。楓樹汁液也可以拿來發酵，我已成功將稀釋過的楓糖漿發酵製成酒精飲料，但還未找到參考文獻是關於直接發酵樹汁的傳統做法。布魯曼注意到易洛魁族（Iroquois）汲取了楓樹與樺樹樹汁之後，有些會趁新鮮直接喝下，有些會熬煮成糖漿。對此他的評論是：「難道他們不曾讓某些生樹汁放上好幾天直到發酵？發酵後卻不去嘗嘗看、進而發現新的風味？發現新風味之後也沒體驗到牛飲之後的結果？這簡直不可思議。不過，就算這些的確發生了，也沒在這個部族文化留下痕跡。」

酒精飲料碳酸化

不論是蜂蜜酒、葡萄酒、蘋果酒還是梨子酒，都可以裝瓶製成氣泡飲料。碳酸化是讓發酵作用的副產品（二氧化碳）留滯在瓶內。碳酸化的關鍵因素在於，確認飲料裝瓶的當下僅殘留少量的可發酵糖，倘若瓶內殘留太多待發酵的糖，二氧化碳含量很容易就會累積過量，導致液體噴湧而出、大量流失，更嚴重的是潛藏爆炸的危險。我稍後在第五章會鉅細靡遺地描繪出，仍帶有甜味的碳酸飲料裝瓶之後，倘若瓶內仍含有大量的糖可供發酵作用持續進行，緊拴的瓶中會如何出現活躍的發酵作用，進而發生威力相當於炸藥的爆炸，造成殘疾甚至危及生命。

因此，飲料在裝瓶前應該要完全發酵，也就是等發酵作用停止後導入另一個容器，然後繼續發酵，直到發酵作用再度停止。當妳準備好要裝瓶，先加入少許甘味劑（每公升飲料約加入5毫升），並攪拌到甘味劑溶解再裝瓶。加入適量的可發酵糖能使瓶中的發酵作用在可控制的範圍內重新啟動。

要在飲料中注入二氧化碳，盛裝的瓶子就必須能承受壓力。若是標準的紅酒瓶，二氧化碳的壓力一旦開始累積便會使軟木塞彈出。耐壓啤酒瓶（crimp-topped beer bottle）、保壓瓶（bail-top bottle）和香檳瓶都有承受壓力的設計。許多可拴緊蓋子的飲料瓶或許也能拿來使用（關於瓶子和裝瓶的進一步資訊，見上冊第三章的「瓶罐和裝瓶方法」）。為了讓二氧化碳在熟成且完全發酵的酒精飲料中發展，必須靜置至少2週進行發酵。開瓶前先冷卻飲料以減少冒出的氣泡和飲料。

你可以為部分發酵的飲料裝進瓶中並注入二氧化碳，但我還是要提醒，要小心二氧化碳過量和瓶子爆炸的危險（見第五章的「碳酸化」）。部分發酵的飲料在瓶中的發酵時間得更短，通常只要1~2天。我會建議先用塑膠汽水瓶試裝一些發酵液，每天壓壓瓶子，感覺瓶中的壓力狀況（如果發酵作用特別旺盛也可以增加觀察頻率）。在室溫下放置數日之後，如果感覺瓶身已漲滿壓力，就放進冰箱以減緩發酵作用。在瓶中冒著二氧化碳氣體的發酵液應要盡早享用，不要等太久。

carboy with air lock

發酵遺贈

發酵酒的世界中，可不只有葡萄酒和啤酒而已，我們所面臨的挑戰也不只是學習複製最熱門的全球化發酵產品，而是必須銜接先人以周遭醣類資源進行發酵的巧智。發酵飲料不會只有單一的醣類來源。中國賈湖遺址所發現的陶罐上，仍能辨識出9000年前酒精飲料的發酵來源有葡萄、山楂果、蜂蜜和米所含的糖分。許多證據顯示，世界各地早期的發酵是將醣類和酵母來源混在一起，一如至今仍存在的許多原始發酵方法。我們的農業技術和發酵的單作栽培已經可以產出很棒的產品，但事實上，任何醣類來源都可以發酵成酒精。透過復興地方食物和發展自給自足的系統，我們將重拾發酵強大的創造力，並延續醣類發酵的韌性與功能。

疑難雜症解答

• 發酵物都不產生發泡作用

攪拌、攪拌、再攪拌！攪拌有助於帶入酵母並使酵母展現活性，導入氧氣則會刺激酵母生長。如果發酵物裡沒有任何生鮮食材，酵母的唯一來源只有空氣時，攪拌有助於空氣中的酵母附著在發酵物表面。若發酵的地方較為涼爽，發酵作用會較慢啟動，進展也慢，所以在屋內盡可能找個溫暖的地方，或是耐心等候天氣回暖再製作。最後，確認你使用的水源。水必須在加入發酵物前先去氯，因為如同先前所提到，氯一旦達到某個濃度，便會使酵母死亡。將水過濾並於不加蓋的容器中煮沸，或是靜置幾天等氯揮發消散後再使用。檢視一下你的自來水系統是否含有氯胺，這種新型態的氯不會揮發，也無法透過煮沸或是蒸發驅散。

• 發酵物表面長出黴菌

輕輕撈除表面的黴菌，如果這樣還無法清除乾淨，就將長黴表面下方的溶液虹吸到另一個容器裡，黴菌則留在原處。在自然發酵初期，頻繁攪拌很重要，因為攪拌會干擾液體表面，且頻率越高，黴菌就越不會有生長的機會。發酵物長黴通常表示攪拌得不夠頻繁。

• 發酵物嘗起來像醋一樣

經過發酵的酒液暴露於空氣中一段時間後就會變成醋。這種會產生醋酸的細菌可說是無所不在，但需要氧氣才能生長。發酵初期，酵母在含糖溶液中占有主導地位，不過當發酵進入最旺盛的時期，含糖溶液即使不加蓋、大面積暴露於空氣中，表面不斷釋放的二氧化碳仍會抑制醋酸菌生長。然而，一旦發酵作用緩和下來，醋酸菌便會開始展現生長潛力。在開放狀態下進行發酵的飲料，當發酵作用開始減緩就要盡快飲用，否則不久之後就會變成

醋。如果你想將所有的糖分都發酵成酒精，那就將液體換裝到窄頸的玻璃罐或細口瓶裡，並裝上鎖氣閥，一直到完成發酵為止。若你的發酵物嘗起來就像醋，那就是過程中有某個步驟暴露於空氣中的時間過長所致。

　　不過，若不小心變成醋也沒關係，因為醋本身的美味可以增添調味品、醃漬物、沙拉淋醬、鹵汁等食物的風味。倘若你的酒已經有部分變成醋，而你也想讓剩下的部分都變成醋，那麼就換裝到可以大面積接觸空氣的容器裡（上面蓋層布以防蒼蠅）。更多資訊見第五章的「醋」。

● 發酵作用已停止，但發酵物仍帶有甜味且沒什麼酒精

　　這表示發酵作用「卡住了」。通常「轉桶」便可解決這個問題：把發酵物虹吸到另一個容器裡，使液體在導流的過程中接觸到空氣，便可重新啟動發酵作用（見上冊第三章的「虹吸裝置及轉桶方法」）。如果發酵物一直是放置在涼爽處，那麼，移到溫暖處通常也能重新啟動發酵作用。有時候加入少量的酸（柑橘類或是其他果汁）或單寧酸（葡萄乾、茶）也可以提供酵母重要的養分，刺激酵母活動力。所有酵母對酒精的容忍度都有一定的極限，這會限制酵母生產酒精的量。其中，有些野生酵母對酒精的容忍度不是太高。

● 何時才要把發酵物換裝到氣密容器中？

　　到底要在不加蓋的容器中發酵多久，才能換裝到氣密容器？以及裝瓶前要在氣密容器中發酵多久才行？這些都令人感到疑惑。不加蓋的容器有利於頻繁攪拌，促進酵母活性。只要酵母非常活躍，發酵物就可以換裝到氣密的窄頸容器裡。一般來說，若發酵物裡浸有植物，那麼在換裝到氣密容器前都會將原料濾除。我通常會讓發酵物與植物一起發泡數日後再換裝到氣密容器中。

　　換裝到氣密容器後，我會讓容器中的發酵物至少再發酵數月，待發酵作用停止再虹吸到另一容器，以重新啟動停滯的發酵作用。如果換裝容器後發酵物並未繼續發酵，或是冒了一陣子泡泡後又再度停滯，那就可以裝瓶了。

• Chapter 4 •

FERMENTING BEERS AND OTHER GRAIN-BASED ALCOHOLIC BEVERAGES

❧✕❧

•第四章•

酒類發酵：啤酒及穀類酒精飲料

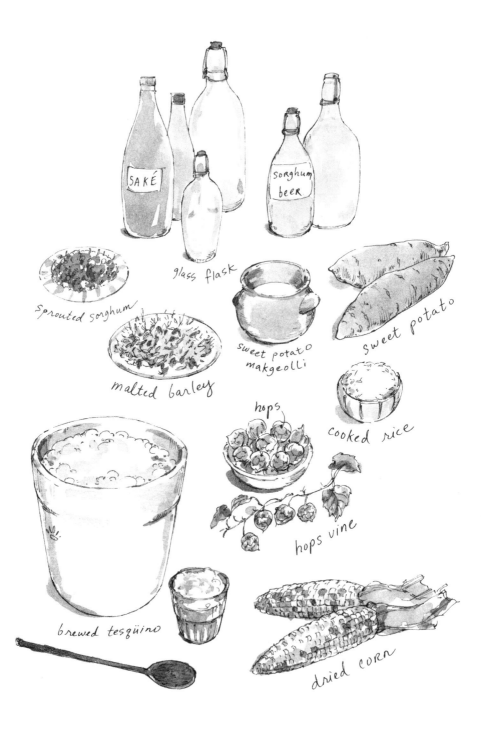

SAKÉ

sorghum
beer

glass flask

sprouted sorghum

malted barley

sweet potato
makgeolli

sweet potato

cooked rice

hops

hops vine

brewed tesgüino

dried corn

關於發酵這個廣泛的主題，我在與許多人簡短談過之後，才知道不少人聽到「發酵」二字時最先想到的是啤酒。通常他們所指的，是用啤酒花與大麥催芽所釀成的啤酒。這種啤酒我也很愛，不過我定義的啤酒比這廣泛得多。1516年巴伐利亞公爵所頒發著名的《啤酒純淨法》(Reinhetsgebot)[1]及其他相關法規，都限定了啤酒的原料。然而，我認為只要飲料裡的酒精主要來自穀物（或塊莖）的複合碳水化合物，就可以稱為啤酒。

正如上冊第五章所述，穀類自發性發酵時產生的通常是酸而不是酒精。穀類不像蜂蜜、糖、果汁、植物汁液和其他單糖會自行發酵成酒精，穀類的複合碳水化合物需要先透過酵素活動轉化為單糖後，才能發酵成酒精。

在西方啤酒的傳統製程中，這樣的酵素活動是發生在催芽的過程中。馬基在《食物與廚藝》中提到：「胚芽會重新啟動生化機制，製造出種種酵素來分解大麥細胞壁以及胚乳（細胞中負責儲藏食物的組織）中的澱粉和蛋白質。接著這類酵素就從胚芽擴散到胚乳，協力溶解細胞壁，穿透細胞，把細胞中部分澱粉粒和蛋白質消化掉。」

要將穀物和塊莖發酵為酒精，酵素轉化方法有很多，催芽並非唯一方式。亞洲人在釀造米酒、小米酒和其他穀類酒精飲料時，最常用的酵素是黴菌。在南美洲、非洲和亞洲部分地區還會使用另一種酵素，而這可能也是最古老的一種：人類唾液，也就是直接咀嚼穀物。接下來會一一介紹上述幾種方法。

雖然穀類的釀酒步驟比用葡萄或其他含糖食材更為繁複，但穀類也具有某些先天優勢，最大優勢就是原料很好取得。簡而言之，就如馬基所說的：「穀物長得比葡萄快，也更容易栽植，相同栽植面積的產量也遠勝於葡萄，而且穀粒還可以儲藏數月再來發酵。此外，穀物全年都能用來釀製啤酒，不

1 該法規定，啤酒材料只能有水、大麥芽和啤酒花。

限於收成時期。」

　　從原穀開始製作啤酒所需的程序多而繁雜，令人望之卻步，當今所有釀酒的人，包括自釀迷、酒匠、小型業者、在地品牌和大型業者等等，用的都是已經處理好的麥芽或麥芽抽出物。我很愛親身體驗各種轉化過程，上冊第五章曾討論如何製作大麥芽，提供與我志同道合的人參考。至今我所做的啤酒，大多是從原穀物開始處理，直到啤酒完成為止，實際經歷了每個過程。不過，為了簡單好做，我釀的不是需精煉處理、過濾和澄清以除去多數澱粉質的啤酒，而多是濃稠、含有較多澱粉質、更加營養卻「混濁」的啤酒。下文會著重在我學過的一些混濁型啤酒上，其中大多數都不是完全依照古法釀製而成，是我依據相關資料，邊試邊學而成。這些資料有時會相互矛盾，細節上也變化多端，本章記錄的步驟皆為我的個人詮釋和隨興發揮。

野生酵母啤酒

　　我釀啤酒時還有一個癖好，就是大多仰賴自然發酵。水果、蜂蜜以及其他單糖食材等用來製作葡萄酒、蘋果酒和蜂蜜酒的原料，在新鮮且未經烹煮或加熱時，都帶有發酵酵母。反之，啤酒在發酵之前都會先煮過，因此就不能靠麥芽糊裡的穀物來提供野生酵母了。斯帕羅（Jeff Sparrow）在《自然釀製：跳脫啤酒酵母影響的啤酒》（*Wild Brews: Beer Beyond the Influence of Brewer's Yeast*）一書寫道：「自然發酵絕非隨機偶發的過程，需有野生酵母以及適宜的環境才會發生。」混合培養物有時可從空氣中獲得（如著名的比利時野生酵母釀造法），有時來自催芽過的生穀物或其他植物材料，有時也可能取自前一批成品的酵種，其中有些單純是殘留在容器中或慣用攪拌棒上的酵種。布納（Stephen Harrod Buhner）在《神聖兼具療效的藥草啤酒》（*Sacred and Herbal Healing Beers*）一書鼓勵他的讀者一邊召喚神靈、一邊採取實際的方法來協助野生酵母發酵：

    ❝ 麥芽汁（由預先發酵過的大麥催芽釀製、過濾而成，已可拿來發酵）準備好之後，可以盛裝在寬口的開放容器中，然後在一旁坐下，與酵母精靈伯利蓋曼（bryggjemann）或是克維克（kveik）[2] 交談，召喚他們前來，接著感受一下氣氛。這麼做是為了重新連結發酵的古老傳統。世界各地成千上萬的小村落裡，從事發酵的智者會圍繞在釀製容器旁，召喚發酵之靈來到麥芽汁旁引燃發酵之火。若帶了野生酵母回家培養，請在容器裡放入切開的木條，讓酵母能深入刻痕內部。啤酒釀製完成後，把木條取出掛在一旁晾乾，下一次要發酵時再取下木條，放入容器並且再次召喚生命。**❞**

    我在寫這本書時，造訪了比利時首都布魯塞爾。那裡的釀酒商朋友德‧巴耶特斯（Yvan De Baets）帶我去參觀坎帝隆釀酒廠（Brewery Cantillon）。那是座小型觀光酒廠，廠內製造的是蘭比克酸啤酒（lambic beer），並有公開的釀酒課程。我在那裡與第四代的酒廠老闆兼釀造大師凡‧羅伊（Jean Van Roy）碰面。他的曾祖父於 1900 年建立這座釀酒廠，當時的布魯塞爾有數百家釀酒廠，但時至今日，坎帝隆卻成了這座城市裡最後一座傳統釀酒廠了。

    坎帝隆酒廠釀製啤酒時，使用的是空氣中自然落下的野生酵母和細菌。涼爽氣候下活躍的微生物群，恰能釀出最棒的啤酒，所以酒廠只會在涼爽的季節裡進行釀製工作。熱的麥芽汁釀造出來後，會放在無頂蓋的寬廣水槽中進行冷卻。水槽暱稱「冷卻船」（coolship），上方有散熱橡條，就像是個平淺的銅製戲水池。等到麥芽汁溫度降至合適的範圍，環境裡的酵母和乳酸菌就會

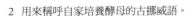

2　用來稱呼自家培養酵母的古挪威語。

落居其上。坎帝隆的小冊子上寫道:「傳說這樣的發酵只有在布魯塞爾地區,尤其是諧納河流域(穿越布魯塞爾的河流)一帶才行得通。」為何諧納河流域的酵母品質好?就我所知的一個說法是,自古以來,此處櫻桃樹和其他水果植物叢生。不幸的是,這些植物叢正迅速消失。我問凡·羅伊是否想把釀酒廠遷到該流域附近,畢竟該處野生酵母多。他的回答是當然不會。他強調,有特色的野生菌類早已落居在釀酒廠中了。斯帕羅指出:「由於布魯塞爾地區斯哈爾貝克市周圍能提供新鮮野生酵母的櫻桃園逐漸減少,因此酒廠建築物現在的地位比過去更重要了。」

以前所有啤酒都是靠野生酵母發酵的。在美國,現在至少還有一家酒廠是使用當地野生酵母來釀啤酒:波士頓市的「神祕釀酒廠」(Mystic Brewery)。神祕釀酒廠的網站上寫著:「惡臭的微生物嚇不倒我們(真的很臭)。古法新釀是我們的方向,釀製有生命的啤酒是我們的道路。」

自然發酵啤酒常有一股刺鼻酸味。斯帕羅寫道:「以前的啤酒都頗酸也頗為辛辣,現代的釀法則把酸嗆味給除掉了。」啤酒部落客阿格紐(Michael Agnew)興奮地說:「酸啤酒是世界上最能振奮人心、口感複雜獨特、風味絕佳的啤酒之一。酸啤酒總能打破你對啤酒的既定印象。」不過大家確實對啤酒有刻板印象。發酵實驗家雷格布托(Luke Regalbuto)說:「我認為對於釀製者而言,最重要的是要有一套自己的方法。」

> 66 如果你慣喝美國的市售啤酒,自然發酵啤酒的味道絕對跟你想像的不一樣。自然發酵的飲料通常都非常酸、風味特別,需要花一點時間來適應。我們到歐洲旅行時,傳統自然發酵的啤酒和蘋果酒酸到讓我大吃一驚……我這才發覺,原來以前我以為已經變成醋所以扔掉的自然發酵啤酒,事實上都還是好的。 99

期望都是來自於既有的經驗,而只有少數幾種酵母是所有釀製法幾乎都會用到的。科羅拉多州「新比利時釀酒公司」(New Belgium Brewing Company）的釀酒大師包凱爾特（Peter Bouckaert）指出：「在釀酒領域裡，各種微生物的用法是目前最少人研究也最少人拿來使用的。」根據斯帕羅的說法：「使啤酒變酸的微生物不只一兩種，而是由數十種、有時甚至數百種不同菌株所導致。科學家已經在蘭比克酸啤酒的發酵過程中，分離出兩百多種生物了。」

本章提到的多數啤酒都不是仰賴空氣作為酵母來源，我們會介紹如何以經過催芽的生穀物來釀造。這是很簡單的傳統釀法，不過如果釀酒處附近有很多果樹，還是可以試試看空氣發酵法。你也可以試著以新鮮的有機水果作為酵母來源，或是取用含有活躍酵母的發酵物泡沫。也可以不斷攪拌發酵物，把空氣中的酵母拌入發酵物（要使用相同的攪拌工具，讓殘留物可逐漸累積）。或是乾脆略過所有的瘋狂實驗，直接加一包酵母下去就好。

～∽∽ 特斯奇諾啤酒 ∽∽～

特斯奇諾啤酒是某些墨西哥原住民族飲用的傳統啤酒，是經催芽處理的玉米所製成。這種啤酒與許多傳統啤酒一樣，夠濃稠且含有足夠的澱粉，除了可當酒喝，也是種營養食品。特斯奇諾啤酒風味好、釀製容易。簡而言之，就是讓乾燥的飼料玉米發芽，直到芽長到約2.5公分長（約需5~7天），再壓磨成糊狀。將玉米糊放到水裡沸煮8~12小時，或長至24小時也可以，必要時加水。催芽後的玉米糊聞起來、嘗起來都有濃濃草味，畢竟玉米和所有穀類一樣都是禾本植物。長時間烹煮會讓糖分焦糖化，將草的特質轉化為更甜、更深層且更具鮮明玉米風味的甜糖漿。加水稀釋，數日之後就能發酵成特斯奇諾啤酒了。（製作細節詳述於後文。）

根據人類學家甘迺迪（John G. Kennedy）的說法，特斯奇諾啤酒對於北墨西哥的塔拉烏馬拉人來說「具有重要的社會組織和文化功能」。特斯奇諾啤酒的飲酒聚會「特斯奇納達」（tesguinada）是族人最基本的社交活動，而且是經常性的儀式。特斯奇諾啤酒也具有重要的經濟功能，常出現在慶功宴上，作為幫忙勞動的獎賞。

> 若需要他人幫忙除草、收割、切碎草料、施肥、築柵欄或是蓋房子等大工程，就會釀製一些特斯奇諾啤酒，邀請鄰近牧場的男人來協助工作並一起喝酒。雖然協助他人主要是為了建立互惠關係、履行義務以及實行男人之間的專屬特權，不過特斯奇諾啤酒仍是少不得，族人總以特斯奇諾啤酒來報答協助工作的鄰人。邀請者會到各家各戶探問：「明天要來點特斯奇諾啤酒嗎？」他們覺得在邀請時無需提及勞動的部分，也無需強調啤酒背後所伴隨的社交責任。你可以選擇獨力完成勞動，或是釀製一些特斯奇諾啤酒然後邀請鄰居來幫忙。多數人都選擇後者，因為省時省力，而且團體合作的歡樂是平時各自生活時較難感受到的。這種革命情感自然也會在酒精助興下更加高昂。

特斯奇納達的意義遠遠超過勞動本身。「這是具有宗教、經濟和娛樂意義的聚會，大家在聚會裡解決紛爭、安排婚姻，並完成交易。」

民族植物學者李辛格在1983年的博士論文中詳細描述了塔拉烏馬拉人備製特斯奇諾啤酒的方法。他寫道：「催芽穀仁是最冗長的一步。」並提到了一系列用來為玉米催芽又能避光的容器，以免玉米芽產生帶苦味的葉綠素。

> 用來催芽玉米仁的容器有很多種，例如木盒子和錫罐等。催芽也可以在土坑裡進行，這些土坑位於房子周圍陽光充足、又有遮蔭之處。坑裡會鋪放草葉或其他綠色植物，上面再覆蓋一層松針。冬季時玉米仁是放在屋內的容器裡催芽，容器會擺在烹飪火源附近熱度均勻之處。

我用的是將近4公升的罐子，外頭則包覆一塊布遮光。500公克的玉米可以釀出約2公升的特斯奇諾啤酒。將玉米仁浸泡約24小時後完全瀝乾，一天持續沖洗數次，每次都要完全瀝乾。如此反覆進行，最多持續約一週（關於催芽的基本方法，見上冊第五章的「催芽」），直到芽長

到約2.5公分長。

　　一般人通常不知道什麼是乾燥的全粒飼料玉米，或是不知道何處購得這種玉米。乾燥的飼料玉米不是新鮮的甜玉米，澱粉質通常較多、質地較乾，一般會拿來作為飼料，或從穗裡取出玉米仁乾燥後磨粉。飼料玉米跟爆米花的品種也不同，通常可以在天然食品商店或是合購團裡購得。現在到處充斥著基因改良的玉米，我強烈建議找尋有機玉米來使用。如果想試試自己種玉米，可嘗試「凹玉米」品種。你也可以購買已經過催芽處理的玉米，西班牙文稱為「jora」，在許多墨西哥市集裡都買得到。[3]

　　接下來，把經過催芽處理的玉米加以研磨並搗成泥狀。我試過研鉢搗磨，也試過以食物處理機處理，兩者效果都很好。之後把玉米糊放到水裡以文火熬煮，煮越久越好，並經常攪拌。我看過的做法都一致建議要煮8~12小時，我自己則平均烹煮12小時左右。定時攪拌，必要時加水。幾個小時後，玉米釀造物會越來越好聞，煮得差不多就把固體物質濾出，放涼然後培酵。

　　塔拉烏馬拉族人通常是直接把玉米糊放進專門拿來培酵的壺罐「歐拉」（olla），以此導入酵母。李辛格寫道：「塔拉烏馬拉族人從不清洗發酵用的歐拉，因為歐拉裡面卡著厚厚一層有機物質。」這層有機物質經證實確實含有釀酒酵母。1935年，班奈特（W. C. Bennett）和辛格（R. M. Zingg）出版了一本關於這個部落的書，提到塔拉烏馬拉族人描述他們使用的歐拉「訓練有素，能把東西『煮』得很好」。

　　如果你還沒有專門拿來釀製特斯奇諾啤酒的容器，就要用其他方式來培酵。你可以直接加包酵母。我培酵的第一批特斯奇諾啤酒用的是酸酵，下一批則是取用前一批用剩的已催芽生玉米糊。兩次的發酵作用都非常旺盛，嘗起來都很棒。一旦建立了培酵的流程，你可以每次製作特斯奇諾啤

3　編注　台灣讀者可就近到種子行詢問購買。

酒時，都留一些在罐子裡冰起來，作為下次的酵種。

塔拉烏馬拉族人判斷發酵進展的方法，其實就跟我的方法一樣，依據冒泡速率。李辛格寫道：「發酵初期會先緩慢冒泡，隨後速度加快，一旦冒泡緩了下來，就表示飲料已製作完成，可以飲用了。」我喜歡在發酵階段就把食材裝在可以判斷壓力（且避免爆炸）的塑膠瓶裡，一旦壓力開始累積就開瓶飲用，或是放進冰箱。

有些現代特斯奇諾食譜指定要用加了糖的馬薩粉甜粥進行發酵。人類學家布魯曼（Henry Bruman）毫不掩飾自己對這種做法的鄙視，他說：「啤酒的製程在後西班牙征服時期已然粗俗化。」然而，哥倫布登陸美洲大陸後的500年間，在全球化浪潮席捲各地的情況下，已沒有任何生活方式或傳統完全不受影響。文化是活的，跨文化的影響則已成事實。史丹克勞斯指出：「備製特斯奇諾啤酒的方法在不同族群之間各有不同。」班奈特和辛格指出：「我們不管到了哪裡都會喝特斯奇諾啤酒，各地的口味差異很大。」有些族群認為各種植物添加物很重要，有些族群則不然。以常見根莖為原料的製作方式會隨著時間而改變，因為每個世代遇到的條件和影響都不同。做法若要傳承下去，就必須加以調整以適應時代。

特斯奇諾啤酒也可以用鮮綠玉米稈所榨出的汁液，這可能就是「原始」的玉米發酵方式，其餘的方法都是由此變化衍生而來。人類學家曾經提出一種說法，就是早在玉米作為穀物之前，人類就已經以玉米稈製作發酵液了。斯莫利（John Smalley）和布雷克（Michael Blake）如此推論：「人類種植玉米，是要用來製作飲料而不是成為食物的。」最早的玉米飲料是用甜玉米稈製成的。「古代的墨西哥人一開始只是把採收來的甜玉米稈放進嘴巴咀嚼，後來他們想到，碾壓玉米稈就可以產出大量汁液，之後再以使用在其他植物上的既有技術發酵這些玉米稈汁。」根據這個理論，人類為了達成上述目的而開始栽作玉米，自此才出現了較大的玉米穗和玉米粒。

起源永遠難以追溯。不過無論起源為何，文化遺產只要沒有持續應用和調整，就會消失殆盡。

高粱啤酒

高粱啤酒是非洲大部分地區的傳統啤酒。自製的高粱啤酒口感新鮮誘人，摻雜一股酸酸甜甜的酒味，製作的過程既有趣又富教育意義。高粱啤酒跟特斯奇諾啤酒一樣，含有懸浮澱粉質，有時稱為「混濁啤酒」。聯合國糧農組織的說法是：「混濁啤酒比較像是食物而不是飲料。它除了蛋白質、脂肪、維生素和礦物質，還含有高比例的澱粉質和糖分。」人類學家麥戈文指出，對於西非的布吉納法索人來說，高粱啤酒「就占了卡路里攝取量的一半」。

高粱啤酒目前在美國已經進入商業化生產階段，並以無麩質啤酒之姿在市面上販售。這些啤酒的原料確實是高粱，但成品較像清淡澄澈的大麥啤酒，而不是混濁的啤酒。自釀大師帕帕吉安（Charlie Papazian）寫道：

> **“** 大部分的西方人很難接受混濁的高粱啤酒，他們覺得那不是高粱啤酒。但我頗為確定這些啤酒是人類最早釀製的啤酒之一……歷史之悠久，並不輸已失傳的美索不達米亞和古埃及釀造酒，而且至今仍是活傳統……事實上，這種啤酒比起皮爾森、博克、淡愛爾、司陶特啤酒等，歷史更加悠久。**”**

歷史悠久的傳統都會產生多樣變化，高粱啤酒也不例外。不同地區的高粱啤酒有各樣名稱與做法，讓人眼花撩亂、困惑不已。英文文獻中較普遍的名稱是「卡菲爾啤酒」和「班圖啤酒」，非洲語中則有上百種（甚至更多）的名稱。有些做法會以小米、玉蜀黍或其他穀物來取代高粱，或當作添加材料。

這種啤酒其實就是用催芽高粱發酵而成的薄粥，做法也與粥一樣變化多端。儘管有些步驟特別怪，但基本製程其實很簡單：(1) 催芽高粱 (2) 日曬乾燥 (3) 磨碎 (4) 用未發酵的穀物製成糊，再加入磨碎的催芽高粱使之糖化酸化 (5) 加入更多水烹煮 (6) 加入更多生的催芽高粱當作酵種，開始發酵。

高粱在美國並不普遍，只有在非洲雜貨店和種子行才找得到。小米可能

較易購得，而且效果也很好。高粱的催芽方式就跟其他種子一樣（見上冊第五章的「催芽」）：種子浸泡過夜、過濾後，保持濕潤，放置在通風良好的陰涼處2~4天，直到芽尾冒出約2公分長為止。傳統上是把催了芽的穀物放在陽光下曬乾，不過也可以使用食物風乾機、風扇以及其他低溫乾燥的方式。催芽處理過的穀物乾燥後品質很穩定，容易存放，通常會放上好幾個月等待熟成。熟成後會以石磨、研缽或其他工具加以研磨，另再粗磨一批未經催芽處理的等量穀物，然後一起釀製成啤酒。帕帕吉安指出：「當地村落和自釀者會烘烤全部或部分穀物，好為啤酒添加各種風味和色澤。」

Sprouted sorghum

高粱啤酒是用（至少）兩種不同的發酵方式製成的。第一種主要是乳酸發酵作用，第二種則是酵母發酵作用。如果沒有盡快喝掉，就會再經歷第三種乳酸的發酵作用。根據資料來看，我認為高粱啤酒的做法在各地區和部落之間差異甚大，這裡描述的方法對我而言效果雖好，卻絕對不是唯一的做法。例如還有另一種非常不同的高粱啤酒做法，這種啤酒在蘇丹稱為「梅瑞薩啤酒」（merissa）。

500公克經過催芽處理的高粱，加上500公克未經催芽處理的高粱，可以釀出約4公升的高粱啤酒。經催芽的高粱、未經催芽的高粱以及水的比例，分別是1:1:3。將水煮沸，拌入未催芽高粱粗磨粉或麵粉，並攪拌至質地均勻的粥狀，然後離火放涼。糊粥降溫到60°C時（若沒有溫度計可用，就用手觸摸，不燙手但仍溫熱即是），加入一半催芽處理過的高粱粗磨粉或麵粉，另一半留待稍後再加。將高粱粗磨粉完全拌入粥裡，在這樣的溫度下，生芽裡的酵素能以最高效率消化單糖裡的複合碳水化合物。放在溫暖處或是絕熱的容器裡，別讓蒼蠅靠近。數小時後，當高粱糊溫度低於43°C時，加入剩下高粱粗粉的一半攪拌均勻（最後一半待更稍後再加），放在溫暖處12~24小時（時間長度依溫度而定），乳酸菌這時會快速繁殖，降低酸鹼值，因而創造出一個有利的擇汰環境。

接下來，加入更多水烹煮這些酸化的催芽糊數小時，使裡頭的糖分焦

糖化，必要時加水，維持稀粥般的澱粉懸浮質地。放涼至體溫溫度，加入剩下的已催芽高粱粉。這些生粉加入經過酸化的釀造混合物時，會將酵母引入，進入最後的酒精發酵步驟（或者也可以直接加入一包酵母）。放在溫暖處發酵，避免蒼蠅靠近。在熱帶地區，發酵的時間是以小時來計算，但在溫帶地區，通常會發酵2~3天，然後以濾布過濾，並於裝進保特瓶後繼續發酵數小時，讓飲料在瓶中碳酸化。新鮮的高粱啤酒作用旺盛，增壓得很快，因此務必小心，不要過度碳酸化。

高粱啤酒就跟所有的傳統發酵飲料一樣，會隨著社會經濟的脈動，深深鑲嵌在當地的社區生活之中。一開始是作為人際的互惠方式而出現，許多地方至今還有這種習慣。不過，高粱啤酒也隨著貿易散播開來，早期發展模式是小規模的家庭手工業。經濟學家哈格布拉德（Steven J. Haggblade）的博士論文便探討了非洲南部波札那高粱啤酒的轉變所反映的經濟模式變革，文中寫道：「在非洲南部，高粱啤酒之所以開始規模化釀製，是因為女人要讓移居到都市工作的男人有酒喝。」根據國際勞工局在1972年的報導，該國的規模化釀造工業「在一些非洲國家之中，可能是最主要的唯一就業來源，對單身女性尤其如此」。波札那政府在1970年代的報告中提到，釀造工業「是波札那農村地區最普遍的製造活動，也是農村經濟中女性最重要的就業來源」。在波札那以及非洲南部其他地方，製造販售高粱啤酒的女性被稱為「地下酒吧的女王」，店鋪（通常就是她們自己家）則被稱為地下酒吧。

該地第一個高粱啤酒工廠出現在1990年代早期。哈格布拉德指出，在波札那，高粱啤酒釀造業是「最早的現代製造業」。1930年代末，南非政府禁止自釀酒在都市地區販售，同時要求各地市政府供應高粱啤酒。哈格布拉德表示：「自此商業化的釀造業才真正起飛。」非洲南部現今最受歡迎的高粱啤酒品牌是「Chibuku」，又稱「Shake Shake」（搖一搖），裝在牛

奶紙盒中販售。BBC報導:「因為這種啤酒容易沉澱,導致液體和固體分離。搖晃可以讓飲料回復先前的均勻糊狀⋯⋯且不斷冒泡,歡騰的口感與蘭布魯斯科(Lambrusco)[4]很像。」

　　工業釀造市場占比越來越高,但也帶來經濟上的反彈。哈格布拉德寫道:「隨著工業釀造日益重要,就業、收入以及總體經濟效益逐漸衰退,導致營收分配大洗牌,從窮人和中產階級那裡轉而進入富人口袋。」同樣的故事各地都有,食物一旦開始量產,便會出現財富集中、文化差異消弭、關鍵文化知識和技術荒廢,不但因此養成了我們的依賴性,也讓食物失去文化脈絡。

梅瑞薩啤酒(蘇丹烘烤高粱啤酒)

　　儘管官方以宗教之名禁止釀酒,該地仍舊維持這個古老傳統,這個地方就是蘇丹。高粱啤酒在此處稱為「梅瑞薩啤酒」。迪拉爾在1993年寫道:「梅瑞薩啤酒是非洲文化遺產中不可磨滅的一環,這種啤酒成功抵抗伊斯蘭戒律,重要性更反映在蘇丹生活方式的各個細微環節。無論是基督徒、穆斯林或是其他宗教的信徒,梅瑞薩啤酒都是他們經常生產與飲用的飲料。」梅瑞薩啤酒沒有標準規格。迪拉爾說:「蘇丹是高粱啤酒的寶庫,藏有各式各樣的啤酒,種類繁多、不勝枚舉⋯⋯這些啤酒的原料和製程都大不相同。」不過,迪拉爾指出,自從1980年代頒布了伊斯蘭法後,「販售和公開飲用梅瑞薩啤酒就變成了非法行為」。我曾寫電子郵件給迪拉爾,想確認梅瑞薩啤酒的產製是否依然普遍,但沒能聯絡上他。後來我很幸運遇到住在美國的蘇丹年輕人庫羅(Crazy Crow),他說儘管蘇丹的禁酒令已頒布了20年之久,且一旦違反禁令就要抽40下鞭子,但梅瑞薩啤酒的傳統仍舊保存了下來。

　　2011年7月9日,為了慶賀南蘇丹在這一天成為獨立主權國家,並脫離伊斯蘭教法的束縛,我讀了迪拉爾的大作《蘇丹在地發酵食物》。書中極度

4　譯注　義大利的一種微氣泡葡萄酒。

詳細記載了梅瑞薩啤酒的做法，我也照著做了一批。梅瑞薩啤酒非常簡單，只用到高粱和水這兩樣材料，即便如此，仍有多種操作方法。一如上述的高粱啤酒，1公斤的高粱可以製作出約4公升的梅瑞薩啤酒。

• 催芽處理

製作梅瑞薩啤酒只需用到一點催芽處理過的高粱，用量大約是高粱總用量的5~10%（以重量或體積計算皆可）。方法就如同上述的高粱啤酒，將穀物浸泡過夜、過濾、保持濕潤以及通風良好，避開陽光直射靜置2~4天，直到芽苞冒出約2公分長。催芽過後，以日曬、食物風乾機、風扇或其他低溫乾燥的方法乾燥穀芽。乾燥過的已催芽高粱很穩定，能乾燥儲存，使用之前通常會放上數月等待熟成。製作時只需少量的已催芽穀物，然後加入10~20倍的未催芽穀物，隨後的過程不會超過48小時（若在蘇丹進行），但在氣候較涼爽之處，所需時間便較長。

• 阿晉發酵

阿晉（ajin）是一種酸酵，在蘇丹高粱文化中扮演重要角色，做法如下：將製作啤酒用的未催芽高粱粗磨後，分成三等份，各等份會分開製作。要記下各等份的體積，因為之後加入的水量會以此為計算單位，且其中一份會拿來發酵成阿晉。將磨成粉的高粱放入一只非金屬的碗或罐子中，加入去氯水使其濕潤。每次只加一點點，與麵粉充分混合後，再加一點點，直到沒有麵粉結塊為止。這個步驟所需的水量約是濕麵粉體積的50%，完成後蓋上布。根據迪拉爾的建議，高粱麵團在蘇丹的炎熱氣候中要發酵36小時。我則是每天攪拌並嗅聞，大約三天之後麵團就會開始出現明顯的酸味。

• 蘇利吉乾烤法

蘇利吉（surij）就是乾烘過的阿晉，這個步驟能為梅瑞薩啤酒添加獨特的風味和色澤。以中火加熱鑄鐵煎鍋或其他厚底平底鍋，放入阿晉持續攪

拌、拋翻至乾燥，加熱要均勻，以免燒焦。用鍋鏟或其他邊緣堅硬的器具，從底部將阿晉翻起，以確保沒有任何一面會長時間接觸熱源。鍋子邊緣的部分也不能忽略。將結塊弄散以利乾燥，高粱會越來乾，顏色隨著烘烤而加深。迪拉爾觀察到，當水分蒸發時，「煙氣的顏色會從蒸氣的色澤變成煙霧的色澤」，這時就表示蘇利吉完成了。蘇利吉的碳化是少不得的步驟，碳化程度不能太完全，正要開始碳化時就得停下。高粱就跟許多烘烤過的食物一樣，邊緣略焦能增添風味，但太焦則可能整個毀掉。蘇利吉可以乾燥存放，也可立即使用。

迪拉爾解釋：「之所以用高溫處理蘇利吉，主要似乎是為了破壞會形成酸的細菌，如此一來，僅有極少數的酸化細菌能進入接下來的發酵階段。」

阿晉發酵的主要功能，是提供必要的乳酸菌以降低酸鹼值，讓酵母順利生長，並帶出蘇丹人普遍喜愛的輕微酸味，這是許多蘇丹食物和飲料中都有的風味。然而如果乳酸甚至是醋酸過多，就有損梅瑞薩啤酒的風味了。因此製作蘇利吉時，「滅菌」這個步驟非常重要，這能降低阿晉裡的產酸微生物。

• 德波巴發酵

製作梅瑞薩啤酒的下一個步驟，是用一點點水和熟成的梅瑞薩啤酒把蘇利吉打濕。我因為沒有梅瑞薩啤酒母種，所以使用了較普通的高粱啤酒（見前文），並只用催了芽的生穀。你可以試試只用催了芽的生穀當作酵種，或是加入酵母或另一種正活躍發酵的啤酒。無論使用的是何種酵種，每次都要和水一起加，且只能少量少量地加，並充分攪拌。加入的液體讓蘇利吉足以吸收即可，目的只是讓蘇利吉變得濕潤，而不是蓋過它（濕潤的蘇利吉嘗起來讓我聯想到葡萄堅果口味的早餐穀物）。接著靜置發酵數小時。若是在蘇丹，所需時間為4~5小時，如果是在氣候涼爽處，則需要再多發酵幾小時。

蘇利吉略微打濕進行發酵之後，再混入磨碎的已催芽高粱。迪拉爾的用量是一開始製作阿晉時所用高粱粉的5%，我的用量則是這個的兩倍，因為我發現高粱在催芽處理時，發芽速度緩慢。用手把磨碎的已催芽高粱混入濕

潤的蘇利吉，再加入高粱粉量三倍的水，約等同梅瑞薩啤酒所需未催芽高粱的總量。水加入後便會開始旺盛冒泡。迪拉爾解釋：「一如往常，釀製者要根據狀況偶爾嘗嘗蘇利吉糊，看看甜度是否足夠，必要時再加入更多已催芽高粱粉。」以此法製作出來的德波巴「是一層又黑又苦的厚泥，一點也不吸引人」。

• 梅瑞薩啤酒發酵

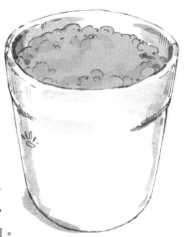

　　德波巴就這樣發酵約7個小時，而在發酵完成前的至少1~2個小時，就必須備好麵粉，待德波巴發酵完成後加入，進行下一步的釀製程序。剩下的兩份高粱粉各會以稍微不同的方式烹煮，兩者都會用水煮成粥狀（稱為阿切達aceda），不過其中一份要完全煮熟，另一份只要半熟。兩份阿切達放涼之後要混在一起，成為一份麵團「芙塔拉」（fut-tara）。迪拉爾的推論是，將兩種熟度的粥混合在一起，是為了要達到未糊化澱粉與糊化澱粉之間的理想比例。不過他也提到，當地釀製者表示，「半熟的芙塔拉是為了創造出迎合客人喜好的砂礫般口感」。請先處理要完全煮熟的那份，因為這需要花更長的時間放涼。

> ❝ 粥的做法，是先將一只罐子裝滿清水，水量約為麵粉的三倍。開始加熱時在冷水表面撒上一把麵粉，水即將沸騰時，再加入剩下的麵粉並劇烈攪拌，把麵粉結塊弄散並持續刮攪鍋子底部以免燒焦。高粱在烹煮時會吸收所有水分並讓液體增稠。繼續攪拌，若要判斷完成與否，只要沾濕一根手指，迅速壓一下阿切達。若已經完成，阿切達不會沾黏在手指上，而且受壓之後還會回彈。若需要繼續烹煮就持續攪拌，數分鐘後再試一次。❞

Chapter 4

• 酒類發酵：啤酒及穀類酒精飲料 •

　　阿切達通過測試後就鋪平放涼。我都倒在餅乾烤盤上，這樣阿切達變涼時就會形成一個有黏性的完美圓形。

　　完全煮熟的阿切達放涼後，就可以開始燒水製作半熟的粥。先用少量的水，份量等同於高粱粉即可。接下來同上述步驟，加熱時先在冷水表面撒一把麵粉，水即將沸騰時，再加入剩下的麵粉並劇烈攪拌。把麵粉結塊弄散並持續刮攪鍋底以免燒焦。這次攪拌到粥開始變稠時，就要關掉火源，加入另一批等量的冷水繼續攪拌，直到粥品質地均勻為止。將半熟的阿切達平鋪在餅乾烤盤上，或是裝入大碗裡放涼。

　　全熟和半熟阿切達放涼後，以雙手揉合兩者，製成芙塔拉。接著把已催芽高粱粉揉進芙塔拉，所需的量約為上述兩份阿切達總高粱粉量的5~10%。將成形的團塊放入發酵中的德波巴，直接把團塊放在濃稠的德波巴泥漿上讓團塊自然陷入，也不要攪拌，讓芙塔拉團塊慢慢溶解。這麼做可以減緩發酵作用，不過這比較適用於炎熱的夏季。冬季時會希望加快發酵作用，那就要把芙塔拉拌入德波巴，而非任其自行溶解。

　　最後，就讓上述各種不同的高粱半成品一起發酵，時間不需太長。迪拉爾寫到，蘇丹典型的梅瑞薩啤酒發酵所需時間約為7小時，接下來過濾後就能開始飲用。「隨著白天緩慢過去，梅瑞薩啤酒會逐漸產生一股刺鼻酸味，到傍晚可能就能腐壞了。」然而，在田納西州的7月熱天裡，上述梅瑞薩啤酒的製作過程都沒有如迪拉爾所描述的那麼快速。我取了一些放了約7小時的梅瑞薩啤酒來過濾，24小時之後再取一些過濾，結果24小時的這批風味濃烈得多，且完全不會太酸。

　　濾取梅瑞薩啤酒時，先在大碗上方放一只濾籃，濾籃上鋪一大塊密織棉布，再裝入梅瑞薩，拉起聚攏布的各邊各角，並將包在布裡的梅瑞薩從濾籃中提起。接著壓著濾籃扭轉，不斷擰壓把液體逼出。一旦布包變小變得緊實，就進一步收緊並持續擠壓，直到再也擠不出液體為止。梅瑞薩啤酒裝瓶後可在冰箱中存放數日，不過就和大多數在地啤酒一樣，蘇丹人會拿來分贈共享，不會存放太久。梅瑞

cooked rice

薩啤酒經冷藏後，澱粉會沉澱在瓶底，上頭則是澄澈的黑啤酒，與咖啡色的司陶特啤酒或其他深色啤酒很像。可以小心倒出來享用，美味極了！

　　迪拉爾描述了兩個不同等級的梅瑞薩啤酒：「達加（dagga）是從大約一公升的發酵液體中擠壓而出，其餘的釀製物，也就是梅瑞薩啤酒的主體，則用等量的水稀釋並過濾，這樣的梅瑞薩啤酒味道較淡，稱為馬厚吉（mahoj）。一般市售的梅瑞薩啤酒就是這種。」我把所有自製梅瑞薩啤酒都擠壓出達加，然後再加一點水覆蓋濾渣，製作出口味極淡的酒液。從梅瑞薩啤酒濾出來的固體殘渣穆素克（mushuk）會拿來餵食動物，「是把動物養肥的寶貴飼料」。

　　我非常推薦梅瑞薩啤酒，因為風味絕佳，製作方式也相當獨特，層次豐富的風味反映出備製過程的複雜。希望梅瑞薩啤酒文化能在南蘇丹這個新興獨立國家再度興盛起來。

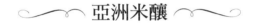

亞洲米釀

　　談到以米為基底的酒，西方人最熟知的就是日本清酒了。清酒雖然有其特色，但也就是藉由黴菌酵素使米和其他穀物糖化而成的飲料，這在亞洲很常見。上冊第六章我們談到黴菌以及培養某些黴菌的概念和簡單做法。這裡討論的主要是如何使用黴菌來發酵以穀物為基底的酒精飲料。我先假定你有辦法購得或能與他人交換到黴菌培養物，或是依照下述方式製作黴菌培養物。

　　我用過中式的麴來發酵，結果很不錯（見上冊第六章）。美國市售麴都會標示為「酵母」，外型是直徑約2.5公分的小球，許多亞洲雜貨店和網路上都能找到。麴混和了各種黴菌、酵母和細菌，類似的混合培養物酵種亞洲各地都有，名稱則各不相同，包括拉齊（印尼與馬來西亞）、馬查（印度與尼泊爾）、努魯克（韓國）、布波德（菲律賓）、盧旁（泰國），還有許多其他名稱。日本的麴（koji，見上冊第六章的「製作清酒麴」）也源自相同傳統，但現代的日本麴通常是獨立的單一黴菌（米麴菌）培養物，裡面不含酵母和細菌。

　　這些以米製成的酒精飲料，各地製法在細節上變化多端，不過與西式啤

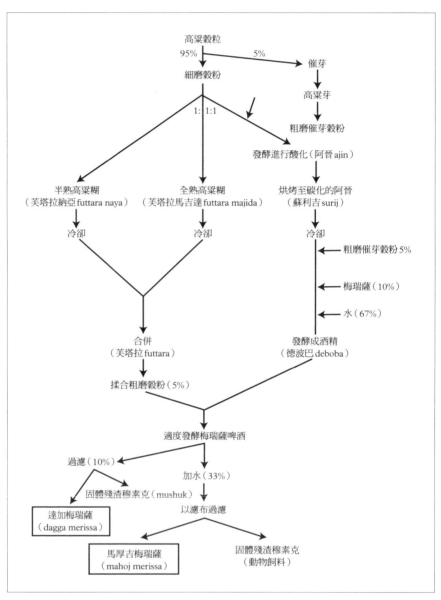

梅瑞薩啤酒製作流程圖，出自迪拉爾的《蘇丹在地發酵食物》(1993)。

酒的做法都有個共通差異，所以才與西方傳統啤酒有所區別。這個差別首先出現在糖化作用：當複合碳水化合物分解成可發酵的單糖時，這些糖也同時發酵為酒精。但在西方傳統中，糖化作用（指經催芽處理再將穀糊保持在特定高溫以活化酵素）一定是發生在酒精發酵之前。與高粱啤酒、特斯奇諾啤酒和大多數原民釀酒相同，這些亞洲穀物發酵物還有另一個明顯特徵，就是直接拿煮過的穀物來發酵，而不是只發酵萃取出來的液體（西方現代的催芽穀物啤酒就是這樣，只對穀糊中萃取出來的液態芽汁發酵）。米在進行糖化和發酵作用時也會液化，古代中國人會用吸管來飲用這些液體。[5]

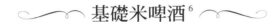

基礎米啤酒[6]

　　米啤酒的基本製作方法非常簡單：將米煮熟、放涼、加入酵種、發酵，過濾後就能飲用了。雖然看過了數十種網路食譜，也試過做些變化，但我還是喜歡最開始所試的簡單做法。我用的是短糙米，而且無需事先浸泡便直接烹煮，跟平常煮米的方式一樣（只是不加鹽）。1公斤或1公升的乾米以及一小球麴酵母球約可製出3公升的米啤酒。

　　煮好後，讓米降溫至體溫溫度，放涼的同時，將酵母球壓成粉狀。如果你沒有研缽，也可用湯匙背面在硬實的碗面壓碾。每公斤的米需使用一球酵母球，有些食譜的用量甚至更少，不過量多能加快發酵速度。米冷卻後，換裝到壺或其他容器中，一旦冷卻至體溫溫度便加入粉狀酵母。我會洗淨雙手，伸到容器裡壓碎結塊，充分混合酵母（用湯匙應該也行）。

　　酵種在米中均勻散開後，用湯匙在米的中央挖一個洞，一旦米開始進行發酵與液化作用，洞裡就會充滿米啤酒液，接著再移至溫暖處培養。大多時

5　事實上，根據麥戈文的說法，以過濾用的吸管飲用啤酒是「全球共通的做法」，古代中國、肥沃月灣、太平洋群島、美洲大陸和非洲大陸的人，都這麼做，而且「至今仍然普遍存在」。本章所介紹的尼泊爾小米通巴（tongba）通常就是用吸管飲用的。

6　譯注　米啤酒rice beer與米酒rice wine不同，前者是經糊化而成，後者則是經澱粉分解而成。

候我都是放入烤箱並僅開啟指示燈，若是夏季，室溫就很適合培養了。米液填滿洞口之後，這些冒著泡的液體會覆蓋過米，不過氣泡也會同時把米往上帶而浮出液面。在這個階段，一天要攪拌數次。

米啤酒在發酵過程中相當美味，約一週之後酒味就很濃。液體過濾之後，即能享用混濁的米啤酒，或是等澱粉沉澱，再倒出澄清的部分。放進冰箱可以短期冷藏，若要長期保存，就得經高溫殺菌，否則混合培養物所產生的乳酸菌會讓啤酒繼續酸化。

我查了書中和網路上的食譜之後，發現製作過程的細節千變萬化，各文化各有特色，畢竟這牽涉到寬廣的亞洲大陸上的上千種獨特文化系譜及數十億人口。中國江蘇省江南大學的許贛榮與包通法在他們的網站「中國酒大觀目錄」上解釋：「米啤酒有些是澄清液體，有些含有混濁懸浮物，有些甚至是半固狀或未經過濾的糊狀物。」印度泰米爾納德邦巴拉迪達桑大學的賽卡博士（Dr. S. Sekar），在「印度微生物傳統知識資料庫」（Database on Microbial Traditional Knowledge of India）中詳列了米啤酒的19種製法，以及用來發酵這些啤酒的各種酵種。以下是其中一種製法，製作出的酒液在印度東北丘陵地帶納加蘭邦稱為「盧希」（ruhi）：

> 66 把煮熟的米平鋪在墊子上放涼，混入米上面的酵母和諾桑葉。把接種後的米倒入錐形竹籃，下方放一只陶罐盛接發酵液體。把液體分3~4次倒入剛煮好的米，最後收集起來的液體即是最優質的盧希。99

有些網路食譜對於米的種類非常講究，我想這是因為不同品種的米在不同地方重要性也不同，而這些米發酵成的飲料也獨樹一格。不過因為我不甚講究，多半會在實驗中用了錯誤的品種，結果也因此試了不少品種，黏的、不黏的、紅的、白的、黑的等等皆有，而且不知為何，成果總是不錯（只是不見得是正宗原味）。有些食譜說要用沸水煮米，有些則用蒸氣蒸煮。兩者我都試過，也都可行。

　　至於酵種，某些傳統做法會將壓碎的乾酵母浸泡在水中，使乾酵母恢復活力與活性；有些則如前文所述，是將壓碎的乾酵種直接混入米中。還有一些做法是完全不加水，讓含有微生物和酵素的酵種在有氧的環境下開始活動，直到酵種被自身引發的液化作用產生的液體蓋過。還有一些做法會在米煮好後立刻加水，讓發酵作用發生在完全液態的介質中。

　　許多傳統做法（包括日本清酒）是逐次將米加入發酵物中，讓酵母產生高濃度的酒精，通常高達20%，遠比任何一種發酵酒精濃厚。不同的傳統有不同的理想溫度，對於清酒而言，米須在大約15°C的涼爽環境下發酵數週。許多其他傳統做法則是讓米在溫暖的環境（大約32°C）中發酵約一週，之後有些會再移至較涼爽的地點為發酵工作收尾，有些則是繼續放在室溫下。

　　一般而言，米釀酒會先過濾後才飲用，以去掉殘留的固體物質和酵母沉澱物，這些沉澱物（也就是日本所謂的清酒粕）可以用來當作醃漬介質（見上冊第四章的「漬物：日式醃漬法」），或是煎餅和其他混合食物的材料，也可以拿來當飼料或堆肥。液體過濾後，有些人會靜置一段時間，再輕輕倒出上方澄澈的液體，留下底部的澱粉沉澱物。至於米啤酒則不一定要過濾。發酵愛好者米克（Mick）說：

> ❝ 我和朋友曾路過中國中部某處的農田，在一家農舍歇腳，那戶人家招待了我們食物和好幾碗含酒精的米。不是米酒，而是經過發酵、準備要拿來濾出米酒的米。那東西的風味實在很強很烈。❞

　　帶著米粒的米釀液通常會拿來當湯底或併入其他菜餚。一位部落客寫道：「我家最常用米酒來調味溏心水波蛋。」這種蛋也稱為酒釀蛋。

> ❝ 酒釀蛋製法如下：把蛋整顆打入微沸的水中，煮至蛋白凝固、蛋黃仍稍能流動的狀態。蛋連同一小茶匙的糖和大量熱水一起裝入碗中，再加入數湯匙的酒和酒釀米拌一拌，讓米暖起來也讓糖融化。❞

　　我看過另一種做法，是將水煮沸、加入米酒和糖之後，把蛋打散加入，做成像蛋花湯的樣子，而不是水波蛋。兩種都非常美味（就算不加糖也一樣）。

　　下面進一步探討以基本米啤酒為底的三種特殊變化方式：在米中加入番薯作為發酵基質的韓國馬格利酒（makgeolli），用小米製作的尼泊爾通巴（tongba），以及日本的清酒。

～～～ 番薯馬格利酒 ～～～

　　馬格利酒是一種韓式米啤酒。我第一次聽到這種米啤酒，是從紐約市的金（Linda Kim）所寄來的電子郵件。依她描述，製作這種酒「非常簡單，而且發酵時間只需3~5天」，聽起來很不錯。金告訴我，她在網路上找到一種韓國酵種培養物「努魯克」（nuruk），但我上網搜尋「nuruk」卻一無所獲。之後她寄給我一個韓資連鎖雜貨店的連結和網站，此連鎖店將努魯克歸類為「粉狀澱粉酵素」，於是我花五美元買了一些。我在網路上找到一大堆馬格利酒的食譜，其中最有趣的一份是來自「首爾式烹飪」（Seoulful Cooking）這個部落格，食譜裡加了我最愛的食物：番薯。以下馬格利酒做法是我參考金的電子郵件、首爾式烹飪部落格以及其他食譜再加以修改而成。

　　要製作馬格利酒，首先要將1公斤的甜米洗淨浸泡過夜（或浸一整天）；瀝乾後開始蒸米。我喜歡用竹蒸籠來蒸。在蒸籠底部鋪上一塊棉布，以免穀粒掉落。米蒸透之後，平鋪於盤子或餅乾烤盤上放涼。在此同時，將250公克的番薯搓洗乾淨，連皮切成大塊，蒸到熟軟後放涼，再把米飯換到4公升大的壺、碗或是瓶罐裡，接著加入大約2公升的去氯水。雙手輕輕搓揉米粒，把米粒分開。加入壓碎的努魯克，並揉入米團裡。將番薯塊連皮加入，以雙手揉捏擠壓，混入米團，完成後蓋上布並放置在溫暖處。

　　數個小時後開始攪拌米、番薯與努魯克，一天至少攪拌兩次讓酵素均勻散布、促進酵母活動。最初加入的所有的水分都會被米粒吸收，但是當酵素開始消化，逐漸出現液化作用、產生液體，米粒和番薯便會浮在液體中。幾

天後，把上方的布換成較堅固、空氣較難進出的蓋子，把容器蓋上。持續發酵到多數米粒已沉澱到底部，若環境溫暖可能只需數日，在寒冷處則需要長達兩週。將液體過濾後裝到瓶子裡，若需要可在室溫下多放一天，讓液體碳酸化。把馬格利酒放入冰箱冷藏數週，但需注意的是，酒如果未經高溫殺菌會逐漸變酸。許多人在飲用時會加糖，不過我個人認為無此必要。

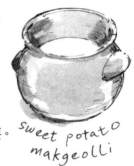

sweet potato
makgeolli

小米通巴

通巴是小米啤酒，使用的是傳統的混合酵種。我第一次聽到通巴是從朋友維多利那裡聽來的，他在尼泊爾旅行時對通巴留下了美好的印象。

> 這種發酵穀物是盛裝在長型玻璃杯裡，和裝著熱水的熱水瓶一起送上桌。杯裡插了根吸管，管底綁了一塊棉布過濾穀粒。一杯可以回沖5~6次。兩杯下肚之後，所有人會整晚開始笑個不停，最後所有人都是拖著蹣跚步履走回家。通巴嘗起來就像啤酒。

事實上，「通巴」是指傳統上用來盛裝這種飲料（kodo ko jaanr）的竹製容器。塔芒（Jyoti Prakash Tamang）在《喜馬拉雅發酵食物：微生物學、營養學和民族價值觀》（*Himalayan Fermented Foods: Microbiology, Nutrition, and Ethnic Values*）就提到：「通巴是一種容器，用來盛放發酵的小米，然後加入溫水飲用。以竹製窄吸管吸取發酵汁液……吸管的下端有個孔，吸取時可過濾顆粒。」

我超愛這種風味強烈獨特、溫暖呈乳狀的飲料，也深愛這種有趣的飲用方式。飲用時，先在馬克杯裡注入約半杯的發酵小米糊，再倒入熱水至全滿。我會靜置10分鐘，在微溫時飲用，之後再重複上述動作。對我來說，回沖2~3杯或飲用前加以壓擠就足夠了，我通常都是直接飲用，必要時會用牙齒濾除顆粒，不過用「邦比拉」（bombilla）來飲用也很有趣，這是用來喝「瑪

黛茶」[7]（yerba maté）的其中一種鋼製吸管。你也可以用濾器來過濾。

　　尼泊爾人用的小米（科多小米，*Paspalum scrobiculatum*）與生長在美國的小米（珍珠小米，*Pennisetum americanum*）略有不同，我喜歡用珍珠小米製成的通巴。說來挺巧的，我朋友布拉德（Justin Bullard）很久以前住過尼泊爾，在那裡學過如何製作通巴和莨（chaang），當時他正要回尼泊爾記錄尼泊爾酵種馬查（marcha）的製作方法（見上冊第六章「黴菌培養物的植物來源」），他為我帶了一些馬查，我因此有了正宗的酵種可用。我在網路上找不到任何販賣馬查的地方，不過可以用中式酵母球替代，效果頗為類似。

　　首先準備小米。我用的比例大約是每1份小米搭配2.5份的水（以體積計），煮沸後轉小火，蓋上蓋子熬煮約15分鐘，煮到種子都爆開，然後離火。我朋友布拉德要我在小米中加入一點冷水，讓水剛好蓋過煮好的小米。一旦小米冷卻不燙手時，將雙手洗淨，搓揉小米並分開結塊，讓每個穀粒都能分散於溶液中。等到小米冷卻到體溫以下，加入壓碎的馬查或是中式酵母球，充分混合使之均勻分散。我依照布拉德的建議，每半公斤小米放兩塊馬查，若是用中式酵母球，每半公斤放一顆就很多，也許半顆就夠了。

　　布拉德寫道：「讓小米持續發酵，至少等到小米糊停止冒泡。小米糊可以保存約一季，不過我認為最好是在發酵約一個月之後就食用完畢。」塔芒在《喜馬拉雅發酵食物》中所描述的製程較短，共需5~10天，至於我個人喜歡的長度是一週，此時飲料甜味退去、酒味濃厚，只帶些許酸味。我們沒有在第一時間喝掉，而是在罐中多放了幾天。小米糊停止冒泡後就換裝到密封罐，再放置數週。當我開封再度品嘗，通巴風味更濃烈了，不僅酒味濃，酸度也增加。若能提早在冒泡剛減緩時就換裝到密封罐，或許不會那麼酸。

7　譯注　以巴拉圭冬青的葉片製成。

清酒

　　如前所述，日本清酒聲名遠播，已是全球最知名的發酵米飲料。人們在吃壽司或在日式餐廳用餐時，通常都會搭配滑順濃烈的溫熱清酒。上冊第六章已細談了清酒麴，這種日式發黴穀粒是清酒的酵種，更確切說來，是酵種的一部分。米接種了「米麴菌」這種單一黴菌的孢子之後便產生清酒麴，黴菌中的酵素會促進糖化作用，這樣米才能發酵成酒精（一如其他許多發酵過程）。然而清酒麴並不含真正能完成酒精發酵的酵母，不像中式酵母球、努魯克、馬查、含有麴菌和其他黴菌的所有混合酵種，以及酵母和細菌。現代大部分的人在製作清酒時，都用市售的清酒專用酵種，這是單一菌種酵母，而這個做法已在日本流傳了100年以上。當然，也有較古老的自然發酵方法。

　　製作清酒有一點需要注意，就是溫度要夠涼，最好要在7°C下製作，絕對不能超過15°C。我都趁冬季在能隔絕熱度的室內釀造。你可以用葡萄酒冰櫃，或是任何能控制溫度的冰箱（見上冊第三章「溫度控制器」）。

　　製作清酒的第一個步驟，就是製作或購買清酒麴（見上冊第六章的「製作清酒麴」）。將少量的清酒麴、水、剛蒸好的米還有酵母混合，製成酛（或稱酒母），置於21~23°C的溫暖環境中發酵數日，如此可先活化酵母，之後再加入大部分的米。不過，傳統上這樣做還有另一個目的，就是讓乳酸菌生長。著有數本關於清酒著作的甘特納（John Gauntner）說，乳酸菌的量足夠時「可以防止野生酵母和多餘的細菌增生而影響風味」，而且早在20世紀初就有人證實乳酸可以在一開始時就加入。「一開始就加入乳酸可以加速發酵過程，並且從一開始就對產品產生保護作用。」這個方法稱為「速釀」（sokujomoto，sokujo意指快速發展），現在多數清酒釀造都採用此法。傳統做法需時較長，而且「因為乳酸較慢現身，在形成時難免會跑入一些稀奇古怪的菌或是野生酵母細胞，如此一來成品風味就會變得更具野性、更為狂放。」（我以酸酵作為酵母和乳酸菌來源，製作了一批清酒，結果成品風味果然狂放！）

　　一旦熟成，就可以連續三次加入大量的米、清酒麴和水，每加一次都會使原本的量增加約一倍。這個過程非常制式化，而且每道添加步驟都還有專有名稱。首先是「初添」（hatsuzoe），在傍晚時加入清酒麴和水，隔日清晨再加入更多的米，這兩天的發酵作用稱為「踊」（odori，舞蹈之意）。第二次添加稱「仲添」（nakazoe），要加入兩倍的清酒麴和水，隔日早晨再加兩倍米。再隔一日，就是最後一道添加步驟，稱作「留添」（tomezoe），在這步驟，每種原料都要再多一倍。所有米都加入之後，此時米糊就稱為「醪」（moromi），要發酵兩週。發酵結束後，把發酵物壓擠過濾，從固態殘餘物（清酒粕）中分離出發酵液體，清酒就完成了。此時你可以直接飲用，也可以再換裝到氣密容器中，放置約1~2週，直到所有的冒泡都停止。之後可依個人喜好將清酒過濾澄清，去掉混濁的懸浮澱粉質，不過我個人倒是喜歡混濁帶顆粒的清酒。清酒若要裝瓶，通常要先經高溫殺菌，以免繼續變酸。「生清酒」（nama-zaké）是未經高溫殺菌的清酒，味道很棒，但必須冷藏或是盡快喝掉。不過清酒變酸倒也不盡然是壞事。我喜歡拿酸清酒來蒸東西，或當作高濃度的乳酸菌飲料，小杯小杯享用。

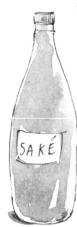

　　在我們這個時代，清酒一般都是用精米釀成的，所謂的精米，是指經過碾磨、去除外層的米。精米的問題跟其他精緻食用穀物一樣：含有重要營養物質的外皮都被碾磨掉了。正因如此，多數清酒食譜都提到要加入各種礦物質和酵母營養物。因此旅行發酵實驗家哈斯就指出：「如果你用的是糙米，就不需要再加入任何化學食物來幫助酵母生長了。」

　　哈斯從日本寫給我的信提到：「我發現，雖然會自己釀清酒的人不多，但有些做出來的成品卻令人驚豔。」他特別提到某位釀造者的清酒「既濃厚混濁（nigori，濁酒）又生（nama，生酒），口感輕柔如雲朵，是我喝過最棒的清酒」。根據哈斯的說法，這個人自己種稻，將收成的米製作成清酒麴，且從不加任何市售酵母，只靠自然發酵，並會留下特別好的幾批酒作為酵種。

大麥的催芽處理

最後，終於輪到我們熟悉的啤酒了。啤酒是用已催芽大麥發酵而成的飲料，再加入啤酒花以增添風味並方便保存。催芽是製酒的第一階段，多數啤酒製造者都把大麥的催芽過程委託給專家處理。我有幸找到唯一一家自行催芽的釀酒廠商（位於奧勒岡州紐波特市的羅格釀酒廠），以及一小群堅持自行以大麥釀酒的自釀者。大麥的催芽工作並不比其他穀物難，不過催芽處理已經發展成一門藝術和科學，有許多科技和技術能協助酵素發展出最佳狀態。

傳統上，催芽處理是釀酒的步驟之一，但隨著釀酒廠規模不斷擴張，各個生產環節漸趨專業化，催芽處理這個環節多半已脫離釀酒廠的負責範圍，改由在地和地區性的催芽廠處理，由他們供應催芽大麥給各個酒廠。到了20世紀末，催芽處理的工作變得高度集中化。一份1998年的分析發現，美國和加拿大有八家企業控制了97%的催芽生產，而另一本專門討論釀製啤酒相關科學的書《釀酒化學101》（*Brew Chem 101*）雖然內容詳盡，但與催芽相關的內容卻只有一句話：「因為只有自釀者會為穀物催芽，人數又不多，所以這部分我們就不贅述了。」

但是催芽處理是製作啤酒時不能略去的環節，而且自行催芽穀物絕對能讓你更了解穀物是如何變成啤酒的。催芽頗講究技術，專業的催芽處理雖能保證品質，但自行催芽仍然能釀出完美的啤酒，不需經酵素最佳化處理。催芽處理專業化也不見得要發展成集中化的產業，就像穀物也未必得由遙遠地區單作栽培出來。過去10年間，在地食物開始復興，有些催芽業者也重回當地重操舊業。隨著在地食物復興與農業栽培多樣化，大家也開始栽種穀物。這些新興風潮勢必會翻新我們對在地啤酒的定義。

要為大麥進行催芽，一定要在大麥仍未去糠、外殼完整時開始著手，處理時溫度要溫和涼爽，最好在13~16°C。不要用剛採收的大麥，多數資料都建議大麥在催芽之前要先存放至少6週。用水蓋過大麥並攪拌，麥糠會浮到表面，把糠倒掉，若有需要，就再加水蓋過大麥並浸泡約8小時。浸泡過

後，將水濾掉並讓大麥通風靜置8小時。之後，再次加水浸泡8小時。這種「間斷式浸泡」，即在浸泡過程中插入「通風休息」，能讓發芽中的穀物獲取氧氣。大麥第二次浸泡過濾後，應該就可以看見每顆穀粒末端開始長出白色隆起物，這些就是大麥的根。接著讓大麥通風休息久一點，約12~16小時，之後再進行第三次的8小時浸泡步驟。班福斯（Charles Bamforth）在《催芽與釀酒的科學原理》（*Scientific Principles of Malting and Brewing*）這本重要著作中解釋，浸泡步驟會「依品種、穀粒尺寸、蛋白質含量以及穀物的生理狀態等因素」而異。

我介紹過瓶罐催芽法（見上冊第五章的「催芽」），但若穀量多於0.5~1公斤則不適用此法。班福斯寫道：「傳統上會把浸泡過的大麥平鋪在平淺的長型容器中，高度至多10公分，發芽時程長達10天。工作人員需判斷發芽物的溫度是否過高或過低，視情況用耙子將穀物耙梳開來或是聚攏起來。」

至於其他催芽用的容器，我見過有人在20公升水桶的底部鑽孔以瀝水透氣，我也見過有人直接在浴缸中催芽。德國自釀者葛勒特（Axel Gehlert）來信提到他嘗試進行催芽時，使用的是澄清鍋（lauter tun，一種自釀者用來過濾固體中芽汁的器具）。此處的關鍵在於穀物要接觸到氧氣，但同時又要維持濕潤，不能乾掉。三不五時翻攪穀物，讓穀粒平均接觸到空氣以利發芽均勻，又得在穀物上輕輕噴上去氯水，以防止穀粒乾掉。

隨著穀物發芽，根與芽會持續生長，不過穀芽在整個過程大多尚未突破外殼。毛克（William Starr Moake）在雜誌《釀造自己的啤酒》寫道：「關鍵在於旋狀幼芽（acrospire）的主芽（而不是髮絲般的支芽）長至穀粒長度的3/4時，就要停止催芽，這樣就能發展出完全不同的大麥芽。」從最初的浸泡算起，整體工作約需花上一週，不過確切的時間會因不同的穀物品種、溫度、濕度和其他因素而異。

大麥芽發足了之後，就以熱乾燥終止發芽程序，這個工作通常是在低溫烤箱或是窯爐中進行。如果繼續發芽下去，不斷生長的胚芽就會消耗大麥種子剛產出的糖分。乾熱不僅能終止發芽，還會改變新芽的風味。根據班福斯

的說法，乾熱「能消除掉『青』麥芽中不討喜的生味（這味道會讓人聯想到豆芽和黃瓜，雖然也是好東西，卻不適合出現在啤酒裡），同時帶出大家喜愛的麥芽風味。」

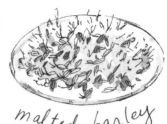

malted barley

烘乾的溫度有很多種，不同目的所需的麥芽種類不同，所需的溫度也大不相同。班福斯說，例如以含有大量酵素的麥芽精而言，烘烤的溫度通常不能超過55°C，「以免高溫破壞酵素」。其他「特製」催芽則可以在高達220°C的溫度下烘烤。「釀造者以此來催芽不是為了生產酵素，而是為了取其中少量來給啤酒增添色澤和獨特風味。」一般而言，烘烤溫度會大約從50°C起跳，然後慢慢增加。若製作的量少，可以利用烤箱的指示燈加溫，或是用最低溫模式，一旦太熱就關掉，需要時再啟動。

簡易混濁大麥啤酒

我決定跟試做高粱啤酒時一樣，以原住民製作粥品和催芽啤酒的方式來釀造大麥啤酒。先將半公斤未去殼的大麥進行催芽，然後取一些未催芽的大麥仁粗磨後煮成粥。把粥放進絕緣的保溫容器中讓溫度維持在60°C，當作培養室。粥冷卻後，加入一半的粗磨催芽大麥，放在已預先溫過的保溫容器中培養。數小時之後，從培養室中取出仍然溫熱且已經過酵素甜化的粥，放涼至約43°C。接著加入剩下的另一半已催芽大麥，靜置約12小時使之變酸（當時是炎熱的夏季，若是平常應該要靜置24小時）。之後烹煮釀製物數小時，定時攪拌，必要時加水，然後再次放涼，讓粥冷卻至室溫。最後，加入剩下的麥芽以引入酵母菌，讓發酵糊冒泡並不時攪拌。

我讓大麥啤酒發酵約一週，期間要經常攪拌。發酵產生的旺盛冒泡會一直將麥粒帶往表面，因此需不時攪拌一下，讓大麥暫時重回液面下。約一週之後，發泡明顯減緩，此時再以濾布將啤酒濾出，接著再倒一點水到

濾布上，把剩下的穀物包成球狀，用力擰擠，將剩餘液體盡量擰出。

　　這樣的啤酒相當濃烈，也帶點酸味，這正是這種釀製方法的目的與必然結果。我發現這做法很值得一試，因為可以看到、嘗到原住民釀酒和其他穀類釀酒以及我們較熟悉的啤酒之間有什麼不同。有趣的是，迪拉爾就指出，蘇丹的高粱啤酒「梅瑞薩」又稱「布札」（bouza），而這正是古代土耳其人對啤酒的稱呼，這個稱呼歷史悠久，「可以追溯到蘇美人時期……在中亞、東歐和北非等地二十種以上的語言中都有它的影子」。我們現在英文裡的酒「booze」，也可能是源於此處。

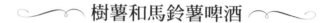

樹薯和馬鈴薯啤酒

　　樹薯製成啤酒的方式很多。在南美亞馬遜地區以及非洲部分地區，女性會咀嚼樹薯來促進糖化，製作出發酵飲料「馬薩托」（masato）。某個人類學團隊如此描述馬薩托的備製過程：

> 66 首先把樹薯煮熟，然後靜置在木製容器中放涼。接著，由一位女性持續搗擊樹薯，搗到質地滑順，其他女性則開始咀嚼樹薯泥，使之飽含唾液。有些家庭則不用咀嚼的方式，而是選擇以糖來促成發酵作用。當泥團呈現水狀均質的質地，就放入陶罐進行發酵。3~4 天後再拌入水中，以杯子盛裝給客人飲用。99

　　有趣的是，同樣在南美的圭亞那，當地人是用黴菌來發酵生產酒精，達到與樹薯糖化相同的目的，這種方式生產出的飲料稱為「帕拉卡里」（para-kari）。根據微生物學家漢克爾在圭亞那所見到的做法：「帕拉卡里在新世界的飲料中算是相當獨特，因為這是使用能分解澱粉的黴菌（根黴）來發酵，接著讓固態的基質發酵成酒精。」圭亞那當地使用黴菌的方法，與亞洲各地使用黴菌的方法相當雷同（可見上冊第六章），漢克爾如此寫道：「南美洲家庭

使用根黴的方式看似與亞洲無關，卻十分相像。」

　　正當我思忖著要試試以樹薯來發酵（我可以在鄰近城市購得，不過是從某個熱帶地區進口的），菜園裡的馬鈴薯正好收成，於是我當下決定要用這些馬鈴薯和菜園其他收成的塊莖來試試看。不過我所接觸到的傳統飲料資訊中，只有把馬鈴薯或馬鈴薯澱粉當作副材料來製作大麥基底啤酒（或是以糖為基底的地區餐酒），目前尚未找到以馬鈴薯作為主要基底。

• 嚼出馬鈴薯啤酒

　　在工作坊朋友的好心協助下，我做了咀嚼發酵的馬鈴薯啤酒。這種啤酒稱不上很棒，不過的確有酒精成分（僅發酵了24小時），酒的味道很妙，勉強過關，但不是很討喜。多數人淺嘗一口便作罷，只有漢娜一人喝了整整一大杯。以下是我的製作方法（與其說是食譜，不如說是實驗家的冒險起點）。

　　首先，把整顆馬鈴薯丟進沸水煮軟，然後瀝乾放涼。咀嚼馬鈴薯的方式，是咬一小口下來，並以牙齒以及用舌頭頂住上顎施壓，把馬鈴薯壓碎。馬鈴薯泥要壓得夠細，接著把被唾液浸潤的薯泥捏成小球。但也不要太濕，要能夠揉捏成團塊，而不是濕軟成一攤爛泥。多邀幾個人一起做，你會意外發現咀嚼馬鈴薯再吐出來這件事多有成就感，而且一個人竟然只能做這麼一點點！糊狀的馬鈴薯球捏製之後可以直接使用，也可以冷藏起來。若要長期保存，得先經過日曬或以食物風乾機乾燥。

　　取一只鍋子裝一點點水，放入稍多一些的未咀嚼粗切馬鈴薯煮沸。先前浸潤了唾液酵素的馬鈴薯已足以轉化其他馬鈴薯中的澱粉。馬鈴薯變軟後，在水中搗爛，然後逐次加入少量冷水，把水搗進馬鈴薯泥，直到馬鈴薯稀泥的溫度低於65°C。之後在稀泥裡加入嚼過的糊狀馬鈴薯小球並慢慢加熱，多攪拌幾次，直到整鍋稀泥溫度到達60°C。這個溫度會刺激唾液中的澱粉酵素，讓酵素活動力達到顛峰。將溫度保持在這個範圍1~2小時。你可以把爐子設定在最低溫，再搭配定期攪拌，或是使用預熱過的保溫容器或培養器。這樣的溫度保持一陣子之後，讓薯泥慢慢降溫放涼。

一旦馬鈴薯稀泥冷卻到室溫，再開火加熱一次，這次要煮到沸騰並滾煮數小時。這樣能終止酵素的作用、消滅唾液裡可能不太好的細菌，並讓剛轉化出的糖焦糖化。沸煮之後，馬鈴薯稀泥離火，冷卻至室溫。

為了加速發酵，好讓幫忙咀嚼的朋友嘗嘗成品，所以我加了一包酵母。此外，你也可以加入活躍的酸酵或是莓果作為酵種。我還加了新鮮的鼠尾草葉來調味。發酵作用一開始，便快速進展並迅速達到高峰。我傍晚時煮粥，隔天早上把酵母丟進粥裡，到了午後發酵作用便極度活躍，馬鈴薯殘塊被泡泡逼到液面可以輕易舀出。發酵作用到隔日早晨就停止了，液體回復平靜。我把濾除剩下的馬鈴薯殘塊，液體裝瓶後在室溫下再放24小時促進碳酸化（務必小心不要碳酸化過度），之後冰進冰箱，然後在傍晚時取出給大家飲用。

我也試過用黴菌來發酵馬鈴薯啤酒，用的是中式「酵母」球（見上冊第六章）。我把1公斤的馬鈴薯蒸熟，然後隨同一些蒸煮液體搗爛，放涼冷卻到體溫溫度之後，再加入兩顆壓碎的中式酵母球。起初味道聞起來甜甜的，並呈現稍微液化的狀態，不過隨後就出現了一股強烈的丙酮味，而且丙酮味再也沒消失，最後我只好放棄實驗把東西丟掉。這並不是我第一次實驗失敗，當然也不會是最後一次。

啤酒花之外：添加其他香料植物的啤酒

不同時代、不同地區的人在釀製啤酒時，會加入不同的植物。或者應該說，古老的傳統發酵食品中本來就含有許多植物，爾後人類才開始加入穀物，我覺得這是最有可能的情況。人類是先有採集活動，才開始栽作植物，等到穀物生產過剩，才出現釀酒傳統。早期釀啤酒的人是植物採集者，也就是女性。就連現今，在許多文化中釀酒仍然是婦女專屬的工作。

已故啤酒探險家艾姆斯（Alan Eames）在《啤酒祕辛》（Secret Life of Beer）一書描述了一段他與釀製希沙啤酒（chicha）的奎丘亞族婦女交流的情形。

當他問她們男人是否曾釀製啤酒，「我的問題引來一陣哄堂大笑，還笑得直不起腰來，其中一位回答：『男人是不能釀酒的！』男人釀造出來的啤酒喝進肚裡只會產生氣體。你真是太好笑了，釀啤酒是女人的工作。」持有這種觀點的民族很多，奎丘亞族並非特例。女性主義學者葛拉涵（Judy Grahn）寫道：「放眼世界，各地都認為釀造發酵飲料是由女人開始的。從非洲、中國、南美到北歐，釀酒者，或者是酒姬，都是這些文化的中心人物。」艾姆斯則說：「在世界各地隱密、遙遠的角落⋯⋯女性仍緊緊守著釀酒這門藝術。她們向遠古的女神敬禱，這些族群不諳科技，母親將啤酒的祕密傳給女兒，如此代代相傳。」而啤酒的祕密就藏在植物與相關微生物的祕密裡。

在啤酒中添加植物是為了調味、防腐、接種微生物、提供酵母養分，以及作為藥物和精神藥物。德國考古植物學家貝勒（Karl-Ernst Behre）從歷史資料整理出歐洲人釀製啤酒時添加的植物，種類超過40種。貝勒寫道：「啤酒種類因此十分多元。相較於現代單一化的啤酒，以前各個城鎮甚至每位釀製者，釀造的啤酒都是獨一無二的。」草本植物學家布納在《神聖兼具療效的藥草啤酒》一書中記錄了以多種植物釀製而出的啤酒（也有提供配方），其中除了啤酒花，還包括石南花、艾草、鼠尾草、刺毛萵苣、蕁麻、金錢薄荷、黃樟、苦薄荷、接骨木，以及各種常綠植物等。

在一些歐洲地區，當地人稱啤酒的調味料為 gruts 或者是 gruits。布納解釋，gruit 一般含有「三種溫和或稍有麻醉作用的香藥草，分別是：香楊梅、西洋蓍草以及杜香」[8] 外加「能增添獨特口感、風味和效果的其他香藥草」，包括杜松子、薑、葛縷子籽、胡荽、茴香、肉豆蔻和肉桂。「gruit 就像可口可樂一樣，每一支的配方都是祕密，絕不外流。」

Gruits 在神聖羅馬帝國時期成為官員課稅的手段。經濟學家韋納特（Diana Weinert）寫道：「在11世紀，神聖羅馬帝國授予境內主教區特權，壟斷當地 grut（即 Grutrecht）的生產與販售。」這是集權控制的眾多手段之一。

8　香楊梅 sweet gale，學名 *Myrica gale*，又稱 bog myrtle。西洋蓍草學名 *Achillea millefolium*）。杜香 wild rosemary，學名 *Ledum palustre*，又名 marsh rosemary。

透過規範啤酒以及啤酒原料，權力便有效地從採集藥草以釀製啤酒的女人手中，轉移到帝國體制下的各個機構。各地獨特的gruit藥草與辛香料配方變成了專斷的特權。韋納特分析：「創造獨特風味是神職人員的重要能力，如此便能運用壟斷特權，從啤酒製造商和消費者身上大撈一筆。」

啤酒花（Humulus lupulus）是某些gruits添加的香料植物，被拿來作為啤酒香料，最早的記載是在《神聖的物理》（Physica Sacra）提到，公元1150年間由賓根的聖·希爾德加德（St. Hildegard of Bingen）所採用。啤酒花之所以廣受使用，部分原因是釀出來的啤酒極易保存。此外，當然也是因為神聖羅馬帝國的律法鞭長莫及，德意志北方的漢薩聯盟地區就不屬於gruit監管的範圍。漢堡釀酒者採用了新式大型銅製釀造壺，成功擴大了生產規模，並開始販售啤酒花製造的啤酒。他們開啟了啤酒的量產與遠距運送事業。

民族植物學家潘德爾（Dale Pendell）寫道：「Beer這個字以前純粹指加了啤酒花的大麥飲料，而ale則指加了各種植物以利調味和保存的飲料。」到了公元1400年間，單純以啤酒花釀造的啤酒才廣為人知，並開始與grut釀成的啤酒相抗衡。韋納特的結論是，使用啤酒花、較大型的銅製壺具加上啤酒貿易國際化，都促使啤酒花啤酒「有效地暗中破壞現存的監管制度」。不過另一種監管制度迅速隨之而來。最早規定使用啤酒花的法律（1434年推出）是較為廣泛的官方飭令，同時規範了啤酒市場價格和進口限制。「這條律法推出後，消費者並沒有受到保護，反倒是釀造者得以同謀合流，哄抬價錢，造成消費者的負擔。」

Gruits由神聖羅馬帝國掌控，而挑戰這種gruits集權制度的時機，恰好與新教改革導致帝國分裂的時期一致。布納的說法很有說服力，能解釋為何帝國分裂後，啤酒中就再不添加各種植物。他說：「其中一項說法是，新教徒抗議天主教神職人員鎮日耽溺在飲食的口腹之欲以及鋪張浪費的生活之中，這樣的行為確實已經背離基督徒該有的樣子。」根據布納的說法，大多數gruits核心配方中的三種藥草，也就是西洋蓍草、香楊梅和杜香，「一同

加入啤酒（ale）中會讓人酩酊大醉、倍感刺激，效果遠超過它們運用在發酵以外時各自的效果。」除了啤酒花，這些苦味的香料植物也被視為「發酵大麥飲料的摻雜物，許多都對精神都有明顯影響。」

根據布納的說法，啤酒花相較之下「會讓人昏昏欲睡、性欲降低」。他說由於新教徒批評天主教會過分自我放縱，並認為這是因為教會的gruits 裡常加了會讓人性欲大增、精神亢奮的藥草，因此啤酒花的這些特點就更具優勢。啤酒花啤酒裡仍有酒精，但醉後的反應比較沒這麼亢奮，甚至會有點遲鈍。「最後的結果是，歐洲千年來的藥草釀酒傳統宣告結束，beer 與 ale 兩種啤酒的種類趨向現今的單一化，只有啤酒花釀的啤酒才算啤酒。」

許多有志之士想復興文化，他們以重拾人類的酒精飲料遺產、貫徹實驗精神為名，重新發明各種藥草啤酒，以打破啤酒花啤酒的限制，證實各種藥草都能拿來釀酒。賈奎（Adrienne Jonquil）是位草本學家，也愛自己釀酒，她寄給我一罐自釀的西洋蓍草啤酒（ale），味道美不可言。她稍早曾寫信給我，說想知道「以啤酒花之外的植物釀成的 ale 啤酒，對人的身心靈有什麼影響。」我認為這些文化復興鬥士所做的努力很有價值，應詳細記錄不同植物的發酵產品會導致哪些特定行為。嚴謹也好、隨意也罷，動手實驗就對了！無論是藥草、香料、各種水果、可食用花朵、樹皮、樹根，或是任何能加入蜂蜜酒裡的植物部位都行（見第三章）。只要是能吃的，都可以拿來為以穀物為基底的酒精飲料添加風味。

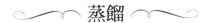

蒸餾

蒸餾是濃縮酒精（或是其他易揮發基質）的方法。只有發酵作用可以產生酒精，蒸餾只能加以濃縮。任何一種發酵酒精都可以拿來蒸餾，並在蒸餾器中進行。發酵酒精進行蒸餾時會蒸發酒精進而濃縮，這是因為不同的基質沸點不同。酒精沸點是 78°C，水的沸點是 100°C，因此在加熱混有酒精和水的發酵酒精時，水蒸氣裡酒精的比例會比發酵酒精高，水蒸氣冷卻後濃度

自然也較高。以蒸餾器多重複幾次蒸餾工序，得出的成品也就越來越純。

　　私人蒸餾酒精在美國以及世界上大多數地區是違法的，最常見的理由是說蒸餾具有潛在危險，因為毒性極高的甲醇會隨同乙醇在蒸餾過程大幅濃縮。但事實上，甲醇的沸點比乙醇低，所以在蒸餾器中收集到的第一批濃縮液體是濃縮的甲醇（蒸餾業者俗稱「酒頭」），通常會丟棄不用。另外一個禁止私人蒸餾的理由，是因為蒸餾酒是稅收的重要來源。

　　除了法律上的限制，自行蒸餾的另一項阻礙，是蒸餾需要一套特殊裝置。你可以買台蒸餾器，不過美國聯邦政府的酒菸稅收暨貿易局會監管這些設備的販售情形。我對加州奧克蘭的不丹和尼泊爾移民印象深刻，他們非常聰明，把一般的家庭用具改裝成蒸餾器，用來把他們用小米發酵而成的「莨」蒸餾成烈酒「拉克希」（raksi），以此延續傳統。他們改裝的蒸餾器底座是一個放在手提式火爐上的鋁製蒸鍋，鍋子裡裝著要蒸餾的莨。他們把一個簡易的陶製花盆懸掛在鍋裡，並把花盆的濾水孔加大，讓莨蒸發時產生的蒸氣可以向上揮發。接著在花盆裡掛上一只有兩個把柄的小碗，如此一來蒸氣便可以向上環繞在碗的周圍。最後，他們在花盆上端直接放上另一個較小型的鋁製蒸鍋，裡頭裝冷水，如此一來，往上衝的蒸氣便會凝結於此，滴落到懸掛在下方的小碗中。為了不讓鍋子之間有縫隙，他們用濕手帕包住鍋子周圍以防蒸氣散逸。我們一同趁熱喝了滑順、美味又濃烈的拉克希酒。

• Chapter 5 •

FERMENTING
SOUR
TONIC
BEVERAGES

∽⫯∽

• 第五章 •

非酒精滋養飲料
發酵

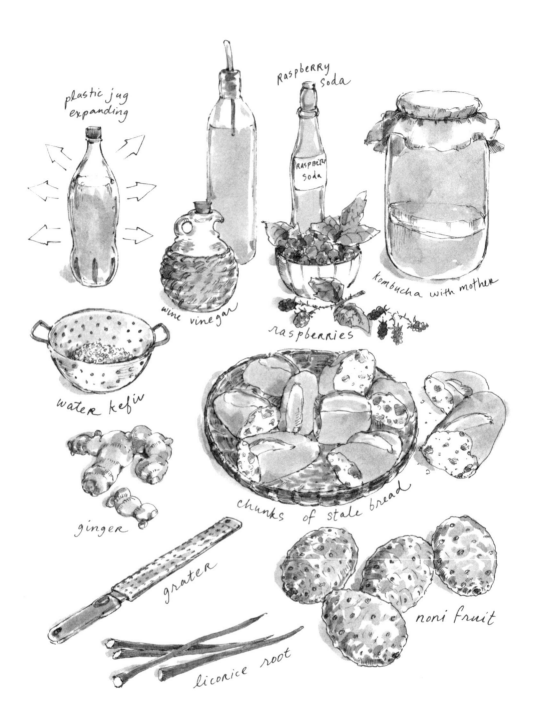

plastic jug
expanding

Raspberry
Soda

RASPBERRY
Soda

wine vinegar

raspberries

kombucha with mother

water kefir

ginger

chunks of stale bread

grater

noni fruit

licorice root

❦

這是我最近才統整出來的一大類發酵物。在《自然發酵》中，我將番薯水（sweet potato fly）這種在圭亞那用番薯製成的輕微發酵飲料納入乳製品那章（因為乳清是這種飲料的酵種）。另外，我也把俄國的卡瓦斯納入穀物，薑汁汽水納入酒，醋那章則有舒樂雞尾酒（shrub）。不過，當時我不知道該把康普茶分在哪類，最後就放在穀物那章，這很怪，因為康普茶明明是用茶和糖製成，一點穀物的成分都沒有。

現在我發現，這些飲料和其他循古法製成的特殊飲料，以及復興運動者開發出的新奇飲料，都是同一主題下的不同樣貌。這些美味飲料有點酸又帶點甜，有時含有微量酒精或豐富的活性乳酸菌（當然還包括其他菌種），公認既健康又滋補（tonic）。「Tonic」的訛用詞就是「輕飲」，但我的《韋氏大辭典》是如此定義的：「使精力充沛；使神清氣爽；使振奮。」這類飲料確實具有這些特質。

這類飲料大多需要酵種協助，且一旦開始，就可以自行發酵下去。你用前一批成品去起酵下一批新品，於是形成了周而復始的節奏，或者以另一種方式想，是你不間斷地餵養這個菌種。我認為，對於想把自然節奏融入生活，並追求活菌菌種帶來健康益處的人來說，這些飲料確實令人垂涎又能解渴，且有很大的實驗和創新空間。

有些酵種，例如薑母酵種和酸酵酵種（見上冊第五章的「酸酵：起酵和維護」），只要用一般食材就能在廚房裡製作。其他酵種如康普茶和水克菲爾則是細菌和真菌形成的菌落，這個菌落大到我們肉眼看得見、能夠掌握並且能從這批發酵物轉到另一批發酵物。這類酵種我們稱為 SCOBY，即細菌與酵母的共生體，兩者共同繁殖並產生一層共有的皮膜。若要享用這些發酵食品，你必須先取得這些菌種。幸運的是，在你享用的同時，菌種也會繼續增長，所以發酵愛好者總是願意分享給他人。「發酵相關資源」裡羅列了一些願意分享 SCOBY 的人，以及各種市售 SCOBY 的相關資訊。上網搜尋也會

找到管道取得SCOBY，無論是商業性或較不正式的都有。你取得菌種並培養了一陣子之後，可能會發現自己也擁有大量的SCOBY可以與人分享。將這些菌種連同文化復興使命一起傳播出去吧！

這類飲料究竟含有多少酒精成分，實在很難說，但的確都有可能含微量酒精，尤其密封的玻璃罐十分有利於厭氧菌生長。若你是為孩童或其他得避開酒精的人製作飲料，盡可能縮短發酵時間，讓發酵作用在產生二氧化碳的同時，也產生益生菌和有限度的酸，進而抑制酒精累積。非酒精飲料的酒精濃度很低（法律規定不得高於0.5%），低到可以忽略不計，而且通常感覺不到。一般食物和飲料，例如麵包和柳橙汁，也多半含有如此微量的酒精。

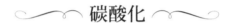

碳酸化

這些飲料都可依需求碳酸化，我個人也很愛碳酸化飲料。我這個年代長大的人，怎能抗拒碳酸飲料無處不在的誘惑、洗腦性的行銷策略、令人上癮的甜味，以及氣泡為喉嚨帶來的滿足感呢？其實，早在人們將加壓的二氧化碳打入糖漿製成汽水之前，自然界就已透過發酵在進行碳酸作用了。

所謂碳酸化，是釋放二氧化碳的過程。開放容器裡的發酵物處在高度活躍的狀態時，也許會輕微冒泡，但若想將飲料碳酸化，就要在劇烈冒泡現象出現後，換裝到可承受一定壓力的瓶子，如保壓瓶、有螺紋蓋的啤酒或汽水瓶。讓飲料在這些瓶子裡短時間發酵（有時至多只能幾個小時），時間長短依溫度和發酵的活動力而定。發酵完成後就將飲料冷藏起來，以便隨時享用。

你也必須了解，**將甜飲碳酸化可能有危險！**旺盛的發酵物一旦密封在瓶中，就有可能爆炸。當酒精飲料（如香檳和啤酒）已自然碳酸化，也就是所有糖分都轉化為酒精時，發酵通常就完成了。之後再加入一點點糖就足以產生二氧化碳，卻不至於讓瓶子爆炸。但是，我們飲用的非酒精飲料，裝瓶時通常只有輕微發酵，也就是仍含有相當份量的糖，這種情況就很不一樣。裝瓶後，殘餘的糖分極有可能繼續發酵、產生二氧化碳，造成過度碳酸化，帶

來危險。因此，裝瓶時必須小心謹慎。

這麼說並不是要嚇唬任何人，只是希望大眾更加留意。適度碳酸化可以提升這些飲料的活力，但高壓的二氧化碳則會導致瓶子爆開，液體四射。飲料噴射而出很可惜，不過也沒什麼大不了。最近某個大熱天，我有個朋友才在我們打算下水游泳時打開一瓶自製的薑汁汽水。

> 66 從炎熱的鄉村道路健行走下河谷時，我從背包掏出瓶子，滿心期待能帶給朋友驚喜。但就在我轉開瓶蓋時，薑汁汽水立即如大型軍樂隊的鼓聲般倏地爆出，灑落在我們頭上。多麼壯觀的一幕啊！每個人就像幼稚園的小孩一樣大叫。我想我們該感謝那只瓶子沒有在我背包裡爆炸，但眼睜睜看著岩石上一攤攤的薑汁汽水確實也很難受，整瓶好東西就這樣灑了一地。99

看著辛苦發酵的飲料都灑了出來，頂多讓人難過，但爆開的瓶子可是會造成割傷、毀容，甚至有致命之虞。密蘇里州的發酵愛好者艾莉森用葡萄汁製作了水克菲爾的「水果啤酒」，裝入玻璃保壓瓶後放在冰箱上（一個溫暖的小型環境）發酵一夜。隔天清晨7點左右，她被爆炸聲驚醒，而她的伴侶馬克就站在冰箱旁，女兒蔻兒則在3公尺遠。她說：

> 66 馬克的背被飛散的小碎片刮到，所幸沒人受傷。房子裡到處都有玻璃碎片，更不用說葡萄汽水也灑得到處都是。我們在床邊和床單上發現了幾個彈珠大小的玻璃碎塊，爆炸威力竟能達9公尺之遠，真令人驚訝。大家都安然無恙，接下來2小時的清理也沒人流血，這真是個奇蹟。最後，希望我們的故事可以讓某些人不用去醫院報到。99

有些人就沒這麼幸運了。羅德島州的發酵愛好者里昂（Raphael Lyon）寫道：「就在幾週前，我一位朋友的薑汁汽水還是根汁汽水炸開，他被炸碎

的瓶子傷得很重……若沒有謹慎照看或冷藏，這種東西真的就像炸彈。」

　　造成這個問題的一部分原因，在於玻璃瓶中的壓力很難衡量。有一個老方法可以測量碳酸化程度，就是在瓶中加入一些葡萄乾，瓶中飲料一旦碳酸化，葡萄乾就會浮到表面。我自己的做法是，將大部分仍帶有甜味的發酵飲料裝在塑膠瓶中。即使裝在玻璃瓶中，我也會取出一些裝進塑膠瓶。塑膠瓶的好處是，你可以透過擠壓瓶子去感覺瓶中的壓力。若塑膠瓶可以輕易壓捏，代表壓力還沒形成；若瓶子壓起來很結實，甚至會抵抗你的力道，就表示裡頭已經增壓了，這時，應該移入冰箱裡或盡快喝完。

　　另一個我推薦的安全措施，是以毛巾包起瓶子，若不幸爆炸了，也還有緩衝。若要避免湧出的飲料造成一團亂，並減少飲料流失，就在開瓶前將瓶子冰鎮起來。開瓶時，在流理枱放個乾淨的碗，在碗裡開瓶，這樣當飲料湧出時，至少還有個碗可以接住。開瓶時動作要慢。先緩緩打開瓶蓋，若發現有大量氣泡往上竄，就把瓶蓋稍微轉緊，然後再稍微鬆開，若有泡泡竄升就再轉緊。重複數次，直到瓶內壓力變小，打開時不會有泡沫湧出。碳酸化可適度提升這些飲料，但過度的話就會造成浪費，甚至導致危險的爆炸，一定要小心！

用薑母酵種製作薑汁汽水

薑汁汽水是經典的自製汽水，可以像市售薑味汽水（ginger ale）那樣只帶輕微薑味，也可以加入大量的薑製成非常辛香的飲料。薑母酵種以薑、糖和水做成，是簡易的薑汁汽水酵種，也可以用在其他飲料上，而薑汁汽水也可以用其他酵種來製作，見本章的「水克菲爾（太陽菌菇）」和「乳清酵種」。

薑母酵種的製法實在再簡單不過：將些許的薑（帶皮）磨碎，裝到小玻璃罐裡，加入水和糖後攪拌。頻繁

地攪拌，每天都多加入一些薑末和糖，直到混合物開始旺盛冒泡。薑富含酵母和乳酸菌，因此薑母酵種通常很快就會開始起泡。不過，還是有許多人表示他們的薑母酵種從來沒有起泡。關於這點，我的推測是，美國的進口薑大多經過輻射照射處理，上面的細菌和酵母都被殺光了。不過，根據美國農業部的標準，標售為有機的食物是不能以輻射照射處理的，因此，為了得到最好的效果，製作薑母酵種時就使用有機的薑，或其他你知道未經輻射線照射的薑。[1]

薑母酵種（或其他酵種）旺盛冒泡之際，薑湯就要備好。薑湯就是之後的薑汁汽水。我喜歡把薑湯煮得很濃稠，放涼到體溫的溫度後，再加冷水稀釋。首先，將水裝到鍋子裡，水量是你要製作的薑汁汽水的一半。接著加入細切或細磨的薑，每4公升薑汁汽水用5~15公分的薑。煮至沸騰後轉為文火，再加蓋熬煮約15分鐘。如果不知道到底要加多少薑，就放手實驗吧。從較少的量開始，沸煮（及稀釋）後嚐嚐看，如果喜歡強一點的風味，就多加點薑，再沸煮個15分鐘。

接著，將液體過濾到發酵器皿裡（缸、寬口玻璃罐或桶子等），丟掉用過的薑（也可以把薑留在液體中，之後再過濾）。下一步是加糖。4公升的薑汁汽水我通常會用2杯糖，但或許你不喜歡這麼甜。糖一溶解，就再加水以達到你想要的量，這麼做也可以冷卻薑湯。如果薑湯摸起來仍有熱度，就再靜置幾小時。薑湯變涼後（摸起來就跟體溫差不多），加入薑母或其他酵種。如果你喜歡，也可以加入一點檸檬汁。最後，充分攪拌，蓋上一塊布防止蒼蠅。定時攪拌，直到薑汁汽水明顯起泡，這究竟得花上幾小時還是幾天，端視溫度和酵種而定。

薑汁汽水一冒泡，就可以裝瓶了。若想將酒精含量降到最低，就得盡快裝瓶，並讓薑汁汽水在瓶中短時間發酵。如果你偏好較高的酒精含量，就

1　編注　在台灣，〈食品衛生管理法〉在2013年增列一項規定，明訂經輻射處理的食品要在包裝上顯著標示出輻射照射處理標章。另外，「食品輻射照射處理標準」也規定了不同農作物的最高照射劑量。

發酵個幾天再裝瓶。每天觀察，冒泡一減緩就裝瓶。無論使用什麼瓶子，**都要注意過度碳酸化可能造成的危險**。將瓶子放在室溫下發酵，直到完成碳酸化。過程中，用個塑膠瓶測量瓶中的氣壓。當瓶子會抵抗你指尖壓捏的力道，且不再能輕易壓擠時，就代表碳酸化完成了。將瓶子放入冷藏，幫助冷卻，也防止繼續碳酸化。薑汁汽水在冰箱裡會繼續慢慢發酵（以及加壓），所以請在幾週內飲用完畢。

我也會用其他類似的根莖類植物製作酵種，尤其是薑黃和南薑。我會將植物磨碎，放進裝有淡糖水的瓶子裡製作生汽水，並靜置一週發酵。成品不僅好喝且令人驚艷！

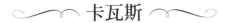

卡瓦斯

卡瓦斯是一種酸性飲料，通常以老麵包製成，有助於提振精神。這是俄羅斯、烏克蘭、立陶宛和其他東歐國家的傳統飲料，而這些地方的街頭至今也仍有人用小推車販賣卡瓦斯，尤其在夏季。卡瓦斯在這些地區非常具有代表性，以至於其他酸性飲料也都叫卡瓦斯，例如甜菜卡瓦斯和茶卡瓦斯（其實就是康普茶）。1861年俄羅斯食譜書《給年輕主婦的禮物》（*A Gift to Young Housewives*）作者莫洛可維（Elena Molokhovets）寫道，在那年代飲用卡瓦斯是一種「具文化素養且能表現俄羅斯品格的行為」。在今日的俄羅斯，卡瓦斯也常主打國族自豪感。有位部落客轉譯了一則俄羅斯的新聞報導：「當地的飲料製造商標榜他們的產品是取代西方飲料的愛國貨，其中更有一個品牌叫做尼可拉（Nikola），暗指非可樂（ne kola）[2]。前幾年，俄羅斯甚至發起『反殖民』活動，對抗西方殖民飲料。」

製作卡瓦斯只需要一種酵種：酸酵酵種。這種酵種很容易用麵粉和水製作（見上冊第五章的「酸酵：起酵和護養」）。如果你的酵種並沒有旺盛地冒

2　譯注　俄羅斯語的not cola。

泡，那就繼續餵養並攪拌幾天後再用來起酵卡瓦斯。或者，
你也可以用市售酵母來起酵。

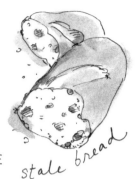

stale bread

　　卡瓦斯的主要成分是麵包，且通常是很老、乾得硬邦
邦的麵包（不過新鮮麵包的效果也很好）。傳統上，卡瓦斯
主要是用黑麥麵包製作，但用小麥或其他穀物製成的麵
包也可以。麵包店打烊時沒賣完的麵包，或超市過了最
佳使用期限的麵包都是很好的貨源。將麵包切成幾大塊，在
烤箱中烘烤約15分鐘，同時煮沸足以蓋過麵包的水量。

　　我通常會在開放的陶缸裡起酵卡瓦斯，但大型鍋具在發酵的準備階段也
很好用。麵包乾燥後放入容器，加入乾薄荷或其他香料植物，倒入沸水蓋過
這些食材。麵包會浮上水面，所以要先下壓，再判斷水是否足夠。在麵包上
放個平盤，把麵包壓下去，最後蓋上一塊布防止蒼蠅，靜置過夜。

　　隔天一早，將麵包中的汁液擠壓出來。我會在瀝籃裡鋪上好幾層濾布，
把浸濕的麵包從缸裡撈出來裝滿，再把濾布的四個角拉起來扭擰，然後從不
同角度揉壓布裡的濕潤麵包球，擠出汁液。我會盡可能將汁液擠出來（但並
非每次都得如此），然後將擠壓過的麵包丟掉。重複這個動作直到所有麵包
都壓濾完成。

　　之後，我會測量瀝出來的汁液（因為不可能將所有汁液都擠出來，所以
量會比你加入的水量還要少），並換裝到大小合適的玻璃罐或缸裡。每4公
升汁液加入一小撮鹽、125毫升的蜂蜜或糖、一顆檸檬汁，以及125毫升的
酸酵（或是水克菲爾，或是一包酵母），充分攪拌。用一塊布蓋住卡瓦斯混
合液，靜置發酵1~2天，有空就去攪拌一下。

　　當卡瓦斯旺盛地起泡時，就代表可以裝瓶了。裝瓶時，瓶身會迅速增壓，
因此請參照前文建議的方法，謹慎地進行碳酸化。通常24小時內就會出現
大量二氧化碳。判斷卡瓦斯碳酸化程度的傳統方法就像前文所提，是在瓶子
裡加入一些葡萄乾，當瓶中飲料開始碳酸化，葡萄乾就會浮到表面。卡瓦斯
碳酸化後，放到冷藏庫以減緩繼續發生的碳酸化作用。卡瓦斯可以當提神飲

料，也可以當夏日冷湯（如歐可羅斯卡[3]）的基底。生產節奏一建立，你就可以省去酸酵酵種，用冒泡的卡瓦斯當下一批的酵種。本章所談到的飲料都可用這種方式不斷生產。

世上還有許多以穀物為基底的非酒精飲料。第四章中，許多地方自製啤酒不但帶點微量酒精，也都是酸性的。上冊第五章也有談到這類飲料。我之所以把卡瓦斯放在這章，是因為以酸性飲料而言，卡瓦斯是如此獨特、具代表性，製作技術也和大多數穀物發酵品不同。

～～～ 丹板奇酒和阿魯阿 ～～～

丹板奇酒（tepache）是墨西哥的一種軟性飲料，歷史上是以玉蜀黍製成，但今日通常是用水果。阿魯阿（aluá）類似丹板奇酒，是巴西東北部的輕微發酵飲料。這些飲料的製法基本上跟發酵水果酒（見第三章）一樣，只不過發酵時間更短一些。聯合國糧農組織對丹板奇酒的報告指出：「可以使用各種水果，如鳳梨、蘋果和柳橙。水果的果肉和果汁會在加了紅糖的水裡發酵1~2天後，丹板奇酒就成了甜而清爽的飲料。若再發酵得久一點，丹板奇酒會變成酒精飲料，而後再變為醋。」兩種飲料的鳳梨口味都很受喜愛，製法是把鳳梨皮混到糖水裡。用你所能找到最粗製的糖，或是混入蜂蜜等甘味劑。在熱帶高溫下，發酵24小時通常就已足夠，但較涼爽的溫度則需要幾天時間。實際嘗嘗以便判斷發酵程度。發酵一小段時間的飲料味道清淡且會冒泡，但幾天後，飲料會含有更多酒精，過一段時日則會變成非常酸的醋。

北卡羅萊納州的荷圖畢思（Karen Hurtubise）有

3 譯注　Okroshka，俄羅斯的一道夏季冷湯。

節錄自斯普林格（Hannah Springer）的部落格文章（部落格網址 www.healthyfamilychronicles.blogspot.com）。此篇文章受坎伯－麥克布萊德醫生（Dr. Natasha Campbell-McBride）的著作《腸道和心理併發症》（*Gut and Psychology Syndrome*）所啟發。

水果卡瓦斯

選出你認為混合起來會很棒的水果、莓果、新鮮香料植物與香料後，就可以開始製作。在一只1公升且寬口的螺紋金屬蓋玻璃罐中，將以下材料混合在一起（一定要選用有機產品才能有最佳發酵結果）：

- 一大把莓果
- 一顆「有核」水果的切片，例如蘋果或梨子
- 1大匙磨碎的薑
- 125毫升的生乳乳清
- 足以裝滿罐子的過濾水

混合所有食材後用重物重壓，加水，直到淹沒所有水果。蓋緊蓋子，整罐放在枱面較溫暖的角落3天，移至冰箱冷藏。水面變低時，補充過濾水或乳清。

這份食譜可以用不同的水果、柑橘類果汁、新鮮香草或是蔬菜做變化。

座覆盆子農場，而她就是用這個方法製作覆盆子軟性飲料，她的孩子稱之為「覆盆子氣泡水」。她以3公升的水溶解250毫升的蜂蜜，再加入1公升的新鮮覆盆子。讓混合液發酵約3天，之後移至冰箱冷藏。據她說，比起市售汽水，她的孩子更愛這一味。

丹板奇酒是自然發酵飲料，除了生鮮水果外，通常不再添加任何酵種。不過，有時也會加入名為太陽菌菇（tibicos）或緹比思（tibis）的顆粒，這些顆粒常常就是水克菲爾顆粒，或者有相似的作用（見本章的「水克菲爾（太陽菌菇）」）。

∽⌒ 馬比／莫比 ⌒∽

馬比（mabi）也稱為莫比（mauby），是加勒比海群島很受歡迎的飲料，以一種濱棗（*Colubrina elliptica*）的樹皮加糖熬煮而成。有個說法是，馬比一詞來自法語「我的啤酒」（ma biere）。馬比這個名字是波多黎各的馬薩涅特（Norysell Massanet）告訴我的，他寄給我一些馬比樹皮讓我做實驗，還提供了一些使用方法：

> 66 雖然我在網路上找到了幾則馬比的食譜（都需要用到肉桂和薑，儘管我的味蕾記憶裡並沒有這些調味品），但今天我在聖胡安的有機市集上和一位只用樹皮和糖製作馬比的女士聊天，有些話我覺得很受用，她說：「你必須自己去試，只有透過動手做，才能開發出自己的食譜。」真是太棒了！99

馬薩涅特擔心，如果沒有成熟的馬比當酵種，我會做不出馬比，但其實大部分的酵種都可以互換使用。我拿水克菲爾當酵種，結果製出帶泡的美味飲料。馬比裡的化合物（皂素）會留住氣泡並產生泡沫，而苦苦甜甜的風味也很吸引我。不過，我從未嘗過其他人的馬比，也很難說自己做得好不好。

2010年，我受邀到聖克洛伊島上的英屬維京群島永續農業機構任教。在某個週六早晨的市集上，我終於遇到馬比，雖然馬比在聖克洛伊島和其他以英語為母語的島嶼上都被稱為莫比。莫比是深色、冒泡、小量生產的家庭手工製品，裝在回收的果汁瓶和酒瓶裡販售，瓶裡充滿氣壓。我在聖克洛伊島向一位製造商買了幾瓶莫比，她同意讓我拍攝，卻拒絕透露香料成分，她告訴我：「每個女人都有自己的祕密。」

我將一小瓶馬比埋到行李箱裡，自此之後，都用傳統方式製作馬比，也就是拿成熟的馬比當酵種。我朋友還幫我帶了一些這種濱棗的樹皮，而我也在網路上找到管道，可以一次購買一袋（2.3公斤）。我通常會丟入一把樹

皮，煮沸半小時左右，有時添加八角、薑、肉桂、肉豆蔻或是小豆蔻，然後
依喜好加入糖和水。因為這種樹皮帶有苦味，所以我都把馬比做得相當甜。
我建議每4公升的熬煮液先加入3杯糖，然後再依喜好調整。馬薩涅特建議
使用黑砂糖，但我最常用蒸餾甘蔗汁。英屬維京群島有位莫比製造商會加入
一小撮鹽。我在網路上找到一位名為辛西亞（Cynthia）的部落客，她在圭亞
那出生，後來移居巴貝多，她製作馬比的方法是先以少量的水煮沸樹皮和其
他香料後，再加入4公升的糖水。

　　如同所有傳統發酵，馬比的製作細節千變萬化。我總在混合液冷卻至體
溫溫度後，加入酵種攪拌，但辛希亞的食譜卻不使用任何酵種。她「釀製」
馬比的方法如下：「將一只大杯子浸入混合液，杯子一裝滿就倒回去，如此
重複至少3分鐘。」讓馬比發酵幾天，定期攪拌或「釀製」。馬比一開始起泡
就裝瓶，之後發酵1~2天，直到瓶身充滿壓力。最後，放進冰箱冷藏，作
為清涼的宴客飲料。

水克菲爾（太陽菌菇）

　　水克菲爾是一種多功能菌種，可以用來發酵出任何富含二氧化碳的液
體。我通常用來發酵糖水，並加入一些水果提升風味，但也會用來發酵蜂
蜜、水果原汁、椰子水、豆漿、杏仁漿和米漿。水克菲爾也稱為太陽菌菇、
緹比思、糖水粒（sugary water grain）、西藏靈菇（Tibetan crystal）、日本水
晶（Japanese water crystal）及蜜蜂之酒（bees wine），是一種白色半透明的小
顆粒，也是定期餵養就會迅速增長的SCOBY。水克菲爾與高加索山區用來
發酵乳汁的克菲爾並沒有直接關係，雖然形狀相似，但兩者是完全不同的東
西。有人研究了含糖水克菲爾的微生物菌落，發現水克菲爾「是由乳酸菌和
少量酵母組成」，其中希氏乳桿菌（*Lactobacillus hilgardii*）的菌落能產生多醣
凝膠，把發酵菌落群凝聚在一起。

　　使用水克菲爾來發酵其實非常簡單。我通常會在寬口玻璃罐裡依個人喜

water kefir

好混合糖水。一開始可以試試每4公升水中加2杯糖，不過很多人都喜歡甜一點。我會在水裡加入水克菲爾顆粒（1公升水約加入15毫升），另外也會加入少許新鮮或乾燥水果。發酵2~3天，容器可以緊緊密封，也可以鬆鬆地蓋上蓋子，讓空氣流通。水克菲爾並不需要氧氣，但也不會因為有了空氣而減緩發酵。2天後，我會取出水果，以濾布濾出水克菲爾顆粒，並將發酵溶液換裝到可密封的瓶子中。接著，我會準備新的糖液備用，然後把裝有發酵水克菲爾的瓶子密封起來，讓這些瓶子在室溫下持續發酵並碳酸化1~2天。仔細觀察瓶中壓力，若瓶子已充滿壓力，移入冰箱冷藏，以避免過度碳酸化。使用的甘味劑、食材、生長速度及顆粒大小等都會影響水克菲爾的顏色。

水克菲爾就跟任何SCOBY一樣需要定期照料。一般來說，每兩天就要餵養新糖，寒冷的地方則是每三天一次。酸性溶液中的水克菲爾顆粒若長時間沒有餵養，便會轉為醃漬狀態，形成水克菲爾顆粒的生物也會死亡。只要抓到節奏，水克菲爾就會有最佳表現。若你要離開一陣子，就把水克菲爾顆粒留在新鮮的糖水中，放進冰箱冷藏。不過，若你要離開數週以上，水克菲爾顆粒可能就無法存活，你可能得找到人定期餵養。你也可以將水克菲爾顆粒放在太陽下，或用食物風乾機乾燥，以長期儲放（或備用）。乾燥的水克菲爾顆粒放在冰箱中冷藏可以儲存最久，但也有人說放在冷凍庫可以保存幾個月。若要放在冷凍庫，就要先瀝出水克菲爾顆粒，拍乾後放入密封袋，再冷凍起來。

水克菲爾能發酵任何糖及部分甘味劑，如蜂蜜、楓糖漿、龍舌蘭糖漿、大米糖漿和大麥麥芽，但無法發酵甜菊等非碳水化合物甘味劑。許多人會用水克菲爾發酵椰子水，但椰奶、堅果、種子和穀物奶其實也可以用水克菲爾來發酵。香料植物製成的茶和湯都可以用水克菲爾來增甜並發酵。果汁只要不是太酸，也可以用水克菲爾發酵。密蘇里州的發酵愛好者艾莉森描述她

用水克菲爾發酵純葡萄汁的經驗：「葡萄汁到最後會在嘴裡炸開，像香檳一樣。」她的家人將發酵過的果汁稱為水果汽水，「就如同根汁汽水[4]，只不過是用水果代替根莖。此外，也因為像根汁汽水，所以即使帶著輕微又美味的酒精，基本上也還是汽水，一種軟性飲料。水果汽水在舌頭上跳動的滋味實在太妙了。」若以鳳梨汁或檸檬汁等很酸的果汁當原料，要先取少量果汁（約25%）以糖水稀釋。

水克菲爾可以用來發酵許多飲料，我便嘗過咖啡風味！試試香料植物發酵出的甜太陽茶[5]、茶和湯吧。但需注意，要從茶和少量的植物原料中分離出水克菲爾顆粒並不容易，一些含抗菌化合物的香料植物甚至會抑制水克菲爾顆粒。華盛頓州的發酵愛好者格林弗瑞斯特（Favero Greenforest）發展出一套革新的兩階段系統，可以將水克菲爾顆粒保留在只含有1~2片水果的糖水裡。他每隔幾天就餵養顆粒，使顆粒成為他所謂的「酵種」。他會將這個酵種加到各種含糖溶液中。「我會在4公升的罐子裡製作含糖溶液，加入任何我想用的水果，接著倒入起酵溶液。水克菲爾顆粒則留在起酵的玻璃罐裡，如此一來，我可以持續觀察記錄，而顆粒也不會消失。發酵結果每每都很棒，而我也不必擔心會失去這些SCOBY。」

各種因素都會影響水克菲爾SCOBY的生長速度。澳洲發酵愛好者安菲堤卓架設的網站，提供最全面的水克菲爾資訊。他的紀錄顯示，48小時內，水克菲爾SCOBY的重量增加了，範圍從7~220%都有。安菲堤卓建議加入薑促進生長，並使用粗製的糖或糖蜜。他也觀察到，富含礦物質的「硬」水可以促進水克菲爾增長，蒸餾水與經活性碳過濾器淨化的水則會延緩生長。安菲堤卓建議，若無法取得硬水，就在每2公升水中加入1/8茶匙小蘇打，

4　編注　本書所介紹的根汁汽水，原文root beer，台灣或譯為麥根啤酒或根汁汽水，但一來這類飲料的酒精濃度遠低於酒的認定標準，二來原料並非麥根，也不含黃樟素，故另譯為根汁汽水。

5　編注　太陽茶（sweetened sun tea）是西方一種做冰茶的方法。名字中有太陽，是因泡這種茶的時候，會把茶包放入水中，放在陽光下加熱，而不是用瓦斯或電熱器加熱，以節省能源。

也可以加入少許碎蛋殼、石灰岩或海珊瑚。不過要小心，加太多會導致水克菲爾質地黏滑。

水克菲爾比較傳統的名稱是太陽菌菇，這是一種墨西哥的菌種。某些報告指出，太陽菌菇源於仙人掌屬（*Opuntia*）的仙人掌果。民族學家李辛哲（William Litzinger）表示：「太陽菌菇通常自然生長在成熟仙人掌果的表皮下，也是仙人掌果酒（colonche）釀好後，殘留在容器中的物質。」我試過，但並未成功。不過，我當時用的並不是新鮮摘下的水果，或許這就是失敗的原因，也或許，這些菌種只生長在特定品種的仙人掌果實上或特殊的環境下。

《皇家顯微鏡學會期刊》在1899年發表了一份關於太陽菌菇（記載為緹比粒）的文章，文中魯茲（M. L. Lutz）如此描述：

66 球狀透明的團塊很像煮熟的飯粒，大小則從豌豆到大頭針針頭都有。緹比粒能發酵糖水，製成清淡可口的飲料。用顯微鏡檢視，可以看出緹比粒是由桿菌及酵母菌組成。只有這兩種生物合力，發酵作用才會發生，單靠其中一種是不行的。99

顯然魯茲（或動作比他快的人）把緹比粒帶回去後，這些顆粒就不斷流傳、繁殖。在長時間的交換、遷徙和適應中，起源已模糊不可考。1978年出版的《酵母生命》如此描述瑞士的「緹比康索奇翁」（tibi konsortium）：

66 這熱門的瑞士飲料是一種帶有酸味和微量酒精的碳酸發酵液，用濃度15%的蔗糖水發酵而成，並加入無花果乾、葡萄乾、一點檸檬汁，還用緹比粒來接種發酵。緹比粒是由共生的細菌和酵母組成，兩者會合力產生乳酸、酒精和二氧化碳。緹比粒在發酵期間會不斷繁殖，且可以用來製作下一批飲料。99

我很久之後才明白水克菲爾就是太陽菌菇。在英國，也有其他菌種擁

有類似的稱呼和用法，例如薑汁汽水菌種（ginger beer plant, GBP）。1892年《倫敦皇家學會哲學學報》有一項科學研究便以此為主題，作者沃德（H. Marshall Ward）說明了薑汁汽水菌種裡的微生物學，但他也坦承對知薑汁汽水菌種的起源一無所知：

> 66 貝福爾（Bayley Balfour）教授說：「傳說薑汁汽水菌種是1855年由士兵從克里米亞傳入英國。」但我發現這個說法不過是揣測罷了，無法正式載入史冊。蘭塞姆（Ransome）博士在1891年4月來信告知：「有人說是從義大利傳來的。」不過這點我同樣未能證實。事實上，薑汁汽水菌種最早源於何處，這個問題仍舊無解。99

過一陣子，我發現薑汁汽水菌種其實就是太陽菌菇，也就是水克菲爾。我有位民族植物學家朋友對發酵非常感興趣，前陣子也才從墨西哥朋友那裡取得太陽菌菇。有一天，他寄給我yemoos.com的連結，這個網站上售有太陽菌菇和薑汁汽水菌種。我寫信詢問站主這兩種菌種有何不同，培養這些菌種並經營這個網站的普霍爾夫婦（Nathan and Emily Pujol）解釋道，「我們注意到其中有許多差異」：

> 66 我們做了控制實驗，發現在同一份食譜中，兩者的反應非常不同……若以肉眼仔細觀察，也會發現兩者外觀迥異，薑汁汽水菌種比較圓滾、混濁，尺寸也小很多，太陽菌菇的表面則比較不平滑、清澈，且尺寸大得多。我們也看到，當太陽菌菇粒中有「怪球狀」的顆粒時，太陽菌菇總是大得異常，且呈三角錐狀。薑汁汽水菌種的形狀則接近螺紋魚雷。我還沒見過兩者出現對方的形狀。99

普霍爾夫婦寄給我這兩個菌種的樣本，我的確能清楚看出兩者的不同。我現在能確信我最早拿到的「水克菲爾顆粒」是薑汁汽水菌種，而在薑汁汽

水菌種死亡後（因我疏於照顧），我收到的則是太陽菌菇。就是因為沒有把兩者放在一起觀察，所以我才沒看出不同之處。在作用上，兩者的主要不同是太陽菌菇的發酵速度比薑汁汽水菌種快得多，也需要更常餵養。

蘇丹也有類似SCOBY顆粒的東西。《蘇丹在地發酵食物》的作者迪拉爾寫到，蘇丹有一種蜂蜜發酵飲料叫都馬（duma），是用一種名為伊牙爾－都馬（iyal-duma）的顆粒發酵而成。他說：「肉眼就可以觀察到這些顆粒。形狀平整不規則，直徑從2~6毫米不等，最長到6.4毫米。」這些顆粒由酵母菌和細菌組成，結構精密。放在顯微鏡下觀察，「可以發現酵母菌總是被鏈形、極黏又多脂的細菌桿給纏繞著。裹著厚厚一層黏液的細菌長鏈把所有酵母細胞都吞沒了，而且，似乎也把這些酵母凝聚起來。」

當地以家庭手工業的方式生產都馬。迪拉爾寫道：「每個家庭的顆粒都是代代相傳，視為商業機密，不能傳給陌生人。每個家庭都會宣稱自己的顆粒是比別家好的都馬酵原（fermenter）。」許多釀製者都宣稱只沿用前一批都馬顆粒，另一派則敘述自己如何從天然來源取得顆粒，這裡的天然來源通常指蜂蜜水中的扇椰子（*Borassus arthiopum*）根。

除非你有管道取得扇椰子和刺梨仙人掌（*Opuntia* cacti），還知道如何取下顆粒；除非你像史前發現家那樣，偶然在自然發酵中找到沉澱物，並發現這些沉澱物是會生長和發酵的，否則的話，你就必須從商業管道或其他使用者那裡（見〈發酵參考資源〉）取得水克菲爾顆粒（或是薑汁汽水菌種，或是太陽菌菇。我目前還沒找到都馬）。規律使用能使顆粒快速增長，而擁有顆粒的人最後得到的量都會超過他們所需。擁有水克菲爾和其他菌種的人常常都很願意免費提供和分享，因此，當你找到樂於提供酵種的發酵同好時，就努力建立關係，一起分享資訊、互相協助吧。網際網路是建立網絡的強大工具，既可貼出交易公告，也有很多機會將訊息傳給有興趣的人。就把你對水克菲爾顆粒和其他菌種的需求當成建立網絡和成立社群的契機吧。細菌和酵母是最重要的發酵成員，但兩者的生長、擴散卻是人類行為及互動的成果。努力在文化復興運動中加入創造力，並堅持下去吧。

以乳清當作酵種

乳清是乳汁在凝結或變酸時，從凝乳（凝固的脂肪和其他固態物質）中分離出來的稀薄液體，即製作乳酪、優格和克菲爾的營養副產品（見第一章），也可以是天然發酵汽水和其他酸性飲料的酵種。乳清能以許多方式產出，不過，以加熱方式取得的乳清不含活菌。如果乳清是取自發酵乳或未經高溫處理的生乳，則肯定有大量微生物菌落。

克菲爾（乳克菲爾，而非水克菲爾）的乳清酵種活動力最旺盛，因為克菲爾菌落同時有酵母菌及乳酸菌。發酵的第一天，克菲爾通常還不會凝結，但2~3天後就開始凝結。乳脂會浮到表層，最後再沉下去。享用克菲爾前，我通常會搖一搖玻璃罐，讓凝乳和乳清重新相混，但如果你想要使用乳清，就先輕輕倒出一些。乳清雖然可以在冰箱存放幾週或幾個月，但只有在剛完成發酵時才是活躍的酵種。

用乳清做發酵飲料時，乳清只需要占飲料體積的5~10%，因此，1公升飲料所使用的乳清是50~100毫升。飲料的基底可以是加入水果的糖水、香料植物泡出的茶或熬煮的湯（同樣要加甘味劑），或水果原汁。將這些甘甜液體混入乳清，發酵24小時直到起泡，再換裝到瓶子中密封起來。將瓶子靜置在室溫下24小時，瓶身充滿壓力後再放進冰箱冷藏。一如既往，要當心氣壓是否過大，並防止爆炸。冰涼飲用最佳。

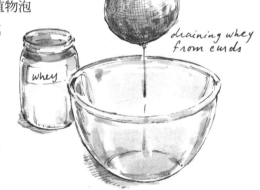

draining whey from curds

whey

根汁汽水

傳統根汁汽水是一種發酵的甜湯，以富含風味的植物根部製成。根汁

汽水不只可以用一種根，也可以混用多種根。事實上，比起單一植物的根，混合多種根所生出的風味好多了。我的朋友庫克說，他在牙買加喝到的根汁汽水都混合了不同植物，而不只有一種。

　　我自製的根汁汽水，是把圍繞著黃樟而生的各種植物根都混合起來。這麼做是因為黃樟的風味宜人，而我住的地方也剛好有一座黃樟森林。但我另外也會加入其他植物的根，通常是薑、甘草和牛蒡。墨西哥菝葜（*Smilax regelii*）則是另一種常見的傳統原料。放手去實驗各種比例和組合方式吧。先決定你要製作多少量（你的目標體積），然後將根放入水中（水量為目標體積的一半），煮成濃縮液。先煮一半的好處是，你可以在最後加入另一半冷水，這樣成品就會很快變涼。沸煮1小時後就加入糖，通常我每做4公升的根汁汽水就會加入2杯糖，不過你可能會喜歡再稍微甜一點。糖一溶解，便加入剩下的一半冷水。試試味道，必要的話就再加糖。加水可以降溫，但若摸起來仍很燙，就再放幾小時。當你感覺液體已降至體溫溫度時，就加入酵種。酵種可以是水克菲爾、薑母酵種、乳清、酵母，或是前一批根汁汽水。

　　發酵1~2天，混合液一旺盛起泡，便換裝到瓶子中密封起來。再經過1~2天，瓶身充滿壓力時就冷藏起來，以緩和進行中的發酵作用（務必小心謹慎，以免因過度碳酸化而導致爆炸）。之後就可以享用根汁汽水了。

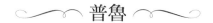

普魯

　　普魯（pru）是一種古巴飲料，由多種植物製成。最常見的，是混合了咀簽葛棗（*Gouania polygama*）的樹皮和莖、眾香樹（*Pimenta dioica*）的果實和葉子，以及菝葜屬植物（*Smilax domingensis*）的根莖。一個民族植物調查隊描述了普魯的準備方式：

> ❝ 把咀簽葛棗的莖縱切成2~4份，露出木質部分，有時也會把樹皮削掉。莖必須新鮮，而且只能熬煮一次。菝葜屬植物的根莖切成小塊

庫克

牙買加以拉斯特法里叢林民族（Rastafarian bushmen）製作的根汁汽水聞名。我在當地旅行時有幾次住在他們的部落，也學會一些皮毛，知道他們的釀製方法及採用的植物組合。在製作這種飲料時，他們會使用許多植物和一大堆補充精力的原料。儘管我並不清楚背後的深層涵義，但我了解，有些原料對他們來說很重要。

與艾羅伊閒聊讓我獲益良多，而他也分享了他的釀製法。首先，他會出門去採集一大把植物，包括牙買加第二有名的植物，牙買加菝葜。他用的植物我大約認得一半，包括牙買加菝葜的根、萼距花的根、含羞草、蒲公英、椰子樹根、番石榴以及馬鞭草等[6]。

艾羅伊在壺中裝滿這些原料，加水，並在鐵盤上炙烤5根剝了皮的綠香蕉。把這些原料放在火上煮兩小時，加入蜂蜜，裝瓶。如此完成的根汁汽水大約3天後就可以飲用，不過放上一週味道會更好（但再放一週就會變成醋）。我在當地喝過幾種根汁汽水，好好享受了這種汽水的風味與活力。

6 編注 艾羅伊使用的原料中還有許多當地植物，因沒有學名，難以確定是什麼植物，茲列於下方，供有興趣的讀者參考：chaney 的根、bloodwrist plant、hug-me-close的根、tan pan的根、jack saga的根、long liver、cold tongue、dark tongue、dog's tongue、search-me-heart、soon-on-the-earth、God's bush、devil has whip、water grass、raw moon

（輪狀），可以煮2~3次。眾香樹的葉子要是乾燥的，而且只能用1次。在清晨把根、莖和葉浸在壺中2小時，直到水燒開（有些人一沸騰就關火，但也有人會再等10~15分鐘）。之後，移出植物，將湯汁用布過濾2~3次（有些人會用粗紡布），靜置隔夜放涼。隔天早上，將糖和一種稱為馬德雷（madre）的酵種加入湯汁中，用木勺攪拌，如此才能快速且均勻地發酵。發酵2~3天的普魯發酵液也叫馬德雷，這

種液體的味道像醋一樣嗆鼻，裡頭可能含細菌、真菌和（或）負責發酵的酵母菌。所有普魯製作者都以馬德雷為酵種，以加強發酵並加速生產過程，若沒有加入馬德雷，製作普魯可能就得花上72小時而不是48小時。普魯一完成時，製作者就會將馬德雷儲存起來，用在下次發酵上。我們收集到的資料顯示，傳統的普魯並未添加馬德雷，但現在的普魯卻普遍使用馬德雷……加入糖和馬德雷之後，把普魯裝進瓶中密封，放在天井或屋頂上日曬發酵一整天……我們的訪問對象一致認為，封上瓶蓋對發酵普魯既重要且必要，這顯示了古巴人逐漸適應「現代」食物：冒泡的普魯看起來更像工廠生產的汽水。**"**

傳統上，普魯只在古巴東部生產和消費。但1991年蘇聯解體後，古巴出現經濟危機，工廠生產的汽水從商店和家庭中消失，取而代之的是當地自產自銷的傳統飲料，普魯也因此流傳到西部。今日，整個古巴都可以看到普魯。

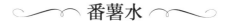

番薯水

番薯水是南美洲北岸圭亞那一種非常棒的傳統飲料，我製作的番薯水也都大受歡迎。我用過許多酵種，包括水克菲爾、乳清和薑母酵種。主要材料是番薯和糖。我的比例是每4公升的番薯水用兩顆大番薯和500毫升的糖，不過，你可能會偏好再稍微甜一點。將番薯刨絲到一只碗中，接著，加水蓋過番薯，攪拌後倒掉變得混濁的水，以去除澱粉質。重複這個動作直到水變清。

你可以用4公升水蓋過番薯，然後依個人口味混入糖、酵種，做出簡易的番薯水。或者，你也可以做一些變化。我會加入檸檬、蛋殼和我稱為聖誕節香料的組合：丁香、肉桂、小豆蔻和肉豆蔻。要製作4公升的番薯水，我會用1~2顆檸檬，擠出檸檬汁，同時刨碎檸檬皮。接著，以1茶匙肉豆蔻（新

鮮或粉狀皆可）兌幾杯水的比例煮肉豆蔻。煮沸後，將肉豆蔻從火源移開，放入冷水裡，然後撈出加到番薯混合液裡。加入一些丁香粒，以及一小撮磨碎的肉桂和小豆蔻。蛋殼可以中和酸性，另外，如「水克菲爾（太陽菌菇）」一節所提，若你用的是水克菲爾顆粒，蛋殼還可以刺激酵種生長。因此，將一顆蛋的蛋殼洗淨，壓碎後加入混勻。

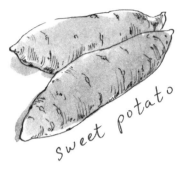

sweet potato

　　你可以用乳清、薑母酵種或水克菲爾來培酵番薯水。若你用的是水克菲爾，請注意，最後要將水克菲爾顆粒與刨絲的番薯分開會很難，也很乏味。所以，你要不就先用水克菲爾顆粒培酵出糖水，要不就用濾布把水克菲爾顆粒包起來，這樣才容易取出。

　　將番薯水發酵1~2天，直到混合液狀況良好且開始冒泡，便過濾到瓶子中。將密封的瓶子靜置於室溫下1~2天，直到瓶身充滿壓力。最後，在過度碳酸化導致爆炸之前，將瓶子移入冰箱冷藏。

別出心裁的汽水口味

　　番薯水、薑汁汽水、根汁汽水與水果汽水，這些飲料在碳酸化後的確可視為天然汽水。此外，任何風味都可以做成碳酸飲料。汽水的基礎配方是甜的水（用的是糖、蜂蜜、龍舌蘭、高粱、水果原汁，或任何碳水化合物甘味劑）加上調味品（水果、香料植物、精油）和菌種。接著，進行短時間發酵，然後密封在瓶中，直到瓶身壓力加大，代表飲料已碳酸化。

　　這裡羅列一些人們來信大力讚揚的口味：

- 將薑與胡蘿蔔汁一同發酵。費城的休爾（Mile Ciul）寫道：「那是我喝過最美味的飲料。」
- 將薑、肉桂、丁香、小豆蔻和糖蜜與水克菲爾一同發酵。田納西州希爾

<table>
<tr>
<td>畢莉斯的汽水口味</td>
<td>

畢莉斯（Nishanga Bliss）是舊金山灣區的針灸醫生，撰有《全年真食物：為了理想健康與全天活力，吃季節性的全食物》（*Real Food All Year: Eating Seasonal Whole Foods for Optimal Health and All-Day Energy*）。她同時也開課教授天然汽水發酵，並把她喜愛的一些口味寄給我：

- 朱槿加五味子，加不加玫瑰果皆可
- 枸杞加玫瑰果
- 接骨木加枸杞和朱槿
- 草莓加深紅皇后蕪菁（scarlet queen turnip）
- 檸檬加迷迭香
- 黑莓加朱槿
- 還有一位客戶從我開給他的胃灼熱處方中研發出自己的口味，就是新鮮的金盞花加上蜂花粉。

　　畢莉斯說：「我通常會用濃縮甘蔗汁或蜂蜜當甘味劑，酵種的話，則是用優格乳清、水克菲爾顆粒、益生菌膠囊（！），最近也常用薑－薑黃酵種（ginger-turmeric bug）。在薑母酵種中加入剛磨好的姜黃根可以產生更多泡泡（但有時會太多），但如果薑母酵種中的薑只用一半的量，風味就不會相差太多。」

</td>
</tr>
</table>

斯伯勒的霍爾（Bev Hall）寫道：「做出來的汽水帶有宜人的薑餅風味。」

- 松針：當吳芙人在日本時，她所待的那座農場每天都提供一種稱為三矢（mitsuya）的松木蘋果西打。「做法是在一只罐子中填滿松針，並在上面加滿糖水。」最後，加入酵種並裝瓶，你就會有松木風味的汽水了。

- 椰子水與山羊乳克菲爾：我在布魯克林的朋友萊恩寫道：「我會將發酵椰子水與山羊乳克菲爾混合，加入一些莓果，靜置過夜。成品不僅口感細滑、充滿氣泡，還非常美味！」

- 三石壁爐（Three Stone Hearth）是加州柏克萊的一個社區支持型廚房，

用許多不尋常的調味品製作天然汽水，包括「古典玫瑰」和許多不同朱槿的組合。

- 在北卡羅萊納州卡爾波羅市販賣發酵蔬菜的麥克奎爾（April McGreger）至今仍以實驗為樂，「金銀花、藍莓檸檬馬鞭草、檸檬迷迭香以及草莓玫瑰天竺葵都是備受喜愛的發酵汽水口味。」

大膽實驗吧！只要避免過度碳酸化造成危險即可。

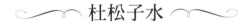

杜松子水

我從雷格布托和萊芬格（Maggie Levinger）那裡得知杜松子水（smreka）是波斯尼亞地區一種很棒的杜松子微氣泡飲料。兩人在舊金山灣區販售發酵食物和飲料。當時，他們周遊東歐尋找傳統發酵方法和實作指導，無意間走入塞拉耶佛的一個特殊機構，發現杜松子水。他們寫信告訴我：「杜松子水在波斯尼亞地區似乎沒有廣大的消費市場。」他們也相信自己是在穆斯林地區找到杜松子水，因為「杜松子水被當成酒精替代品」。兩人喝到的杜松子水是從冰箱取出來的，而且要趁冰涼時加上一大勺糖（我自己則喜歡室溫下不加糖，且裝在瓶子裡已有點碳酸化的杜松子水）。「我們詢問這是用什麼做成的，他們就只是不斷重複『杜松子』，似乎這就是唯一的原料，不過對我們來說，這有點荒謬，因為嘗起來是如此有活力且美味，裡頭應該還另外加了些什麼（瓶子頂端有白白的東西）。不過確實，他們只用了杜松子和某種酵母（酵母當然是天然的）。」

製作杜松子水的方法再簡單不過，只需要在裝了水的水壺或玻璃罐裡放入杜松子，完全不需加糖。我把從美國西部撿來的杜松子加在德國酸菜裡，但製作杜松子水的杜松子，則是從香料植物商那裡買來的乾燥杜松子。杜松子樹結出的杜松子大多美味又安全，包括歐洲刺柏（*Juniperus communis*），只有少數品種結出的杜松子被認為具有毒性，特別是歐亞的新疆圓柏（*Junipe-*

rus sabina）。如果你在陌生地方採集了杜松子，可以先嘗一顆，若味道出奇地苦，就趕快吐出來。只有味道溫和宜人的杜松子才可以食用。

4公升的水，我會使用500毫升的杜松子。為了釋放壓力，水壺和玻璃罐上要以布覆蓋或鬆鬆地蓋上蓋子。你也可以蓋緊蓋子，每隔幾天就鬆開，如此便能製出碳酸飲料。將杜松子水靜置發酵1個月，若天氣炎熱，時間就縮短一點。期間，杜松子會浮到上方，慢慢把顏色和味道滲入水裡，且開始冒泡。每週都要搖晃或攪拌數次。杜松子水一週內就會發展出清淡宜人的風味，發酵作用也會愈來愈活躍。雷格布托和萊芬格說：「當所有杜松子都沉到瓶底時，就代表杜松子水完成了。」但我通常會更早享用，之後我也會再加入第二輪水，不過這次水量較少，只會剛剛好蓋過杜松子。

∽∾ 諾麗 ∽∾

諾麗（Noni）以同名的熱帶果實製成。果實結自橄樹（*Morinda citrifolia*），原產於東南亞。過去的說法是：諾麗果隨著最早一批玻里尼西亞人抵達夏威夷。熟成的諾麗果有強烈的乳酪風味。夏威夷把諾麗果用於醫療，也當成染料。若作為食物，夏威夷等地都只在饑荒時吃，不然就是餵豬。但其他地方就比較常吃諾麗果。橄樹屬名Morinda源自morus，在拉丁語中指「桑椹」，而這種果實看起來也確實有點像桑椹。在夏威夷（也就是我遇見諾麗果的地方），諾麗果常用於醫療，一份人類學研究指出：「傳統上，夏威夷人把諾麗果用來醫療時，主要是外敷而不是內服。他們認為這種植物有清理血液、腸道和其他體內系統的功效。」造訪夏威夷時，我不小心感染了葡萄球菌，當時也是用諾麗果來局部濕敷，結果治癒了。

現代的夏威夷社會裡，家家戶戶都會發酵諾麗，但做法是否傳統，則有很大爭議。有個民族植物學的研究團隊這麼報告：「目前在夏威夷製作諾麗，最『傳統』的做法是發酵。通常會把果實密封在大玻璃罐中，靜置於陽光下數小時、數日或數週。」

諾麗果剛採下來時又硬又白，但很快就會變成滴著果汁的半透明果實，而這也意味著發酵作用已經開始！如果你是自己動手，就把果實放到玻璃罐裡，將罐子密封，以限制空氣流通，但要偶爾釋放一點壓力出來。罐中的果汁會漸漸增加，固體果肉則會減少。夏威夷大學網站上的資訊顯示：「果汁一開始是琥珀色或金色的液體，之後會隨時間加深。諾麗果汁能適應夏威夷溫差及光差大的環境，許多家庭都會把裝著諾麗果的大玻璃罐直接放在太陽下好幾個月，之後才取出飲用。」發酵時間可以是好幾天也可以是好幾個月，發酵完成後，把果汁濾出。研究團隊指出，「整座島的門廊和屋頂上都放著發酵容器，顯示大家都肯定諾麗的功效。同時，諾麗也喚醒了社群意識（社群意識正是諾麗能成功成為現代醫藥的關鍵）。」

康普茶，靈藥還是毒藥？

康普茶是由生物菌落發酵而成的含糖茶飲，有時會被比作氣泡蘋果汁。康普茶通常產自SCOBY，SCOBY也稱為「茶母」，mother。SCOBY是茶發酵時浮在表層的圓膜。生物菌落也可以透過康普茶繁衍生出下一代SCOBY。康普茶母與製醋時產生的副產品醋母極為相似，都由大量的共同生物組成。有些分析學家甚至指出兩者其實是同一種東西。

沒有任何發酵物能像康普茶一樣，一下子就變得炙手可熱（至少在美國是這樣）。康普茶的健康功效在許多地方都備受推崇，尤其是上一世紀的中東歐，不過，在美國則要到90年代中期才流傳開來。大約在1994年，我有位患有後天免疫不全症候群的朋友為了健康而開始製作並飲用康普茶，我才第一次喝到。儘管有很多人宣揚康普茶的好處，但康普茶還是被標榜成免疫系統興奮劑。那個時候，美國並沒有人販售康普茶，只有民間有愛好者在培育。如今，美國已經有數十家製作販賣康普茶的企業，從初創的小公司到跨國公司都有。僅僅2009年，美國領導品牌GT的銷售額便超過100萬瓶。《新聞週刊》報導，2008~09年間，康普茶在美國的銷售成長達四倍之多，

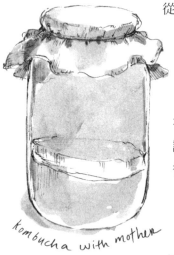

kombucha with mother

從8000萬暴增到3億2400萬美元。

康普茶的評價非常兩極，一派宣稱康普茶有驚人療效，另一派則嚴正警告康普茶具有潛在的危險。我個人的看法是，兩種論點都太誇張了，康普茶既非靈藥也不是毒藥。如同所有發酵物，康普茶含有你能接受或無法接受的代謝副產品和活菌菌種，因此，先嘗一點，看看覺得如何。

許多愛好者都認為康普茶是種神奇的靈藥。在澳洲，提倡康普茶的狄策（Harald W. Tietze）寫道他收過一份報告，內容描述康普茶能有效治療生理失調的問題，包括關節炎、氣喘、膀胱結石、支氣管炎、癌症、慢性疲勞症候群、便祕、糖尿病、腹瀉、水腫、痛風、花粉症、胃灼熱、高血壓、高膽固醇、風濕、牛皮癬、前列腺失調、睡眠失調、腸胃失調以及各種腎臟問題與硬化症。草本學家霍布斯（Christophe Hobbs）記錄了電子布告欄上的一些討論，包括康普茶可以治療後天免疫不全症候群、消除皺紋、去除肝斑、減少更年期潮熱，並有助於減輕肌肉疼痛、關節疼痛、咳嗽、過敏、偏頭痛和白內障。飽受這些症狀所苦的人可能會覺得康普茶改善了他們的健康，「但這些說法並沒有科學數據可以佐證」，霍布斯如此寫道。我們不能期待食物成為萬靈丹。

針對康普茶的療效，一個常見的解釋是康普茶含葡萄糖醛酸。這種人體肝臟內的化合物會和許多毒素結合起來，完成解毒。在德國，提倡康普茶益處的法蘭克（Günther Frank）解釋：「康普茶對特定的身體器官並不具有療效，但葡萄糖醛酸的解毒功效對整個人體組織都有正面影響。」然而，接二連三的實驗結果卻顯示康普茶並不含葡萄糖醛酸。或許，我們將葡萄糖醛酸與常出現在發酵品中的葡萄糖酸搞混了。1995年，有一小群康普茶愛好者以實驗檢測康普茶的化學組成，其中的羅森（Michael R. Roussin）表示：「矛

盾的報告結果，加上美國食品暨藥物管理局的警告，讓我想要仔細瞧瞧我究竟喝下了什麼。」在針對887個樣本進行質譜分析後，這個小組的結論是，康普茶並不含葡萄糖醛酸。

至於康普茶是否有潛在危險，美國疾病管制中心1995年出版的《發病率與死亡率週報》頭條標題用了「可能」這兩個字：「飲用康普茶可能會引發原因不明的嚴重疾病」。報導中，兩位愛荷華州女士在幾週內接連發病，其中一位更因此死亡。巧的是，她們每天都會飲用康普茶，甚至連使用的SCOBY都來自同一個地方。消息一發出，愛荷華州的公共衛生部門立即發布警告，禁止飲用康普茶，並聲明要等到兩起案件的茶經過檢定後才能解禁。不過，該部門也從沒能解釋康普茶為何與發病有關，以及其他115位同樣也被認定飲用了相同來源的民眾為何安然無恙。兩位女士的康普茶和SCOBY都被送去進行微生物分析，結果顯示「並未發現已知的人類病原體或是會產生毒素的生物」。

其他媒體也報導康普茶會帶來多種病症，但同樣沒指出病因及毒素。為了回應美國疾病管制中心這份報告引發的疑問，美國食品暨藥物管理局發布了一系列警示，警告康普茶的酸可能會把容器中的鉛和其他毒素溶出來，且「在未消毒的情況下自製這種茶，容易導致微生物汙染。」然而，如同其他調查研究，美國食品暨藥物管理局的微生物分析也「尚未發現任何汙染的證據」。

並不只有政府部門擔憂康普茶的安全性，真菌學家史塔曼茲（Paul Stamets）便於1995年發表一篇文章〈我在這團東西上的歷險〉。由於康普茶常被誤指為菇蕈，因此常有人向他請教。史塔曼茲的專長是菌種分離，對這個尚未經過透徹研究的混合菌種感到憂心，「我個人認為，在我們對這個菌種的正確使用方式還一知半解的時候，就把它分享給健康或生病的朋友，是需要受到道德譴責的。在未消毒的環境中製作康普茶，就像是在玩俄羅斯轉盤。」雖然我對史塔曼茲的真菌研究相當敬佩，但我還是不認為在家自製康普茶是隨便或危險的行為。包括康普茶在內的所有發酵物，都要先創造擇汰環境，才能確保成功。此外，若認為只有技術專家製作的康普茶（或任何發

酵物）才安全，那就是在否定長久以來不斷孕育發酵物的家庭和村落，並陷入對專業的盲目崇拜。我們要了解創造擇汰環境需要哪些條件，也要了解這不是在玩俄羅斯轉盤。基本的知識和覺知相當重要，具備了這些，你才能無懼地進行發酵。

製作康普茶

康普茶通常就只是加了糖的茶，再以特定的細菌和酵母菌落發酵而成。越來越多有創意的康普茶製作者會加入香料植物、水果和蔬菜，為康普茶增添新變化。但這些風味通常只在第二次發酵時加入，在那之前，茶和糖先經過第一次發酵。

談到茶，我指的是茶樹（*Camellia sinensis*）製成的浸泡液，而不是我們也稱為茶的花草茶（例如洋甘菊茶和薄荷茶）。你可以用紅茶、綠茶、白茶、莖茶、普洱或其他種類的茶，但要避開伯爵茶等風味和香氣較重的茶，因為裡頭添加的香精油可能會抑制發酵。你可以用茶包或散裝茶，也可以隨喜好把茶沖得濃一點或淡一點。我通常會把茶泡得非常濃，之後再加水稀釋並降溫，這樣就不用等到茶涼了才能加入 SCOBY。

要讓茶甜一點便加入糖。這裡的糖指的是蔗糖或甜菜糖。有些人說用蜂蜜、龍舌蘭、楓糖漿、大麥麥芽、水果原汁和其他甘味劑也會有很棒的結果，但其他人的SCOBY 卻因此萎縮死亡。同樣地，也有人說他們根本沒有用到什麼茶，只用香料植物茶或水果原汁來調味，就有很棒的成品。這些說法讓我產生一個結論，那就是正如某些人類、動物和植物可以在變異條件下適應得比較好，某些康普茶母也比其他茶母展現了更大的彈性和恢復力。我鼓勵你實驗不同的甘味劑和調味劑，但不要把僅有的茶母用光，而是只使用

SCOBY 的其中一層，剩下的仍用傳統介質（糖和茶）去護養。試做幾批看看，確認你的茶母仍繼續生長並興盛健壯。甘味劑的量可依個人喜好而定，我從不測量糖的量，只用味蕾判斷。你可以試試每公升加入 125 毫升（重量為 113 公克）的糖，充分攪拌至溶解。茶還熱時加糖比較容易溶解。嘗嘗看，並調整成喜好的甜度。

將甜茶放涼至低於體溫。如前文所述，將茶煮成濃縮液再加冷水稀釋會比較快。接著，將甜茶裝入寬口的發酵容器，最好是玻璃製或陶製（上的是無鉛的釉），同時避開金屬容器，甚至不鏽鋼也不要用，因為長時間接觸酸可能會造成金屬腐蝕。康普茶屬於好氧發酵，發酵作用會發生在接觸氧氣的表面，最好使用大型容器，而且不要裝滿，這樣才能有更多表面積發酵。

在放涼的甜茶裡加入一些成熟的康普茶，比率大約是甜茶量的 5~10%，這麼做不僅可以讓茶變酸，還有利於康普茶的微生物群維持擇汰環境，同時預防可能發生的汙染（如果你沒有成熟的康普茶可以當酸化劑，就以任何一種醋替代，但用的比率要更小，大約每公升兌 30 毫升）。將冷卻的茶、糖和成熟的康普茶一同裝進發酵容器，之後就可加入茶母。

理想上，茶母要漂浮在表面。有時茶母會先沉到底部，之後才慢慢浮上來；有時茶母的一角會浮上來，並在表面長出新薄膜。如果你的 SCOBY 在幾天後並沒有浮到表面或是產生新薄膜，就代表這個 SCOBY 不再有效。如果你的 SCOBY 尺寸形狀跟康普茶容器不同，別擔心，最後的新薄膜還是會長成相合的尺寸及形狀。一定要用輕薄且細孔多的布覆蓋容器，這樣在隔離蒼蠅和黴菌孢子的同時，也能保持空氣流通。將容器放在避開陽光直射的溫暖處發酵。

茶母可以用買的，或透過網路（見「發酵相關資源」）向其他康普茶自製者索取，或從市售的活酵康普茶中自行培育。要製作茶母，只要將一瓶康普茶（最好是無味）倒入寬口玻璃罐，蓋上濾布，等上大約一週即可（天氣寒冷時會耗時更久）。此時表面形成的薄膜就是康普茶 SCOBY。

當你用 SCOBY 製出更多康普茶後，SCOBY 就會變得更厚好幾層。你

愛基喬伊斯（Molly Agy-Joyce），明尼蘇達州塞佛河瀑城（Thief River Falls）

康普茶的共生關係

我培育康普茶「茶園」裡分出來的同支茶母已近4年，而我也認為這是共生關係給我的獎賞。我只不過是採收康普茶現有的東西，但這東西卻提供了我養分，以及一種與生活周遭所有微小生命相互連結的感覺。每當我到新地方落腳，康普茶便會以分子的層次幫助我融入當地。我會將康普茶分享給朋友和熟人，而這也讓我與其他人更加親近。

可以刮下來，用來起酵更多批康普茶，或是拿來分享。我曾經見過厚達15公分的康普茶母。巨大的SCOBY並沒有什麼特殊的好處，大多數人都會拿來分享，但我還見過或聽過更多使用方法：

- 將SCOBY打成糊狀，抹在臉上當面膜，直到SCOBY乾了為止。
- 田納西州納什維爾市的吉倫(Brooks Gillon)把SCOBY的薄膜折成花狀，製成乾燥花，非常漂亮！
- 在倫敦就讀時裝設計的李（Suzanne Lee）用SCOBY製作服裝，根據新聞報導：「當薄膜乾燥時，疊在一起的邊緣會『黏結』起來，壓熔縫合。當所有水分蒸散時，纖維會形成紙莎草般的致密表面，這個表面可以漂白，也可以用水果或蔬菜染料（如薑黃、木藍和甜菜）上色。」
- 有幾個人說他們將SCOBY和醋母鋪在框框上，在上面作畫。SCOBY和醋母是由纖維素組成，就跟紙一樣。
- 在菲律賓，人們會在椰子水或混合了糖水的鳳梨汁上培養厚厚的SCOBY，然後煮成糖果，稱為納塔（nata）。你可以像這樣將康普茶SCOBY轉變成糖果，詳細做法見下節說明。

　　最適合康普茶的環境是21~30°C的溫暖環境。發酵時間則依溫度與你喜歡的酸度而定。若天氣溫暖，我通常會發酵10天。每隔幾天就嘗嘗味道，

以評斷是否要繼續發酵和酸化。在寒冷的地方，如16°C時，就需要非常長的發酵時間。在冬天，我有時會把康普茶靜置發酵好幾個月，直到得出我想要的酸度。

一旦康普茶達到你想要的酸度，就將SCOBY取出，將康普茶裝瓶（但要留一些以酸化下一批康普茶），沏更多甜茶，展開新製程。如此持續不斷的節奏會做出最好的康普茶，因為SCOBY需要不斷的護養以維持生氣活力。倘若你要離開一陣子，可以將SCOBY留在康普茶裡好幾個月，等回來之後再重新開始餵新甜茶。

當康普茶達到你喜愛的酸度後，你可以有幾種選擇。最簡單的方式就是喝掉，然後將剩下的裝瓶冷藏。如果你想要進一步加味，可以加入水果原汁、蔬菜汁、甜的香料植物茶或湯，並進行第二次發酵。我試過最令人興奮的康普茶就是照這個方式做的。當時我為了一個品酒派對前往柏克萊拜訪我的朋友，他們的康普茶有著不可思議的創新風味：有佛手柑（一種柑橘水果）、薄荷加上蜂花粉；有蕪菁（噢，真棒！）；還有甜菜。他們用綠茶、糖和康普茶母進行第一次發酵，倒出康普茶後，再混入水果原汁或蔬菜汁進行第二次發酵。最後，在裝瓶時混入一點點蜂蜜，進行碳酸化。

第二次發酵可以像第一次一樣，在開放的寬口容器中進行好氧發酵，或是你也可以選擇密封或氣密的容器。在開放容器中，甜康普茶可能會在表面發展出新茶母，生長情形也會繼續由醋酸菌主導。在密閉容器中（可以作為最後的盛裝容器），甜康普茶則會產生更多酒精與乳酸。

即便你沒有要在第二次發酵時加入其他材料，還是可以在瓶中進行碳酸化。在康普茶仍帶點甜味時，就倒入能夠密封的瓶子裡，讓康普茶在密封瓶中繼續發酵幾天，引發碳酸化。裝瓶時，加入一點新鮮的甘味劑，這樣可以增強或加速碳酸化，但要小心過度碳酸化造成的危險。

有個問題仍不斷浮現：成熟的康普茶中究竟是否有糖和咖啡因？以糖來說，康普茶裡的糖確實都會代謝成酸，所以你可以將康普茶發酵到完全無糖的程度，只不過此時的康普茶嘗起來可能就像醋。大多數人還是比較喜歡

康普茶帶著甜味，因此康普茶裡多少還是留有一些糖。至於咖啡因，霍布斯將康普茶送到實驗室分析後，發現康普茶裡含有100毫升的咖啡因。儘管這個量遠少於1杯茶裡所含的量，但還是顯示出康普茶確實含有咖啡因。羅森（Michael Roussin）根據他的實驗結果指出，康普茶在發酵期間，咖啡因的量是穩定不變的。不過，咖啡因的量會隨著茶量、種類及沖泡時間等原因而有所不同。認為康普茶能去除茶裡的咖啡因，這個觀念是沒有事實根據的，因此，若你想要避開咖啡因，就用低咖啡因或無咖啡因的茶製作吧。

　　另一個議題是康普茶的酒精含量。就跟大多數發酵食物（如德國酸菜）一樣，康普茶多少含有微量酒精。康普茶的酒精含量大都低於總量的0.5%，因此在法律上被認定為非酒精飲料（果汁、汽水、「非酒類」啤酒，甚至麵包和麵包製品都含有低於0.5%的微量酒精）。不過有時候（尤其是在密封瓶中進行第二次發酵時），康普茶的酒精含量會超過0.5%的合法標準。2010年6月，美國財政部酒菸稅務暨貿易局針對市售的康普茶產品抽樣檢測，發現部分產品的酒精含量超過合法的0.5%，於是發表了一份「指導文件」，宣告「酒精含量超過0.5%的康普茶都是酒精飲料」。這項宣告也使得許多零售商將康普茶下架，直到產品得到更嚴格的控制。製造商的部分，有些人因此開始限制瓶內發酵，有些則放棄康普茶的傳統製法，改採實驗室裡經過認證的酵種。

　　最後，針對有時會在康普茶SCOBY上長出的黴菌，我要提出幾點注意事項。我遇過這種情形，而我的解決方法是將SCOBY取出，刮掉黴菌，將SCOBY清洗乾淨，喝掉康普茶，並重新利用這份SCOBY。這個處理方式從來沒有遇到任何狀況，但在讀了史塔曼茲的文章後，我會建議要更加謹慎。他寫道：「我發現的康普茶漂浮物中，最讓我感到憂心的是麴黴（Aspergillus）。」與千年來製造米啤酒、味噌、醬油等發酵物的米麴菌和醬油麴菌不同，有些麴黴會產生毒素，「我擔心發酵愛好者會以為只要用叉子把麴黴菌落撈出來，菌種就可以回到乾淨無汙染的狀態。這是個危險甚至致命的假設。麴黴的水溶性毒素是極有可能致癌的。」記得要取前一批成熟的康普茶

來酸化新一批康普茶，以避免黴菌產生（若沒有成熟的康普茶可用，可以用醋來替代），但如果黴菌還是出現了，就丟棄這批康普茶和SCOBY，製作新的SCOBY。

康普茶糖果：納塔

在菲律賓，納塔是在椰子水和鳳梨汁醋化發酵後，取表面的厚纖維質製作而成。我曾把製作納塔的方法用在康普茶母種上，結果製出又甜又濕的軟糖，而這個帶有一點酸味和茶味的糖果，也幾乎讓所有嘗過的人都喜愛不已（包括孩童）。整個製程非常簡單，且無論使用郡母（jun mother）或醋母，處理方式完全相同。

取一份至少1公分厚的康普茶母種，沖洗後用利刃切成一口大小，再浸泡冷水10分鐘。瀝乾後，重新沖洗浸泡，然後換裝到一只鍋中加水（水位要超過康普茶母種），沸煮10分鐘。接著，瀝乾、沖洗，再沸煮10分鐘。之所以重複浸泡和沸煮，是為了盡可能去除康普茶母種的酸。如果你喜歡酸一點，就減少沖洗和沸煮次數，像我的朋友比利就把沖洗和沸煮步驟一起省略，只因為原封不動的酸味讓他想起蘋果派的滋味。比利說：「這是我享受康普茶的新方式！比起用喝的，這種滋味來得更好。」

要把康普茶母種製成納塔，方法就是撒上糖覆蓋，糖量大約等於康普茶母種的體積。加了糖之後便加熱，讓康普茶母種在逐漸形成的糖漿裡沸煮約15分鐘，接著離火，使母種慢慢冷卻。放涼後，把糖漿倒進烤箱裡烘烤幾分鐘，或者你也可以直接風乾。這些步驟完成之後，你就有康普茶糖果可以享用了。

比利愛極了他自創的方法，也就是不去除康普茶母種的酸也不烹煮，只有在最後進行乾燥（如果是要製作活酵康普茶糖果，你可以風乾，或是用食物風乾機代替烤箱）。比利在碗裡鋪一層糖、一層酸的康普茶，如此交替重複，接著倒入冷卻的糖漿（還有奶油和香草）浸泡一夜。隔天一早，他將

碗裡的東西取出放進烤箱低溫烘烤，最後撒上結晶的糖漿，製造出焦糖般的風味。

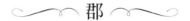

郡

郡類似於康普茶，但比康普茶熟成得快，也可以在較低的溫度下保有菌種活動力。郡的製作過程與康普茶完全相同，差別只在於使用的不是糖而是蜂蜜，因此會散發出一股獨特的討喜風味。關於郡的歷史，由於遍尋不著可靠資訊，因此我的結論是，郡是康普茶族系中較晚近才分支發展而出的。有些網站說郡來自西藏，在西藏已有1000年的歷史，但是關於西藏食品的書籍，甚至是關於喜馬拉雅發酵食品的專書，卻都沒有提及。不論郡是否真有1000年的歷史，它都十分美味。郡的文化面貌模糊、蹤跡難覓，但主要集中地看來是西北太平洋地區一帶，例如奧勒岡州尤金市的品牌「香草靈藥集散」（Herbal Junction Elixirs）就有市售商品。

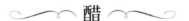

醋

很多人都發現康普茶SCOBY經常與醋表面發酵形成的醋母是相同的（或是幾乎相同）。有些人甚至將康普茶形容為未熟成的醋。醋可以用任何發酵酒精或可發酵糖的溶液製成。在第三章，醋是釀酒過程中可能出現的失敗成果，因為發酵中或已發酵的酒精飲料一旦接觸到氧氣，就可能刺激好氧醋酸菌生長，使酒精代謝成醋酸，即一般所說的醋。葡萄酒會產生葡萄醋，蘋果酒會產生蘋果醋，啤酒會產生麥芽醋，以米為基底的酒則會產生米醋。

製醋其實不需要醋母。自稱為「醋人」的迪格斯（Laweance Diggs），不僅寫了一本書《醋》（Vinegar），還在南達科他州羅林斯市開了一間醋博物館。他說：「我們現在知道醋母其實並非必要，只要醋酸菌在適當環境下存活於適當溶液中，醋就會自然而生。」

　　一般來說，醋酸菌無所不在，因此，將任何不含防腐劑的發酵酒精暴露於空氣中，最後都會產生醋。不過，若你加了一些**活醋**（大約是用來發酵為醋的酒精量的 1/4）當作酵種，醋的生成就會更快、更有效率也更確實。大多市售的醋都經過高溫殺菌處理，裡頭已經不含有活的醋酸菌，但還是有些品牌會販售生醋，例如布雷格（Bragg）。許多人也開始回溯古希臘哲學家希波克拉底（Hippocrate）的說法，認為生醋有益健康。製醋時，你可以用前一批的成品作為下一批的酵種。

　　製醋時，要使用非金屬容器，且與空氣的接觸面積越多越好。有種傳統的裝置是將木桶側放，內容物不能超過半滿。缸、寬口罐或是碗也適用於這個做法。不超過半滿是為了使表面積和體積比達到最大值。蓋上一塊透氣的布，以防止蒼蠅進入同時保持空氣流通。靜置於 15~35°C 進行發酵，並避開陽光直射。發酵所需時間會依溫度、酵種、氧化作用和各種比例而異，但通常是 2~4 週。

　　當酒精完全轉化為醋酸之後，務必要換裝到密封容器，如果繼續暴露於氧氣中，醋酸菌就會將醋酸代謝為水和二氧化碳。迪格斯解釋：「雖然空氣在醋化過程中相當重要，但這個階段並不希望有空氣存在。醋的酸度會在達到高峰後開始下降，一旦降到 2% 或者更低，其他微生物就會相繼出現並主導接下來的發酵作用。」

　　要判定酒精是否已經完全代謝成為醋，方法有二。對於一般自製醋的人來說，用聞和嘗的方式來判斷就相當足夠了。另一種較為科學的方法則是化學滴定法，網路上很容易就可找到較便宜的滴定裝置。

　　一旦你認定酒精已經轉化為醋酸，即可裝瓶。如果你要進行高溫殺菌以維持更高的穩定性（一如許多製造商的做法），請務必注意，60°C 就會摧毀醋酸菌，71°C 就會使醋酸完全蒸發。將醋裝滿小窄頸瓶，並緊緊密封起來。許多製醋的人會用蠟封起瓶口，以防止進一步氧化。如同酒，醋經過裝瓶後熟成，會發展出更佳風味。迪格斯建議，將醋裝在有著橡木碎片的瓶子中，熟成至少 6 個月，「醋裡的酯和乙醚會越發熟成，使成品呈現更好的品質」。

　　用完全發酵的酒精來製醋是最有效率的方式，不過任何可以製成酒精的甜溶液也可以用來製醋。在《自然發酵》一書中，水果塊和鳳梨醋的食譜便只要求以糖和水蓋過水果塊和果皮。1公升的水兌上125毫升的糖。將混合液裝在碗或寬口容器裡，暴露於空氣中發酵，同時蓋上一塊布防止蒼蠅。定期攪拌相當重要（尤其對初期階段來說）。如果沒有經常攪拌，不僅耗費的時間較長，表面還可能長出黴菌。一旦混合液出現活躍的冒泡現象，就濾出水果塊並導入活醋酵種。接下來，就仿照發酵酒精製成醋的方式來進行，不過過程可能會稍微久一點。

舒樂雞尾酒

　　醋可以當作酸性滋養飲料的基底。以醋為基底的水果醋飲有個傳統名稱，叫做「舒樂雞尾酒」。瀏覽19世紀的食譜書後，你會發現，製作水果醋飲的方法真是千變萬化。儘管如此，一般大多還是要求將醋倒在新鮮莓果上（其中以覆盆子最常提及），靜置隔夜後將莓果濾出，然後在帶有水果風味的醋中加入糖（通常1公升的醋加上1公斤的糖），最後烹煮成糖漿。冷卻後的糖漿會儲存起來，飲用時再依口味加水稀釋。

　　除了水果，你也可以嘗試在醋裡浸泡薄荷等香草。你可以使用蜂蜜或其他甘味劑，也可以跳過烹煮的步驟，僅以攪拌使蜂蜜和糖溶解（若你用的醋是自製的生醋，尤其可以這麼做）。另外，若想要舒樂雞尾酒有氣泡，就用蘇打水取代水來稀釋。

疑難雜症解答

• 發酵作用遲遲無法開始

　　可能是你的酵種已經失效，也可能是溶液過熱使得導入的菌種死亡。另

外，或許是你放置酵種的地點溫度太低，試試擺放在溫暖一點的地方。含氯的水也可能抑制發酵作用。如果這個情形是發生在薑母酵種，有可能是因為你使用的薑經過輻射殺菌處理。用有機的薑再試一次看看。

• 味道太酸

這表示你發酵過頭了，可以試著縮短發酵時間。不過，許多飲料（尤其是康普茶）儘管過酸，仍可拿來當作醋使用，或是你也可以再加一些水或蘇打水稀釋補救（還可依個人喜好加入甘味劑）。

• 味道太淡

下次可加入更多調味材料（如：薑、茶、番薯、莫比樹皮、水果等任何可調味的原料），也可加糖。

• 表面長出黴菌

使用熟成的康普茶或醋來酸化康普茶，可防止表面生成黴菌。其他發酵物則可盛裝在開放容器中，每天定時攪拌與搖動來防止黴菌。製醋時，每天都要攪拌糖液直到母種形成。母種形成後便能持續酸化液體，如此將有助於阻止黴菌生成。要注意的是，此時若繼續攪拌會對母種造成干擾。

• 康普茶母種沉到底部

有時在你將康普茶母種放入冷卻的甜茶後，母種會下沉而不是浮到表面。請耐心等待，通常數小時內母種就會浮到表面。即使沒有浮上，母種的一個邊角也會浮到表面並發展出薄膜，新的母種便會由此誕生。如果上述情況都沒有發生，就代表你的母種已經失效。把失效的康普茶母種製成納塔，然後另尋母種，或是用高濃度的熟成康普茶（1/4～1/2）來製作康普茶，如此，表面就會成功長出新母種。

• 很難濾出卡瓦斯裡的麵包

製作卡瓦斯最困難的部分，在於將麵包吸取的汁液全數擠出。你可以在鋪有好幾層濾布的瀝籃上進行這項工作。將瀝籃裝滿麵包，然後把濾布的四個角拉聚在一起，扭轉出汁液，再從不同角度揉壓布裡的濕潤麵包球，同時盡可能擠出汁液。最好擠到一滴都不剩。

• 水克菲爾顆粒停止增生

水克菲爾顆粒通常都生長得相當快速。理想條件下，在每次餵養新鮮的糖之後，顆粒的數量都會呈雙倍以上成長。若你的水克菲爾顆粒並未增加，可能代表這些顆粒已經失效。水克菲爾顆粒在沒有餵養新鮮糖分的情況下，置於酸性溶液數日後就會形成醃浸狀態。因此，當你發現有更多水克菲爾顆粒冒出，就要更常餵養，以避免這個情形發生。

• 水克菲爾顆粒消失了

如果將水克菲爾顆粒置於酸性溶液中，且沒有餵養新鮮的糖，就會使顆粒變成醃浸狀態，之後就會慢慢消失。

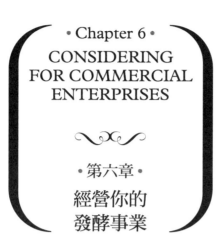

• Chapter 6 •

CONSIDERING
FOR COMMERCIAL
ENTERPRISES

• 第六章 •

經營你的
發酵事業

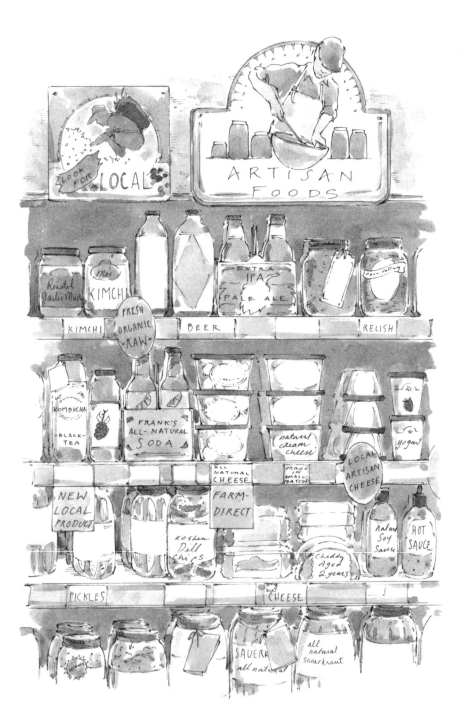

這本書最大的目的，是希望讓大家都自己動手做發酵，而我也衷心鼓勵有興趣的人盡情從事各種實驗。但儘管我自己嘗試了各種實驗，其中許多我也只做過一兩次，而且不太成功的例子還挺多。此外，我也不可能為了完成所有發酵實驗，一天到晚都在發酵，這麼做非但不實際、沒意思，更無此必要。透過私下餽贈、以物易物，或是商業生產，我們可以交流各自的啤酒、麵包、酸菜、天貝、康普茶等各類發酵物。因此，我們無需（其實也無法）自給自足，畢竟透過交換可以拓展出更多可能性。

從歷史角度來看，發酵催生了專業化，過程中也淬鍊了技術。人們在各個發酵領域貢獻了他們的專業和一生。雖然發酵物製作在根本上都很簡單，但在技術上卻發展出重要的細微差異。發酵物能為原產品增添附加價值，透過偉大的技術和工藝技巧，讓生鮮農產品轉變成品質穩定且可運送的佳餚，進而占據超市貨架與我們的廚房。

在食物和經濟重新在地化的風潮下，在地農業開始重振，地區性的發酵事業也隨之再生。發酵事業為擁有發酵技術的人開創了很大的可能性，使他們得以將此做為謀生方式。這樣的經濟發展也立基於真正的生產、創造出真正的價值，以及帶來真正的獲益，更透過擴大在地食物的供應範圍，為社區創造更好的選擇。我們可以自己振興當地發酵物的商業生產，如設立小型釀酒廠、農莊乳酪和手工烘焙坊。我們不需要由別人插手來做這件事。就跟自製發酵一樣，復興在地發酵事業必須自己動手來。

本章收集了小型發酵事業創立者提供給我的故事和指導，而我也透過交流網絡，進一步散播相關的發酵資訊。我遇過許多人，一開始在無執照的情況下從事地下發酵事業，後來事業有成，每年營業額達數百萬美元。但我必須聲明，我從未經營任何食品製造業。對我來說，食物只關乎歡愉、探索、創造、分享，有時甚至是場正義之戰，因此，讓食物進入商業生產的模式從來就不是我的追求。為了生產而製作，有可能（但不必然）會扼殺愉悅的感

受，且最終結果也可能（但不必然）與原初的理想有所衝突。華盛頓州奧林匹亞市發酵社群「奧利酸菜」（OlyKraut）的珊黛（Sash Sunday）思索道：「要在以利益為優先的商業經營以及與食物共事的志業之間求得平衡，無疑是最大的挑戰。在這個社會中，生意要永續經營勢必追求某種程度的資本主義，有時候很難知道什麼樣的抉擇才是最好的。」生產作業有許多模式，而我會在這章特別提出某些模式。人們在發酵上投注的巧手靈心和創意，也同樣可以發揮在經營發酵事業上。

品質一致性

對於在家進行發酵實驗的人來說，品質是否一致未必重要。我個人就很滿意每次可以製作出不同味道的味噌和酸菜，而這也成了我持續探究的動力。市面上有少數產品就是以單品之間的「不一致性」（獨特性）行銷，結果也相當成功，例如紐約州的「啟蒙酒廠」（Enlightenment Wines）就是以此產製與行銷自家同中有異的商品。

不過，商業規模的生產通常都需要品質達到某種程度的一致性，這對瞬息萬變的微生物界來說無疑是項挑戰。我們所依賴的細菌和真菌對於溫濕度、營養物質及環境中的其他變因都非常敏感，除了生長狀況會不斷改變群體密度，代謝副產品也會改變生長環境，進而造成群體演替。因此，發酵結果往往會有差異。為北卡羅萊納州卡爾波羅市的發酵蔬菜品牌「農夫的女兒」（Farmer's Daughter）工作的麥克奎爾說：「因為我的工作幾乎是直接面對顧客，所以我也會盡可能趁機教育顧客，讓他們知道成品為什麼會有差異。我喜歡把每批產品都提供給顧客試吃，讓他們知道自己買到的是什麼。」

密西根「耶姆斯滋養培養物公司」（Yemoos Nourishing Cultures）裡專事繁殖並販售菌種的普約爾夫婦（Nathan and Emily Pujol）說：「一般來說，為了避免浪費食材和時間，我們必須在時間掌控上更有紀律，讓發酵成品的品質更一致。」然而，發酵物難免會有變化。「各菌種會依季節歷經不同階

段……我們不斷調整，為的是妥善安排出一套時程表。此外，我們自己也試驗了許多時間點，沒找到最適合菌種生長的時機不罷休。」培養菌種比其他發酵工作更需要持續的專注力，而且對於時常外出或是度假的人來說，就是項不可能的任務。

季節變化對於發酵事業來說，有著許多潛藏的影響。溫度起伏會加速或減緩發酵作用、刺激不同生物或酵素活動力，季節也會影響你是否能取得重要原料。奧勒岡州的史密斯（Cathy Smith）正在考慮是否要開創蔬菜發酵事業，她在電子郵件中提到了目前遭遇的問題：「面對隨著季節變化的食材，我實在不知道該如何架構出一套創業計畫。」另外，她也寫道：

> 66 我的醃菜要製作出足夠供應一整年的量嗎？如果要的話，我該如何妥善冷藏？另外，到了冬天，我在把醃黃瓜自然消耗完之後，要以醃甜菜替代嗎？兩者似乎都有市場。99

只要是在地蔬菜的發酵事業，這都會是個大問題。寇比（Marko Colby）在華盛頓州湯森港市的米多麗農場（Midori Farm）製作酸菜，他說：「我們還是喜歡6~11月裡的包心菜品質，此時採收並儲存的包心菜質地往往較脆，風味也較強烈。我們還在想辦法如何能完全採用在地食材，又能滿足全年的需求。」製作發酵蔬菜的人大多堅持使用當地出產的產品、在當季進行發酵，接著藉由低溫儲存發酵產品，以此保存一整年。

全年的溫度變化也會對發酵作用有所衝擊，有些商家會避免在夏季高溫時進行發酵。麥克奎爾說：「夏季時，我會縮小發酵工作的規模，因為高溫會使酵母及黴菌較難控制。也因為夏季是忙著製作果乾與果醬的季節，所以對我來說這麼做是可行的。然而，若是製作需嚴格控管的發酵產品，我就不確定這套方法是否可行了。」由此可見，多角化生產能彌補這樣的不足。

有些商家則可適應季節帶來的高低溫變化。布洛克（Erin Bullock）在紐約州羅徹斯特市的「小小世界食品」（Small World Food）裡從事烘焙和發酵蔬

菜，她說：「所幸，大多數因季節而產生的變化都是漸進的。」另外，她也觀察到：

> ❝ 冬季來臨時，麵團的膨發時間會稍微拉長，我們注意到了這一點，所以將發酵移至廚房較溫暖的角落進行，同時調高醒麵機的溫度、增加酵種的用量等。當我們改用不同批的小麥，帶來的變化更為劇烈，因為小麥會依當年的氣候、品種、土壤、播種和收成進度……而有不同特性。不同批次小麥差異真的很大，需要花點時間才能適應。我們希望這些測試的批次不會太多，或是得拿來交貨。❞

　　普約爾夫婦在家庭規模的菌種培養和繁殖作業中，會把層板和壁櫃安排在「屋內特意找尋的適當地點，以求全年都能避開陽光直射，也不會過熱或過冷。換季時，我們也會重新布置屋子，讓這些地點維持在理想的狀態」。此外，某些地區的溫度就是比較穩定。米多麗農場的寇比寫道：「我們很幸運，這裡的氣溫有普吉特海灣與聖胡安海峽調節。這對於深受溫度影響的發酵來說真的很理想，有助於生產出品質一致的成品。」相較之下，位於加州聖塔克魯茲市的發酵蔬菜製造商盧卡斯（Kathryn Lukas）說，在歷經夏季熱浪使兩桶酸菜變軟之後，她不得不在酸菜熟成室裡安裝一台冷氣機，使溫度維持在18°C。盧卡斯下了這麼一個結論：「對於大規模生產而言，維持溫度一致格外重要。」

　　一些製造商也針對維持發酵品質提供了其他建議。布洛克的告誡是：「把每件事物都記錄下來。」因為要衡量配方、過程及環境條件中的些微變化，有時得花上一些時間。加拿大魁北克省聖艾德韋奇鎮「考德威爾生物發酵」（Caldwell Bio Fermentation）公司的高曼（Simon Gorman）便提出一套科學方法：「為了使產品標準化，你要確認自己具有足夠的科學知識作為後盾，如此才能全盤了解你的發酵物，也才能在處理複雜的『生命過程』時，應付各種無可避免的突發狀況。」生產發酵蔬菜的考德威爾生物發酵公司曾與加拿

大農業研究站攜手開發蔬菜酵種，目前這個酵種也已進入產製和販售階段。

維持品質的一致性不代表沒有實驗空間。有些製造商除了製作可以遠距配送的主打商品，也會在限定範圍內製作具實驗性的少量商品。在加州柏克萊市「培酵醃菜商店」（Cultured Pickle Shop）的豪茲文（Alex Hozven）說：「看看前面的冰櫃，目前我們已經有10種酸菜、8種康普茶、15種季節性醃菜，以及3種傳統日式漬物（糠漬、粕漬、味噌漬）。不過，只有酸菜是我們會量產並配送到整個北加州的商品，其他商品都只會在店裡及農夫市集上零售。」對於豪茲文及大多數的製造商來說，無論具實驗性的產品多麼有趣又有意義，最終構成生意核心的還是最令人熟悉的產品。佛羅里達州蓋恩斯維爾市的天貝製造商蓋伊（Art Guy）說：「我們最近製作的斑豆天貝和黑豆天貝在市場上銷路都很好。另外，我們也嘗試將天貝打進主流餐廳，讓天貝出現在菜單上，而不只是人們口中的古怪產品。」

首要步驟

所以，當你開始考慮把對發酵的熱情轉移到經營小型生意上，該從何著手呢？寇比建議：「首先，要非常精通整個發酵程序。從小量開始著手，並且要注重品質。」普約爾夫婦則建議，在著手生意前，要用一整年的時間來練習製作發酵品。「嘗試投入發酵事業之前，至少得先在夏季高溫及冬季低溫下做過才行。」

小規模經營時，或許還可用口耳相傳的方式避開監管單位的「雷達」，不過，要成為「合法的」食品製造事業，你還是得獲得監管單位的許可。麥克奎爾建議：「先弄清楚當地政府的相關規定，每個地區的規定都有可能不同。」許多地方的推廣服務中心、監管單位或教育機構都有提供課程，幫助申請人了解如何取得許可和認證。在賓州創辦「立提茲醃菜公司」（Lititz Pickle Company）的歐蘭尼克（Mark Olenick）建議：「你可以搜尋附近有開設食品科學課程的學院或大學，這種學校通常會有與創業相關的推廣課程，也

多半設有補助金來支持草創事業。」

　　要減少創業開銷和避開監管的其中一個方法，就是共用廚房設備。在俄亥俄州辛辛那提市經營「法柏發酵」（Fab Ferments）的德馬可（Jennifer De Marco）解釋：「我們花了整整一年，去研究創立小型食物製造業的必備資訊，最後決定要在備有培養設備的共用廚房裡展開我們的事業。這決定對我們是好的，因為這麼做可以省去廚房的維護和建造費用。」這種備有培養設備的共用廚房越來越多，有些還十分支持小型企業發展。如果你的事業還在起步階段，你可以繼續在那裡維持事業，而無需投注大量資本，且就算事業失敗了，損失也不至於過大。但如果你的事業已逐漸起飛，共用設備或許就會不敷你的需求。麻州格林菲爾德市「真正的醃菜」（Real Pickles）的創辦者羅森伯格（Dan Rosenberg）說：「在社區廚房做了7年之後，我們終於在去年買下屬於自己的地方，改建成專屬的醃菜工廠。目前營運狀況也已經步上軌道。」

　　大多數與我交談過的發酵經營者都建議從小規模開始著手。麥克奎爾原先是在家中經營事業，她說：「我會建議從小規模開始再逐漸擴大，也就是說，先從維持日常工作做起。同時，找到可以供應原料之處，並了解你的市場和競爭條件（價格、需求等等）。我極力推崇與顧客面對面的銷售方式，也因此，農夫市集成了我事業起飛的地方。」

　　從小規模起步可以讓新創的事業在進場投資前，有機會了解產品的市場需求，以及這種做法是否能賺到錢。無論開創事業的野心多大，這些問題都是事業最終是否可行的關鍵所在。對此，加州希爾茲堡市醃菜與酸菜製造商「亞歷山大山谷美食家」（Alexander Valley Gourmet）的艾瑞斯（Dave Ehreth）評論道：「每種事業都必須迎合未被滿足的需求，或是要開發新產品來創造需求，新創的事業也不例外。以發酵為主的新創事業應該要能為市場帶來一些刺激和新東西。」

　　許多地方（包括我住的鄉間地區）就是買不到當地種植的植物和發酵食物，因此，發酵食物在這裡就沒有市場。不過，究竟潛在市場有多大、你要

如何探觸這個市場，以及你要如何讓這個市場出現，都是值得探究的。肯塔基州法蘭克福市的蓋爾（Brian Geier）自行種植、發酵蔬菜，並以「酸的力量」（Sour Power）品牌販售自家產品。他說：「酸菜會為自己發聲，而人們也吃酸菜，因此，我們賦予自己的任務就是，只要供應周遭的小城鎮就好……我有種預感，不久之後就會有許多小型發酵事業一一冒出。」其他地方（如舊金山灣區和麻州西部的先鋒谷）也有許多不同型態的在地發酵事業，並伴隨許多不同的產品選擇。對此，艾瑞斯說道：「當時雜貨店的貨架上還沒有出現活酵產品，因此我們這些早早進市場的人便占了優勢。不過，發酵食物的市場就跟其他市場一樣，如今已變得更加競爭。」

然而，若不同型態的發酵品之間能夠互補，那麼也一定能共同打造出市場力量。在麻州格林菲爾德市經營「卡塔利斯特康普茶」（Katalyst Kombucha）及「綠河仙饌」（Green River Ambrosia）的薩維特利（Will Savitri）寫道：「我想說的是，在麻州，我們的處境非常特殊。我們這種以自然發酵品為主的中小型企業可能比美國其他地方來得還要密集。」除了卡塔利斯特康普茶和綠河仙饌，方圓32公里內還有「南河味噌公司」、「真正的醃菜」、幾間啤酒廠、釀酒廠與烘焙坊，還有「西郡蘋果酒」（West County Cider）、「穴居者之食」（Caveman Foods）的水克菲爾蘇打水，以及「山谷麥芽」（Valley Malt）[1]。

此外，也有些兼具天分與運氣的製造商，在對的時機以對的產品占到了對的市場。在加州聖塔克魯茲市經營「農莊培養物」（Farmhouse Culture）的盧卡斯三年前才首次讓自家的醃菜上市，她說：「我們現在一個月銷量大約3600公斤，且仍在穩定成長。新鮮酸菜確實能迎合加州人的胃口。」在北卡羅萊納州阿什維爾市經營「布其康普茶」（Buchi Kombucha）的斯康博（Nathan Schombe）也說：「我們總是供不應求。」另外，在紐約市哈德遜河谷經營啟蒙酒廠的里昂斯（Raphael Lyons）表示，在他首次宣布他的「社區支持型酒品」（Community Supported Alcohol）計畫時，「我收到了一大堆表示對

1　美國國內少數的小型麥芽酒廠。

此有興趣的回應,部落格的討論也瞬間暴增。幾天之內,『社區支持型酒品』的會員數便銷售一空。」

　　儘管有這麼多成功的案例,成功卻不是絕對。加州馬林郡「西方自然發酵物」(Wild West Ferments)的雷格布托(Luke Regalbuto)說:「要有心理準備,你可能會忙得沒日沒夜卻賺不到錢,甚至好幾年都賺不到錢。」在北卡羅萊納州阿什維爾市創辦「活力發酵物」(Viable Cultures)已有1年的摩伊斯(Brian Moes)則稍微樂觀:「就我的經驗來看,儘管營利以及財務狀況仍不夠明確,但要維持營運似乎還是非常有可能的。」

　　一頭栽進醃菜事業已超過十年,事業正開始邁入發展的羅森伯格則告誡:

> ❝發酵食物在市場上仍有著明顯的局限。儘管自然食物及農場導向的市場是很棒的利基,但更重要的是,實際去面對把產品銷售到傳統市場的挑戰。
>
> 　　無論你有沒有在販售自製發酵產品,你都要盡可能追求產品品質的一致性,並準備好投注資源去教育潛在客戶群有關發酵產品的「非傳統特色」。❞

　　許多發酵從業者都會一再教育客戶。布洛克說:「確認購買你家產品的人都知道必須將產品保持在冷藏狀態,因為這並不是那種經高溫消毒的能穩定儲放的市售產品。」普約爾夫婦的看法則是:「我們要給發酵事業正起步者的建議是,銷售同時一定要讓購買者了解產品並進行教育。」

擴大生產

若要將發酵擴展到商業規模,很多事情都需要學習。羅森伯格說:

> ❝我們發現擴大生產非鹵水醃製的醃菜(如德國酸菜、胡蘿蔔絲等)

是沒有問題的，但鹵水醃製品（尤其是醃黃瓜）因為跟鹽的濃度息息相關，所以很難擴大生產。我們還沒找到估算鹽量的有效公式，無法順利計算出醃漬蒔蘿黃瓜從 1 公升擴大到 55 公升、115 公升、210 公升時，鹽的用量該如何調整。我們只能在試驗和錯誤中找出最理想的鹽度。至於德國酸菜，我們則發現產量擴大時反而能提升品質的一致性。這或許是因為較大量的蔬菜能達到較活躍的發酵作用，進而產生較多乳酸菌。也或許是因為氣密工作從頭到尾都做得很好。**"**

來自密蘇里州東北部的艾華德（Alyson Ewald）身處於人際關係緊密的社群，她每週都會烘焙 18 條麵包，私下分贈給周遭友人或是交換其他物品。但即使她生產的規模並不大，在擴大生產時還是面臨「莫大的阻礙」：

" 我逐漸了解溫度、濕度、烘焙比例以及其他以前自家烘焙時我從未考慮太多的事情，也了解到個人與麵團、麵包及火候間的連結才是製程中最重要的關鍵。我得維持這些連結，並持續觀察學習。**"**

摩伊斯則認為，擴大生產最主要的挑戰在於工具、基礎設備和技術。在自家屋裡不同地點實驗過不同設備後，摩伊斯說：「這只不過是另一項需要適應的考驗，而且還有許多需要注意的小細節……在身旁沒有經營發酵事業的人可指導的情況下，我只能跟隨自己、朋友或商業夥伴的創意，來度過過渡期。」

擴大生產還有個很大的問題，就是要如何取得安全、合法、有效、耐用又負擔得起的容器。儘管陶缸又貴又重又易碎，許多小型的經營者還是使用陶缸。柏克萊市的「培酵醃菜商店」，用的是專為製酒業設計的不鏽鋼桶，桶子上蓋可以下壓到內容物表面，然後真空密封。千萬不要使用沒有耐酸設計的不鏽鋼容器。雷格布托說道：

❝ 關於這點，我們遇過一場災難，嚐到了選錯容器的苦頭。便宜不鏽鋼鍋的把柄往往都用鋁接合，因此，當我們發現鋁的接合點已經完全遭受腐蝕，只得將大批產品丟棄。我們也發現便宜不鏽鋼鍋的拋光漆容易脫落。❞

大多數情況下，衛生稽查員不會接受你使用木桶來發酵。盧卡斯說道：

❝ 找到正確的容器是件極度困難之事。根據衛生部門的規定，木桶完全不能列入考慮，陶製容器又太重太貴，不鏽鋼的價格則太高，且淬鍊金屬的過程也對環境有害。最終，我們選擇在215公升大的食品級藍色塑膠桶裡進行發酵。我們實在不願意如此，因為我們長期以來已盡可能不使用塑膠包裝（我們在農夫市集零售的酸菜，是裝在可重複使用的小陶缸或是可分解的熟食容器裡）。儘管我們的桶子經過數位專家確認是安全的，不會有其他物質轉移滲入，我還是寧可使用木製的。我希望生質塑膠產業可以很快發展出替代方案。❞

有些製造商也發現，要找到食品級的重壓物來壓他們的發酵物並不容易。羅森伯格說：「我們目前正與玻璃製造商合作開發客製化的食品級玻璃盤，把漬物重壓入鹵水。目前我們尚未找到其他也符合食品級標準的重壓物。」

除了容器，正確的工具也有助於擴大生產。布洛克說：「食物處理機會是你的好夥伴。」寇比則描述米多麗農場引進的 Robot Coupe 商用連續輸送切碎機，功能令人吃驚：「我們可以在8分鐘內切碎18公斤的包心菜，還可以把不同產品切成不同大小。」切碎工作完成後，布洛克也會和夥伴使用130公升容量的「螺旋攪拌器」來攪拌並搗碎酸菜。

❝ 這個機器好用到只消攪拌20分鐘，包心菜的汁液就大多排出，完全不需要我們動手來搗碎酸菜。我們會先裝1/4滿，然後啟動攪拌器

佛羅里達州蓋恩斯維爾市

天貝商鋪

我在旅行途中拜訪了一間販售發酵物的店鋪，這間店鋪充分展現出如何在長期發展出來的優良系統下，透過有創意的方法克服發酵技術上的小挑戰。卡拉巴羅（Jose Caraballo）在1985年開始經營天貝事業，如今也與兒女一同經營這間「天貝商鋪」。在餐廳和農夫市集上都可見到卡拉巴羅的天貝，另外，他也透過當地零售商販售自家產品。

參觀他們的「工廠」時，我對於卡拉巴羅能聰明應用現成的技術感到印象深刻。為了乾燥豆子（製程中最耗體力的環節之一），他為瀝水的鍋子設計了一個簡易裝置。他將鍋子傾放後旋轉，如此豆子便可不斷翻轉，並以風扇直吹這些豆子。他們用有孔洞的塑膠袋製作天貝。倘若你只有幾個袋子要戳洞，只要拿根別針或叉子逐一戳刺即可。但如果有上百個袋子要戳洞呢？卡拉巴羅以有釘子的滾軸製造出一個巧妙的打洞器！

此外，卡拉巴羅和家人也會把接種過孢子的冷卻乾燥大豆裝入打了洞的袋子，然後壓平成2.5公分厚，置於開放的層架上，層架隨後會移入設有加熱和冷卻裝置的培養室。加熱和冷卻裝置上都設有恆溫器，同時運轉下可讓熟成中的天貝維持在理想的29~32°C。卡拉巴羅花了數十年去改良系統，展現了人類不屈不撓的創新實驗精神。你也可以！

3~5分鐘，以壓縮包心菜的體積並騰出更多空間來。**』」**

摩伊斯建議要有一個酸鹼度量計，並要學習如何校準和正確使用，以監測食品在發酵中的酸鹼度。然而，你無需急著購買一大堆昂貴的設備，從簡單的小設備開始即可。奧勒岡州波特蘭市「鹽、火與時間」（Salt, Fire, and Time）的耶立希（Tressa Yellig）建議：「看需求到哪裡，設備再買到哪裡。」

另外，無論從事何種食物事業，都需要考量到包裝。許多具有健康及環保意識的消費者會選擇購買玻璃罐裝而不是塑膠瓶裝的食物，儘管前者的價

格較高。有些公司為了鼓勵消費者退還容器重複使用，也提供回饋金。另外一些重視環保的事業體則會改用玉米煉製的塑膠容器。對於需要運送食物或培養物的業者來說，包裝上需要考量和抉擇的因素就更多了。自家培養物種輸送範圍遍及整個美國的普約爾夫婦建議：「要培養物保持在最新鮮和最活躍的狀態下是項挑戰，因為環境條件並不會一直維持在原本狀態下，因此，我們每季都需要思索和測試不同的方法。此外，還得注意要運送到哪裡、需要花多久時間，以及沿途的溫度。」

法規、規章及取得核准

要將發酵從自家使用拓展到商業規模，其中一個最大的挑戰就是法令複雜的規章架構。有些小規模經營者會設法在制度之外運作，以避開執法的「雷達」。這就是每週在土爐中烘焙18條麵包的艾華德的寫照，她說：「我是個雷達屏幕上監測不到的小點。」蔻瓦琪（Jean Kowacki）是住在佛羅里達州的單親媽媽，她每週會售出約100瓶康普茶與發酵蔬菜（「每一批都不同。」）給孩子學校的其他家長，以及藉由當地健康食品商店和營養食物倡議團體所接觸到的人。她說：「我目前仍不想受到商業性生產的監視，因為對我來說，要讓事業合乎法規的代價太昂貴了。」經營「西方自然發酵物」的雷格布托和萊芬格則表示：「為了讓食物事業合法化，得應付的相關官僚體系實在龐大又繁瑣得令人昏頭轉向。」經營「芝加哥蜂蜜合作社」（Chicago Co-operative）的湯普森（Michael Thompson）也直指：「盡可能避開監控雷達！」

對於規模夠小的商家來說，能以避開雷達的非正規模式來經營是最完美的了，尤其考慮到要應付政府各部門層級永無止盡的申請書和報告書時，更是如此。不過，這些規避雷達的商家也會面臨嚴峻的限制：如果不能無拘無束地宣傳產品，也就難以發展你的事業。在世界各地，發酵產品製造商不論規模大小，都會設法與政府協商尋求折衷空間，以成功推展發酵事業。

一直在演變的法規架構通常也較適合套用在大型企業而非小型商家上。

2011年，〈食品安全現代化法案〉（Food Safety Modernization Act）讓美國食品暨藥物管理局有了立法上的授權，得以要求食物供應商提供具備科學基礎的全面預防控管。除了最小型的食品製造商，其他製造商都必須提出並執行〈危害分析重要管制點〉（HACCP）的計畫。根據美國食品暨藥物管理局的說法：

> ❝HACCP是一套有系統的方案，可以辨識、評估和掌控食品安全危害。HACCP是根據以下7項原則施行：
> 原則1：進行危害分析。
> 原則2：判定重要管制點。
> 原則3：建立關鍵限值。
> 原則4：建立監控程序。
> 原則5：建立矯正措施。
> 原則6：建立驗證程序。
> 原則7：建立建檔記錄的程序。❞

　　若套用在中大型組織，這是一套很好的方法制度，但對於個人式、合夥式、家庭式，或只有1~2位兼職員工的小型商家來說，諸般形式的拘泥不僅令人精疲力竭，所耗費的時間和資源也非此規模可承受。HACCP便使得帕斯卡（Pascal）和艾瑞克（Eric）這對牧羊和製造乳酪的夥伴放棄了夢想，數年前我還曾去加州探訪他們。帕斯卡說：

> ❝每週得花費25~30小時去執行和記錄所有可能要求測試的項目。另外，我們還得因此雇用一位兼職員工，並為他增設一間ADA[2]標準盥洗室、一間更衣室、一間休息室，和一間配備完善的實驗室。若綜合薪資、勞工賠償、內部實驗，並送交微生物測試檢驗報告給承包

2　譯注　為了保障身心障礙者免於受到歧視，美國在1990年通過美國身心障礙者法案，要求所有盥洗室都要能適於身障者使用。

的實驗室，每年得花上5萬美元的經費。我們每年乳酪的生產量不過2300公斤，這也是為什麼我認為乳酪製造商若想維持商業運作，每年生產量必須達到至少2萬3000到4萬6000公斤才行。**"**

2011年，食品安全法特別讓總營收低於50萬美元並主要以直銷為主的商家免於HACCP的要求，但某些領域（尤其是肉品和乳品）還是得面對特別的監管。

美國食品暨藥物管理局不斷審視生乳乳酪的政策（也就是只要乳酪熟成期超過60天，那麼便可允許使用生乳製作乳酪），這項政策以1940年代以來實施的標準來看，就算有些武斷也還算合理，但現在有許多生產者和愛好者害怕政府會不分青紅皂白地禁絕所有種類的生乳乳酪。根據《紐約時報》報導，10年前美國食品暨藥物管理局對此做過相關評估。「這引起生乳乳酪迷的關切，他們擔心所有進口的生乳乳酪都會被禁。此外，隨著美國國內手工乳酪業的迅速發展，關注的焦點也逐漸轉到國內的乳酪製造商。」這份評估報告隨後便遭擱置。

「美國生乳乳酪總會」是由「慢食協會」與「生乳乳酪製造商協會」的成員共同成立。作為委員會的一份子，每位成員都必須遵守嚴格的自主管理要求，包括HACCP以及遠比美國食品暨藥物管理局嚴格的細菌檢測標準。許多大型商家能接受有科學基礎的規範，也因為財力較為雄厚，因此能持之以恆地執行。但對於小型商家來說，這會是沉重甚至是無力執行的負擔。請注意，我並不是說健康動物、衛生措施及食物安全對於小規模乳品業者而言就不重要。這些原則的確可以避免產品陷入危險並縮小危險爆發的規模，但同時也是小型業者的沉重負擔。我想，讓小型農莊的產製陷入滯礙難行的境地，並不是大家所樂見的。

每個人對法規的感受大不相同。布洛克認為：「對我們的產品來說，似乎沒什麼差別，無論到哪，法規的要求都是一樣的。」寇比則堅稱：「我們的產品要取得認證是比較容易的，因為是活菌發酵（非罐裝）的產品。」想

阿諾（Nathan Arnold）在田納西州的「塞夸奇灣酪乳場」裡創立了酪農場與乳酪工廠。他將第一批乳酪樣本送到州立農業部檢測，檢測結果顯示乳酪對李斯特單胞菌（*Listeria monocytogenes*）呈陽性反應，隨後的幾批樣本則對金黃色葡萄球菌（*Staphylococcus aureus*）呈陽性反應，這都使他感到羞愧難當。儘管檢測出的數值還未高到讓政府禁止他們販售乳酪，且並未發現細菌產生的腸毒素，但政府部門還是知會阿諾，而這批乳酪販售與否則全權交由交由廠商決定。最後，為了安全起見，阿諾將乳酪整批丟了。

最後阿諾的做法是，把農場裡對金黃色葡萄球菌呈陽性反應的牛隻隔離出來。畢竟作為經過認證的有機農場，他們不能對動物施打抗生素。阿諾給打算經營農莊乳酪的製造商的建議是，要對每隻牛隻進行金黃色葡萄球菌的測試，並在有新牛隻加入時測試牛的乳頭，之後則按月測試。此外，還要在乳酪製作完成後的3天及熟成期間，為每一批乳酪測試是否有金黃色葡萄球菌和李斯特單胞菌的反應，之後每個月也要抽樣測試。透過隔離和頻繁檢測（再加上自發性進行HACCP以及一位法裔乳酪製造技術顧問的協助），阿諾才得以解決乳酪廠汙染的問題，而他也將這過程視為「展現責任的積極態度」。

如今，阿諾和團隊減少了乳酪的生產量，因為他們發現要售出所有乳酪是有困難的，除了要增加具有窖藏條件的儲存空間，還要進一步拓展銷售市場。對此他說：「學習曲線的幅度太大了！」乳酪廠已經花了數千美元在細菌檢測，而目前的定期檢測工作更花費總收入的4%以上。在事業即將進入第二年之際，阿諾將眼光放眼未來，他指出，等到第五年，一定要達成「品質一致、行銷到位以及成功獲利」。

在維吉尼亞州販售康普茶的古露納（Patricia Grunau）說：「我一再吃到閉門羹，一路下來令我深感沮喪。」佛羅里達州的天貝製造商蓋伊也反映：「有時候好像整個產業／政府都在與你作對。」

有些剛起步的企業還會遇到執法機關的敵視。雷格布托說：

66 我們最近就遇過騷擾。我遇到一個便衣警察，他在亮出警徽後把我拉到一旁質問，沒多久後便展現軟硬兼施的策略。他對我恫嚇和脅迫，同時又狡猾地告訴我他能為我面臨的麻煩提供協助……他大概是這麼說的：「我知道你住在哪裡，不要讓我帶著搜查令去找你。」「有好幾個執法部門都不喜歡你們這些傢伙在做的事，而且想讓你們統統歇業。」但是，當我想了解問題真正所在，他卻說得不清不楚。聽起來像是有人擔心我們的產品可能含有肉毒桿菌，因而提出抱怨和疑慮吧。他要我在下次碰面時帶一些產品樣本，好讓他直接開車送到實驗室裡檢測。不過，當我告訴他產品是經過發酵的，不會有肉毒桿菌中毒的問題時，他卻一臉茫然。懷疑他根本不是他自稱的調查專員，即便如此，我還是在隔日一早與他碰了面。我給了他樣本，再次解釋我們的產品是活菌發酵食品而非罐裝食品，並且都保持在冷藏狀態。這次，緊張的氣氛緩和了點，而且，在他與他上司通過電話後，也承認這確實是一場誤會，並取消了調查工作。然而，這起事件還是讓郡的健康部門開始關注我們未公開的食物製程。現在，他們也不斷想盡辦法找我們碴。99

雷格布托也提供了一個概略建議：「一般來說，盡可能少與健康部門打交道是比較好的。」

許多想要為自家發酵事業取得核准的人，都會遇到對發酵製程缺乏知識或理解的官員。摩伊斯評論：「許多監管單位的官員並不熟悉這種型態的食物產製。」麥克奎爾也認為：「缺乏清楚定義的規章真是令人惱怒。」她回想道：

66 當時北卡羅萊納州的農業部不知道該拿我怎麼辦，郡的辦公室之前從未處理過發酵食物的案件，是在處理我的案件時才一邊學習。儘

管我搶先一步取得販賣酸化食物的核准,但接著我發現,就技術而言我根本不需要證照就可以販賣發酵食物,因為我的案件被歸在「自然酸化」的分類裡。最後,他們決定要我買個酸鹼度計測試每批產品的酸鹼值,並在總帳上做紀錄。**"**

其他人也有類似經驗,就是要教育監管機構,同時找出一套可行的方式為每批產品記載品質和安全性。一位不願公開姓名的製造商說:

" 我們發現,不管是郡級、州級或中央級的監管機關,一般而言,這些與我們交涉的政府機構對於乳酸發酵實在所知甚少。但我們也早就知道,只要以充滿自信的態度來解說製程,便可以安撫監管人員,讓他們相信我們確實知道自己在做什麼。因此,監管人員每次只會要求我們記錄每批產品的酸鹼值,此外並未施加任何嚴格的規範(如 HACCP、美國食品暨藥物管理局的酸性食物規範等)。**"**

不過,這項負擔可能只是轉移到為發酵食品提出安全證明文件時。因此,雷格布托建議:「最好有份市售的知名商品清單,來作為你產品的對照。」另外一些製造商則選擇取得研究專家的支持。盧卡斯說明:

" 加州政府非常關切我的「低鹽」酸菜,但事實上這鹽分一點也不低(1.5%)。他們要求我把食譜交由一位加州大學戴維斯分校的微生物學家進行實作,結果這位微生物學家則將我轉介給北卡羅萊納州立大學的微生物學家布磊德(Fred Breidt),他同樣也是酸菜專家。布磊德逐漸成為我信任的盟友,且會在我採用奇怪的食譜挑戰乳酸發酵的極限時給我建議。除此之外,當布磊德告訴政府官員,德國酸菜從未發生過食物中毒的案例,且乳酸發酵被認為是食物保存最安全的方法之一時,官員的態度明顯好轉許多。**"**

　　一般來說，要記錄發酵的效力和安全性算是容易的，因為不論是過去的紀錄或是生物學的事實，都能支持發酵的效力和安全性。你只要進行實驗，然後忠實呈報即可。或許你也和德馬可有相同的經驗：「我覺得我們稽查員的主要工作就是幫助我們成功生產出安全又令人喜愛的食物，而這的確也是他們的本分！此外，我也覺得他們是真心喜歡學習有關發酵的一切，甚至還會回想起以前與家人一起製作酸菜的經驗。」

　　酒精飲料、乳品和肉品則有更專門的規範和有機認證過程。美國酒精飲料（包含生物燃料乙醇）的產製皆由財政部下的美國菸酒槍炮及爆裂物管理局（ATF）和財政部酒菸稅務暨貿易局（TTB）等單位嚴格控管規範，並加以課稅。政府當然會想從中分一杯羹啊！

　　這些單位的利益來源，就要看是誰擁有並控制酒精的生產。里昂斯一直是以「社區支持型酒品」來推銷自己的「啟蒙酒廠」，並且開放捐款來作為酒廠的「股份」。一個知名部落格在報導了啟蒙酒廠這種特別的經營模式之後，里昂斯就收到一封來自紐約州酒類管理局的嚴厲來信，告訴他政府要限制他的證照。里昂斯指出：「政府說一年擁有3種混合股是不行的，而且在沒有取得認證的情況下，我不能擁有自己酒廠的任何股份。」

　　有些發酵製造商提到，最大的監管挑戰其實是取得有機認證。寇比說：「加工食物要取得有機認證需要準備的文件數量驚人。你可能會認為，既然我們的食材大多都是來自自家農場，拿到認證應該不難。但你知道嗎？我們需要為每一項從農場運送到加工廚房的食材提供貨單！」除了食材本身，生產設備也都必須經過有機認證。舉例來說，如果有間小規模的蘋果酒製造商把有機蘋果帶到大型設備廠榨汁，那麼這些設備也得認證為有機，生產出來的蘋果酒才能標示為有機。但情況通常都不是如此。

不同的企業模式：農場經營、多角化經營及專業化經營

　　開創發酵事業的人總懷抱著各樣願景。有些人只想要一間小型個人商店，能夠增添一些收入就好，並不抱著更大的野心。有些人則衷心期待事業成長。有些商家從農場出發，將發酵事業當作是務農的補貼，增加農產品的價值。有些商家專心供應特定市場。有些商家則將發酵事業結合更廣的食品事業，例如餐廳或承辦宴席。發酵事業的經營模式並不止一種。

　　歷史上的許多發酵都是發生在農場。製酒是葡萄栽種分支出來的產業（可能反之亦然），乳酪製作也總離不開牧養動物和擠乳的工作。在這個後農業及後工業時代，酒和乳酪就跟其他食物一樣，都理所當然地移至農場外大量生產。然而，現在已經有許多生產復興者開始在自家農場產製酒和乳酪，以及蘋果酒、發酵蔬菜等發酵品。

　　謝帕德（Mark Shepard）以及他住在威斯康辛州薇拉村的家人擁有一間有別於傳統的農場。他們採用樸門[3]的概念，種植榛果、栗子和蘋果等林木作物。他們將品質最佳的蘋果拿來賣，掉落地面或有嚴重瑕疵的蘋果則拿來發酵成蘋果酒。2010年，謝帕德宣告：「經過了四年，我們終於可以合法販售這些具有附加價值的農場產品。蘋果酒萬歲！」位於佛蒙特州的弗萊克家庭農場（Flack Family Farm）實行多角化經營，供應蔬菜、乳品和肉品。每年秋天，弗萊克一家會舉辦一連幾天的活動，邀請朋友鄰居加入他們清洗、切碎及將蔬菜搗入桶內的工作。參加活動的人都可以帶一桶蔬菜回家自己發酵，而弗萊克一家也在大夥的幫助下，順利將園裡的蔬菜轉變為一年四季都可販售的產品。住在密西根州特拉弗斯城的克爾利夫婦（Nancy and Pat Curley）也實踐了他們所稱的農場在地發酵（FARM-entation）：「從種子長成植物、採收，一直到產製發酵食品，都是在我們農場上完成的。」

3　譯注　Permaculture，由澳洲生態學家默立森（Bill Mollison）、霍姆格倫（David Holmgren）等人提出，是一種以永續概念仿照自然界生態關係所發展出的農業文化。

「自己的發酵產品自己種！」寇比如此呼籲。除了薑等辛香料，寇比的發酵蔬菜，全都來自自家的米多麗農場。「新鮮的農產總是可以製作出最優質的發酵食物。」我的朋友蓋爾所種植和發酵的蔬菜，都是以自家經營「酸的力量」的商標販售。蓋爾期望將自家事業擴展成一間大型的農產運銷公司：

> 66 我的夢想是讓事業成長到可以加工並販售我們農場以外的產品，並招集其他有機務農者一同產製商品，並共同擔任企業主。不過，這可能會超出我們目前廚房的負荷（一個用來培養發酵物的共用廚房），因此得建立一座完全獨立的商用廚房，裡頭也要有一個地窖可以儲放發酵容器和成品。即使有法規限制，即便得花上很多工夫才能辦到，但我是真的認為這是有可能的！繼續加油！ 99

蓋爾想拓展事業的願景，就跟大多數從小型商家起家的業者一樣。有些發酵事業的確發展得很快。在加州希爾茲堡市經營「亞歷山大山谷美食家」的艾瑞斯說：「公司大約五年前創立，當時只有一人在車庫裡營運。不過，現在已經有了幾名員工，且今年的產量可能會雙倍成長。」盧卡斯的「農莊培養物」經營不過兩年，便足以供應北加州9個農夫市集與58個零售點，現在的她也在探索南加州的市場。盧卡斯提到，她的願景不只著眼於國內配送，而是要將事業擴展到「在不同地點設立據點，用當地盛產的食材開發食譜，並且只在當地販售當地的酸菜。」

然而，也不是每一位發酵業者都渴望事業成長。麥克奎爾表示：

> 66 我的事業規模還是很小，我每天都在掙扎該如何以及是否應該拓展我的事業。以現有的規模而言，我可以製作和測試廚房中的每一批產品，而這也是我目前能夠維持品質一致的方式。但我現在已經忙得不可開交，倘若擴大生產，就還得尋找新的地點並重新申請證照許可（申請的窗口還可能不再是農業部，而是健康部門）。 99

　　有些小規模的發酵業者強調，他們並不希望擴展事業。里昂斯說：「維持小規模不只是技術上和商業上的決定。對我來說，小規模營運讓我有改革空間，可以不斷進行瘋狂的實驗。」

　　然而，事業往往會朝另一個極端發展，它不會永久處於實驗狀態，而是找到一個特殊的利基點然後填滿那個市場。自己動手做的發酵運動中，一個有趣的利基點就是培養並販售發酵培養物。某位生產培養物的廠商表示，他們販售的產品本身並不是食物，因此可以避免與監管單位周旋。「我們無需申請證照許可，因為就技術上而言這並不是一種食品。」

　　位於加州塞巴斯托波市的「穀神社區計畫」（Ceres Community Project）是個非營利組織，他們的經營理念有三：透過整合模式讓青少年體驗種植和備製健康食物、提供癌症病患和其他患有生命威脅疾病的患者營養餐飲，以及教育大型社區有關食物、治療與健康之間的關係。德國酸菜是近來衍生出的經營方向，這原是青少年為癌症病患備製的食物，但隨後受到一般大眾的歡迎，便開始包裝並透過當地零售商販售，其中包括全食[4]超市（Whole Foods）。如今，德國酸菜的銷售量已足以支持該組織的活動。

　　另一個實行多角化經營模式的是社區支持型廚房（CSK），這個概念源自社區支持型農業（CSA），只不過前者供應的不是生鮮蔬菜而是備製完成的食物，其中包括一系列的發酵物。第一個套用社區支持型廚房來經營的是位於加州柏克萊市的三石壁爐（Three Stone Hearth），但這個模式也很快就傳遍開來。此外，還有一個相似於此的概念，但採取的是比較傳統的餐點承包方式，例如我的朋友耶爾伍德（Lagusta Yearwood）在紐約州新帕爾茲村提供素食餐點服務，內容包括自製的天貝、酸菜、味噌和醋。許多餐廳也會將自製發酵物納入菜單。

4　編注　全食的概念在於鼓勵人類盡可能食用食物完整、原始的樣貌，並減少食用摻有添加物的食品。

～～ 小結 ～～

　　我在這裡都只是概述人們如何把對發酵的熱情轉移到謀生事業。對所有想要著手發酵事業的人，我的建議是，盡可能求教於已經成功建立這樣事業的人。如果可以，試著求教於你所欣賞的發酵工作者，同時，向外延伸去接觸其他生產者，跟他們交談、參觀他們的工廠和公司，這些人是你開創事業的資源。若當地業者視你為競爭者而不願與你分享資訊，那麼就試著與位在更遠處的人接觸。只要你真誠展現出對他們產品的興趣，多數人都還是會樂於分享他們的技術和營運體系的。

　　最後，我要鼓勵發酵愛好者找出能在經濟上自給自足的方式。發酵的確是一條可行又值得驕傲的途徑。除了在地農業，若我們要讓食物重新在地化，就需要創立一群在地製造者，同時給予支持。其中，居首要的就是這些從事發酵的人。

• Chapter 7 •
NON-FOOD APPLICATIONS OF FERMENTATION

•第七章•
非食品類的 發酵應用

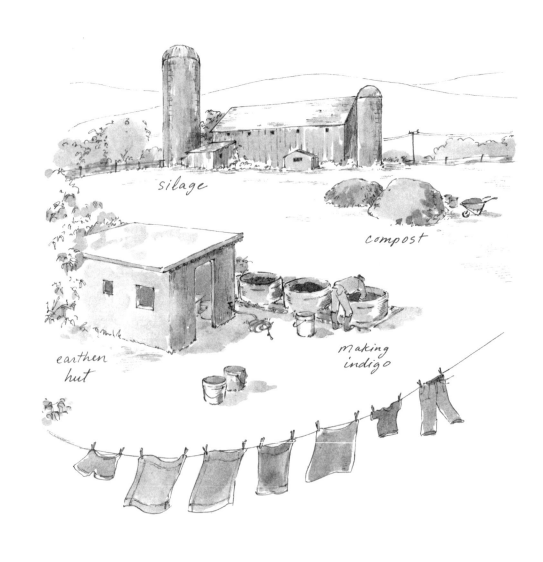

silage

compost

earthen
hut

making
indigo

除了生產食物和飲料，人類還會將微生物的轉化力量運用在許多用途上。本章將探討發酵（包含好氧微生物和厭氧微生物的作用）在非食品上的應用，應用的領域十分廣泛（通常也會相互重疊），包括農業、土地與水的回收利用（生物復育）、廢棄物管理、纖維與建築的應用、能源產製，以及醫療、製藥和人體保健。

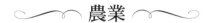

農業

發酵在農業上有許多應用，是打造土壤肥力、儲存種子、為牲口儲備糧草及控制害蟲的基礎。

・ 堆肥

細菌和真菌會將廚餘、庭院廢棄物、葉子、木頭、糞肥、禾稈、草等有機物轉化成腐殖質，恢復土壤肥力。堆肥有許多不同的製作方法。堆起來的有機物即便放任不管，還是會分解，但你所採用的方法會影響堆肥的味道（腐敗或芳香）、熱度（高或不高）、分解速度，以及是利於好氧還是厭氧細菌生長。

微生物接種的基質與營養物質皆為堆肥的「原料」。一般來說，原料的種類越多越好。人們在談論堆肥原料時，也都會提到碳和氮的平衡。碳是所有生物細胞構成的基本要素，氮也同樣不可或缺，但兩者的比例會依有機基質的類型而異。相較於綠葉和糞肥，木頭的氮含量往往較少。通常必須將含氮量較高的原料與較低的原料混在一起，創造出來的環境才能讓多種微生物快速成長。廚餘的氮含量相對較高，因此最好與乾燥、含氮量低的原料（如鋸木屑、碎木片、禾稈、甚至紙張）混合起來。美國農業部的有機規章如此定義堆肥：原始材料構成的碳氮比例必須介於25:1到40:1之間。企業體、

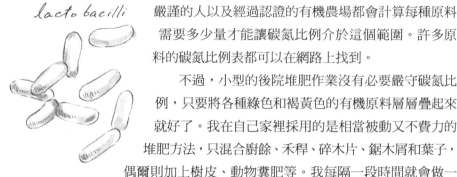

lacto bacilli

嚴謹的人以及經過認證的有機農場都會計算每種原料需要多少量才能讓碳氮比例介於這個範圍。許多原料的碳氮比例表都可以在網路上找到。

不過，小型的後院堆肥作業沒有必要嚴守碳氮比例，只要將各種綠色和褐黃色的有機原料層層疊起來就好了。我在自己家裡採用的是相當被動又不費力的堆肥方法，只混合廚餘、禾稈、碎木片、鋸木屑和葉子，偶爾則加上樹皮、動物糞肥等。我每隔一段時間就會做一堆新的，並將舊的翻一翻。經過一段時間（一年或是更久），這些原料就會分解、長蟲，變成又輕又肥沃的腐殖質。整個過程緩慢、簡單且十分適合我。然而，在朋友比利的小短山農場（Little Short Mountain Farm），我也不斷幫助他開發和執行能提高牧場和農地肥力的策略。為了讓經年施用化肥的土地回復肥力，我們根據微生物學家英格漢（Elaine Ingham）的原理，以更講究的方式製作堆肥（而且用來釀茶）。

為了建立土壤肥力，英格漢（還有很多人）建議的是促進好氧微生物生長的堆肥方法。由於發酵的定義是厭氧代謝作用，因此這方法在技術上完全不屬於發酵。英格漢解釋，對於生長在好氧土壤中的植物來說，氮等必需養分是最易取得的。這很合理，因為完美土壤的壤土結構能讓空氣穿透表土擴散。英格漢還指出，好氧細菌和真菌會「像膠水一樣」黏附在每樣東西上，將土壤聚合起來，並提供「超微結構」，幫助留住水分並抵抗逕流與沖蝕。至於厭氧（發酵）微生物，英格漢則認為這種微生物的某些副產物對植物有毒，包括我們鍾愛的酒精（一定濃度下對人體也具有相當毒性），還有甲醛、揮發性酸質及酚類化合物。好氧土壤組成的堆肥有溫和的芳香，厭氧土壤的堆肥則可能如一潭惡臭的沼澤。

好氧土壤組成的堆肥至少要有1平方公尺大，並且要如海綿般濕潤（卻又不能積水）。這樣的堆肥會產生相當的熱能，而熱能是來自微生物在理想生長條件下的劇烈代謝活動。一般認為產生熱能是好的，因為55°C以上的

熱度可以殺死雜草種子、病原菌及堆肥原料中的害蟲，並加速堆肥形成。唯一的問題是，堆肥中央一旦過熱（超過70℃），氧化（好氧）代謝作用就無法持續，這塊氧氣較不流通的部分就會變成厭氧狀態。

　　觀察好氧堆肥如何產生熱能是一件神奇的事。對我而言，熱能是混合多種元素產生出來的，就像煉金術一樣，我又敬又畏。我甚至聽說有人把食物埋進堆肥中烹煮，或是用堆肥產生的熱能來加熱溫室。不過，正在產生熱能的堆肥一定得仔細監控，當中央溫度上升到66℃時，一定要抽空翻一翻，釋放出中央累積的熱，並讓空氣進入，重新混合各種元素，使原料和微生物的活動分布得更均勻。在我朋友的農場上，我們用拖曳機來翻動堆肥。我們也買了一個1.3公尺的溫度計來監控堆肥的中央溫度，每次溫度達到高峰值，我們就會翻動堆肥。如果拖曳機前端裝有裝載機，翻動大約耗時半小時，如果是裝鏟子或耙子，則需要幾乎一整天。幾週下來翻動4~5次後，微生物的活動力就會變弱，接下來就可以把堆肥放著熟成幾個月。

　　用這種方式製造的堆肥含有豐富腐殖質，用顯微鏡觀察，能看出這是生物多樣性的溫床。我們會取一些堆肥放入網袋中，再將網袋掛在裝有強力氣泵的水箱裡，加入海藻粉、腐殖酸和些許糖蜜，並灌入大量氣體。24小時後，這個混合物即成了有氧堆肥茶。比起堆肥，這樣的茶更容易散播有益微生物，散播的範圍也更遠更廣。

　　在有機物質、機械和人手都不虞匱乏的農場上，這樣嚴謹的作業並沒什麼大不了，但是若只能用人力翻動堆肥，就是項大工程了。大多數人都有很多事要忙，不可能每隔幾天就在堆肥溫度攀升到高峰值時翻動，所以會用比較輕鬆、緩慢且不費力的方法。有些人（像是我）就只是把累積的原料堆起來，偶爾翻一下，讓原料隨著時間慢慢分解。有些人會用設計精良的裝置，有些人會飼養蠕蟲以更快速有效地轉化廚餘，有些人則是直接將廚餘拿去餵雞。這些方式都能輕鬆將殘餘物轉化成肥料。

　　有些人的方法類似食物發酵。對於小規模的室內堆肥來說，使用酵種培養物的確十分實際。松川（E. Shig Matsukawa）在紐約市教人們如何在公寓

內做堆肥，採用的方式便是「醃漬廚餘」（你沒看錯！就是這幾個字）。松川使用的接種劑為「有效微生物」（EM），此一接種物質是日本發展出來的，世界各地都有人使用，成分包含乳酸菌、酵母菌和光合細菌。松川表示：「直接利用微生物使我們得以控制已知的微生物物種，這對整個過程很有幫助，也使我們有足夠的微生物（群聚感應）來進行這項工作。這與透過創造環境和加入原料來吸引或產生想要的微生物全然不同。」後者就是前文所述的堆肥方法。這裡使用的生物常見於食物發酵（以及其他發酵），如此一來，營養物質就會分解成更能為植物所用的形式。酸性能預防病菌，這樣廚餘在保存時就不會發出惡臭，因此能密封在氣密容器中好幾個月。松川說：「出現的氣味從酸味到酒精味（類似啤酒）都有。」

松川的方法事實上有3個步驟。首先，使用液態的酵種培養物EM-1來發酵乾燥片狀的介質，例如小麥麩皮、米麩、燕麥、鋸木屑或切碎的秋葉。接著放進一只氣密容器中發酵2週，最後晾乾儲存，成為之後使用的酵種。家中一有廚餘，就可以放進氣密容器中，撒上酵種，等容器裝滿後，密封起來在室溫下發酵約2週。發酵後的廚餘只要沒有散發惡臭，都可以長期密封在容器中。為了方便，堆肥在用來為植物施肥之前，會先埋到土壤中繼續醃，裝在室內的鍋子中也可以。（步驟和比例見下欄）。

英格漢主張堆肥必須是有氧的，與EM發酵方法相互牴觸，我對這一點感到十分好奇。松川也思考了這個問題，並提出幾個很棒的觀點，首先他說：「並非所有好氧細菌都是益菌，也並非所有厭氧細菌都是壞菌。」他還舉出一份堆肥研究，該研究比較了加與不加EM-1的堆肥，加了EM的堆肥比起控制組明顯含有較多好氧微生物。「試驗結果顯示，土壤裡的EM-1有利其他良性微生物生長。在EM-1裡，不會有異養生物、假單胞菌、放線菌及絲狀真菌（如菌根菌）。」細菌是神祕的變身高手！酵種裡的微生物並不是最後出現在土壤中的那些——基因流動性很高的細菌適應了下來。松川推斷：「EM-1裡占優勢的微生物會影響環境中其他微生物，而這些微生物與添加的有機物質結合後，也會繁殖得更快、更多元。」發酵堆肥就如同所有發酵物、園藝

如何自製醃漬廚餘的發酵麩皮

松川

使用小麥麩皮、米麩、木屑、細碎的秋葉或切碎的庭院廢棄物等任一種有機原料，原料必須乾燥且呈粒狀。我們選擇小麥麩皮，原因是容易使用且價格相對較低。1公斤的小麥麩皮（未經處理的）要搭配30毫升的糖蜜、30毫升的EM-1微生物酵種培養物及600毫升的水，比例為1:1:20。在碗中混合液體，直到糖蜜完全溶解，之後放入乾燥片狀的小麥麩皮。將液體混合物慢慢倒入小麥麩皮中，直到濕度達30%（能用手捏成球，但一碰就裂開），完全混合後（沒有乾燥或過濕的結塊），放入氣密容器中。下壓擠出空氣。在上方鋪上塑膠袋或塑膠片，將蓋子緊緊蓋上，靜置於室溫下，避免陽光直射。如果出現白色黴菌，代表情況很好。2週後，將小麥麩皮攤開晾乾或曬乾，完成之後（摸起來會脆脆的），要保存在容器或是拉鏈袋裡，以遠離水氣（可保存一年以上），這樣的發酵麩皮就可以用了。

發酵廚餘時，先在空容器中放入少量發酵麩皮。每次放入廚餘，都要撒上發酵麩皮（理想的比例為33:1）。容器要保持關閉和氣密，出現白色黴菌代表情況很好。容器裝滿後，保持氣密並避開陽光直射，在室溫下發酵2週或更久。掩埋方式有三：

- 若是應用在溝作上，便以15~30公分厚的土覆蓋，2週後就可以播種或播苗。
- 若是埋在坑地上，掩埋處離植物至少要有30公分，樹的話則是90公分以下。埋入的深度要達30~60公分，覆蓋至少15公分厚的土，2週後就可以栽種植物，或就這樣埋在那裡，當成周遭植物的養分。
- 若是用在盆栽上，可以將發酵廚餘夾在土壤之間。先在罐子或花盆底部放入小卵石、小石子或砂礫（大約3公分），然後放入大約3~5公分（占罐子或花盆1/4）的土、2~3公分（占罐子或花盆1/3）的發酵廚餘，再填上土。栽植之前要靜置2週，同時要避開雨水。

或者，你也可以比照「蠕蟲堆肥桶」的方法，把發酵廚餘拿去餵蚯蚓。唯一要留意的是，蚯蚓穿過發酵廚餘的速度比蠕蟲快，必須更頻繁地餵食。風味就不會相差太多。

技術及生活中的大部分事務，沒有不二法門，只要找到最適合你的方式就行了。我同意松川的說法：「方法成不成功，看植物長得好不好就夠了。」

　　EM是波卡西（bokashi）的現代版本。波卡西是古日本的一種農耕傳統，指發酵手邊任何有機物質，包括米麩、魚粉和榨油後剩下來的乾餅塊。可以想見，波卡西跟其他發酵物一樣，都由自然發酵開始，一段時間後才發展出接種發酵，把前一批成品添加到下一批發酵物中。EM有一群非常死忠的追隨者。在所有我聽過的分享中，我發現EM運用在不同東西上也都非常有效，不只可以用來發酵廚餘，也包括食物、益生菌、家庭和工業清潔、引入化糞池和汙水處理等林林總總的應用。不過，波卡西也能用來自然發酵。費涅爾（Bruno Vernier）寫信告訴我，「（EM）可以簡單、便宜到只需要混合乳清、糖蜜、水和碎紙張就好。」還有一種波卡西發酵也很有趣，名為「原生微生物」（IMO）。

　　一份來自於菲律賓的《波卡西自然農法手冊》（Bokashi Nature Farming Manual）指出：「原生微生物是土壤中的益菌，包括絲狀真菌、酵母菌和細菌。先在想要施用原生微生物的區域附近找一塊非耕地，再從這裡的土壤中收集微生物。」並以米和米麩為介質來培育這些土壤生物。我還讀過兩種方法，一種是將不同地點的土壤加上米麩和一點點水，捏成球掛起來自然發酵。另一種方法則是將鋪有熟米的木盒埋在森林裡4~7天。在盒子上輕輕覆蓋一張紙巾，綁上鐵絲網，以免被齧齒動物咬毀，並套層塑膠袋防止水分滲入，最後鋪上葉子。不論哪一種方法，穀物長出黴菌後就可以拿來當酵種，用在其他發酵上，包括波卡西廚餘發酵。更詳細的資料可以在網路上找到。

　　最後一個用發酵打造土壤肥力的方法是「生物動力自然農法」（biodynamics）。採行這種方法的農人會使用多種製品，通常稱為preps（preparations縮寫），每一種都是混合發酵物。例如，將乳牛排出的新鮮糞便填入牛角裡，埋入地底後從秋季放到春季。另一種則是在雄鹿的膀胱裡填入西洋蓍草花，一整個夏季都掛在樹上。發酵後，把小量製品放入水裡，以畫圓方式攪成漩渦，再反方向攪成反向漩渦，就這樣一次又一次地換方向攪拌1小時。這些

製品的作用是利用並協調地球及宇宙的力量，攪拌則可以「活化」製品，也可以說是充氧，刺激好氧微生物快速增生（就端看你喜歡哪一種概念）。製劑可以撒在庭院和田野中、直接噴灑在植物上，有時則加到堆肥裡。

● 發酵尿液

發酵尿液也能用來提高土壤肥力。方法很簡單：將尿液收集起來，什麼都不用做，只要靜置幾週即可。許多園藝工作者會收集自己及旁人的尿液，來為好氮植物施肥。在戶外用尿罐或尿桶收集尿液。小短山農場有一段時間便在尿液收集處豎立著「請在此處解尿」的告示牌。通常我們都只是任尿液慢慢累積，但人們有時候還是會刻意熟成尿液。英語中甚至有個用來指稱發酵尿液的字：陳化尿液（lant），通常指的就是清潔用的熟成尿液。早在1890年，《美國顯微鏡學會公報》就出版了一份研究報告〈尿液的氨發酵〉指出，這種鹼性發酵會提升酸鹼值並產生氨。

鹼性發酵就跟酸性發酵作用一樣，都會消滅許多病原體。有位園藝家就用發酵過的人體尿液當養分，還在他的部落分享他採用的這套養耕共生系統。他另外也將尿液樣本送到實驗室分析，其中一些還刻意先用糞便汙染。他把糞便汙染過的尿液取一些送到實驗室，剩下的先進行發酵，直到酸鹼值上升到9，然後才送到實驗室。新鮮的樣本都出現糞便大腸桿菌群（fecal coliform）的陽性反應，發酵過的樣本則呈陰性反應，「這使我確信，把熟成的尿當作尿耕系統的肥料，不會使我致病。」

將尿液熟成並用來施肥的這個方法，在世界各地已行之有年，人們也因此可以輕易利用氮資源。我的朋友布雷克已年屆86，他擁有美麗的庭院和果園，立誓要以新鮮及熟成的尿液來改良土壤，還打趣說：「我的尿已經熟成了。」他在乾季以1:1的比例

rye plant

用水稀釋新鮮尿液，澆灌在果園上，等地面一吸飽水分，尿液便能完全發揮效用。布雷克說：「我認為尿液一熟成，就會有好東西跑出來。我都把熟成尿液用在菜園裡（尤其像綠葉植物和玉蜀黍這些好氮植物），效果非常好！」

用發酵尿液施肥在烏干達很風行，農民巴特瓦威拉說道：「我們不再浪費家中的尿液了。家中每位成員每晚都會分配到一只錫桶，隔天一早，我們便將桶子倒入一個大容器中發酵28天。」熟成的尿液會以等量的水稀釋，然後澆到土壤上。我在網路上發現中國和印度等地都有如此做法。

• 以發酵物飼養動物

正如人類利用發酵的魔力來保存、改良豐收期的糧食，以度過食物短缺的季節，我們也會利用發酵來保存和預消化飼料作物，讓農場上的動物在冬季也不至於餓肚子。

青貯料是保存禾本植物的做法，包括收成後的玉蜀黍莖稈、其他穀類植物及綠色的飼料作物。將禾本植物捆起來，放進青貯窖、土丘、土坑發酵，或在捆完後直接發酵也行。這種發酵主要是乳酸發酵，能分解纖維素及降低酸鹼值。北達科他州立大學的一份特刊指出：「有效的發酵確實能讓飼料更美味、更容易消化。」若飼料材料非常濕，必須在儲藏之前晾乾到一定程度。材料也必須先切成小塊，之後再緊緊包捆起來，以讓裡頭的空氣量減到最低，進而限制好氧活動。青貯料通常都靠植物材料上的生物進行自然發酵。

青貯料將發酵蔬菜的原理應用到人類無法消化的禾本植物和莖稈上。有些地區也會將糧食作物的葉和莖稈發酵成動物飼料。波蘭有一份醃菜調查指出：「在這個世紀（20世紀）中期之前，人們會把蕪菁、甜菜、包心菜等蔬菜的葉子放進巨大的桶子裡發酵，作為冬天的飼料。」

有些人想要改善牲畜健康，就會先浸泡穀物，以降低植酸含量，並讓養分更好吸收。特拉漢寫信告訴我，她的農夫祖父的方法是：「他在桶子裡裝滿燕麥和水，之後靜置一旁，直到嘶嘶冒泡才拿來餵豬。」許多乳品業者也會用製作乳酪所得的乳清來浸泡牲畜的穀物飼料。

　　有些人甚至會為他們的動物製作德國酸菜！我的狗有時會吃酸菜，牠喜歡切得碎碎的酸菜，且似乎只在微酸時才吃。舒茲不會餵動物吃最好的酸菜，而是發酵蔬菜廢料，「切下來的莖啊葉啊都會丟進20公升的桶子發酵，最後再拿來餵動物」。

● 保存種子

　　有些種子在晾乾儲存前，會先在果肉裡進行發酵。好幾年來，我都看著朋友達佐（我們社區裡的園藝大師）以這種方式保存番茄種子。在盛產番茄的季節，他將果子從最健康的植栽上採收下來，把果肉中的種子挖出來（你可以將去籽後的番茄吃掉）。他在玻璃罐中裝入半滿的水，將同一種番茄品種的種子和果肉放進去發酵3天，之後沖洗果肉裡的種子，他強調：「種子沖洗得越乾淨，就越不黏。」如此一來，種子變乾時就更容易分開。達佐把種子放在報紙上晾乾（比起紙巾，種子比較不會黏在報紙上），並存放在涼爽乾燥處，直到隔年的播種季才取出使用。

sunflower head

　　如同栽種植物，人們也用了很多技術儲存種子。澳洲種子儲戶網絡（Seed Savers' Network）的創辦者，同時也是《種子儲戶手冊》（*The Seed Savers' Handbook*）作者的米歇爾（Michel Fanton）與裘德（Jude Fanton），採用的方法略為不同：

> ❝讓番茄熟到剛好過了適合吃的階段後，用刀切開，擠出果肉和種子。將同一番茄品種的種子放進玻璃罐或碗中。若你要儲存的是汁少肉多的番茄，如義大利李子番茄（Italian Plum），可能就要加入一點點的水。將碗罐貼上標籤，靜置溫暖處2~3天。如不攪拌，發酵番茄的液體表面會形成一層浮沫，白地絲黴菌（*Geotrichum candidum*）也會在種子周圍的果肉中引發有益的發酵作用。這樣的抗菌活動可抵禦病

害，包括細菌性斑點、汙斑和潰爛，唯一的危險是發酵作用若進行太久，種子會過早發芽。一有浮沫形成就撈除，然後加水，倒入濾網過濾，最後搓洗番茄直到乾淨為止。種子周圍的果肉會被洗掉，種子則會有點毛毛的。將種子平鋪在亮光紙上，移到遠離陽光處陰乾。幾小時後，用手掌搓擦種子，使種子不再具有黏性。**"**

米歇爾與裘德也建議用相同的方法來儲存小黃瓜種子，既可分解種子周圍的果肉，也能「消滅種子可能帶有的病害。」伊利諾大學進修部有位推廣專員就建議，所有被肉質包覆的蔬菜種子都以下述發酵方式處理：

"被肉質包覆的種子應該要以濕法清潔，包括番茄、甜瓜、南瓜、小黃瓜和玫瑰。將種子挖出來，或是輕輕壓碎肉質。將種子和少許溫水放入桶子或罐子中，發酵2~4天。每天攪拌。發酵過程會殺死病毒，並將好種子和壞種子及肉質分離。2~4天後，具有活性的好種子會沉到容器底部，肉質及壞種子則會浮上來。將肉質、水、壞種子及黴菌倒掉，好種子則鋪在篩子或紙巾上晾乾。**"**

• 控制病蟲害

發酵也有助於控制病蟲害。簡易的傳統方法是取一些你想要防治的害蟲樣本，將樣本壓碎放入水中，並於發酵、過濾後噴灑在植物上，以保護植物遠離這些害蟲。蘇力菌（*Bacillus thuringiensis*）長久以來都被噴灑在作物上，協助作物抵抗食葉毛蟲。這種細菌生產的蛋白質會與毛蟲（及其他易感昆蟲）的內臟內襯細胞起作用，使昆蟲停止進食並死亡。不斷有人研發專利微生物殺蟲劑，包括多殺菌素（spinosad），這是刺糖多孢菌（*Saccharopolyspora spinosa*）這種土壤細菌的發酵產物，阿維菌素（abamectin）則來自另一種土壤細菌阿維鏈黴菌（*Streptomycetes avermitilis*）。

加州酒商普雷斯頓把製作生乳乳酪的活菌乳清（「直接取自瀝除乳清桌

（未熟成）」）當作葉面噴劑，噴灑在葡萄園裡。第一年，他將乳清直接噴灑在試驗區的葡萄藤上，發現這些葡萄藤並未感染黴病。隔年，他將乳清與經過曝氣的堆肥茶混合起來，更廣泛地噴灑在葡萄園裡。最後雖有零星的黴病發生，但數量不多，且都僅限於最容易感染黴病的品種。他還注意到，「因為並沒有使用硫化物，所以益蟲並未受到干擾，數量還變多了」。可惜的是，供應普雷斯頓乳清的乳酪場已經關閉，因此他今年沒有大量乳清可用。不過，他現在正以發酵青貯料的方式發酵禾本植物，並計畫要從這些植物萃取出汁液實驗噴灑成效。

生物復育

在生物復育這個新興領域裡，人們以各種方式利用細菌和真菌的養分循環來分解汙染物質，進而淨化受汙染的土壤和水域。美國國家環境保護局表示：「生物復育成功清理了許多汙染地域。」2010年，當我撰寫這本書時，墨西哥灣的「深水地平線」鑽油台發生爆炸漏油，新聞中處處可見石油破壞環境的可怕景象。油井怎樣都無法堵住，《科學人》宣稱：「唯有細菌等微生物才能完全清除不斷溢漏的石油。」

事實上，碳氫化合物這種化石燃料的化學結構在環境中處處可見（當然濃度低上許多），而能夠消化這些化合物的細菌更無所不在。美國微生物學會的報告指出：

> 原油由數種化合物組成，只有微生物群共同行動才有辦法進行生物降解。有些細菌能降解幾種或同一類碳氫化合物。菌群共同作用幾乎可以降解所有成分。

不過，在漏油事件上，問題出在時間和速度：細菌得花上好幾年才能把大面積的漏油清理乾淨，此時難以估計的損害可能已經發生。

石油降解的速率有快有慢，取決於許多因素。首先，會有所謂的緩滯期，因為營養物突然大增後，消化碳氫化合物的細菌會因而變少。美國微生物學會解釋：「石油濃度降低後，降解率通常會趨緩，因此很難計算終止點。當容易降解的成分耗盡，剩下的都是頑強的化合物時，降解也會變慢。」同樣地，當石油沉入溫度更低、氧氣更稀薄的海洋深處時，代謝作用也會一路減緩。阿拉斯加威廉王子灣艾克森瓦德茲號漏油事件發生10年後，細菌已清除99.4%的原油，但如果石油是漏在沙漠中，則可能會留在那裡達數世紀之久。化學分散劑（dispersant）能創造更多表面積，讓細菌更容易接觸到浮在水面的石油。加入肥料也可以促進細菌生長。基因工程學家不斷試著創造更有效或更快速消化碳氫化合物的細菌，但微生物學家阿特拉斯（Ronald Atlas）評估了基因工程細菌和艾克森瓦德茲號事件的處理策略，他反映：「超級細菌會失敗，是因為競爭對手是已經適應環境的菌群。」

雖然將微生物種到海中的成效始終不彰，種到陸地上卻很有效。真菌學家史塔曼茲一直以來都是用真菌來清理受汙染的土壤，這位真菌修復（myco-remediation）先驅解釋：「真菌是優秀的分子分解者，善於將頑固的長鏈毒素分解成較簡單、較少毒性的化學物質。」他主張，修復的第一道步驟是直接將真菌菌絲混入受汙染的土壤中，或是混入木屑後再撒：

66將單一真菌（例如蠔菇菌絲）引入幾乎毫無生氣的土地上，會引發一連串的生物活動。真菌、植物、細菌和動物通力合作，能夠改變毒素的性質，將毒素轉變成對無數物種有益，只危害少數物種的衍生物……大自然終究會推動物種間複雜的共生關係，同時間，真菌也為生態修復闢出康莊大道。99

史塔曼茲引入的並非純菌絲，而是已經接觸過野生細菌的「馴化菌體」：

66細菌會隨著菌絲增殖，並產生獨有的酵素去消化毒素。比起從未

接觸過野生微生物的菌絲，這種菌絲更有能力處理有毒廢棄物。因此，使用純菌絲體來進行真菌修復並非最佳選擇。菇園的熟成菌絲擁有較佳的真菌修復能力。**"**

美國紐奧良很像是真菌修復運動者的實驗室。公共園地（Common Ground）是2005年卡崔娜風災後組成的草根團體，出版有《紐奧良市民指南：以自然方法自己清理土壤》（*The New Orleans Residents' Guide to Do It Yourself Soil Clean Up Using Natural Processes*）。指南中指出：「美國的每個城市都已受到潛在致命化學物質的汙染。」

"大紐奧良自古就有石化工業，生產並儲存有數千噸有毒化學物質。當年卡崔娜和麗塔的颶風和洪水把許多化學物質從倉庫帶到附近社區的民宅中……洪水遺留的沉積物含有不安全的汙染物，如砷、柴油等石化製品、重金屬、鄰苯二甲酸酯（用來軟化塑料的化學物質）、多環芳香烴（PAHs）及殺蟲劑。**"**

這本指南推薦用多種真菌修復法來清理有毒土壤。清除重金屬，則建議以超富集植物（hyperaccumulator）進行**植物修復**，包括向日葵、印度芥菜、豌豆、鴨拓草、羊齒蕨、藜、蘿蔔、玉蜀黍、菠菜和胡蘿蔔。另外，蠔菇菌絲最適合清除石化製品和農藥。若有人要曝氣堆肥茶，公共園地也會提供協助。

公共園地的成員也建議EM的發酵法，但不是用於土壤修復，而是用來清除洪水過後房屋長出來的黴菌。指南也指出：「將EM噴灑於發黴的屋內，一天後再進去清理，這樣不僅比較乾淨，也比較安全。」我的朋友費麗在卡崔娜風災後自願到紐奧良投入重建工作，當時她在電子郵件寫道：「牆壁、地板、天花板，放眼望去都是黴菌，讓我不禁覺得這些工作根本徒勞無功。這種環境要怎麼清理乾淨，讓這戶人家可以回來住呢？」不過，在與公共園

地共事時，費麗學會用EM來解決這個問題。如同指南中的解釋：「這群細菌會殺死黴菌，並預防進一步的黴菌滋長。儘管漂白劑也可以消滅黴菌，但一段時間後，黴菌還是會長回來。」

廢棄物管理

人類正大規模地製造廢棄物。我們使用生物無法分解的過度包裝，我們不斷追求最新的玩意，丟棄過時的樣式。我們製造出自己也不知該如何處理的放射性廢棄物。人類集體貪婪、不知饜足地消耗自然資源，導致這些意外，不僅溢漏石油、散發輻射，更留下有毒汙染物。

不過，我們也不用把所有生物性副產物都視為廢棄物，而廢棄物也並非無法避免。自然界就沒有所謂的廢棄物，因為每種生物的副產物都是他種生物的養料，就是因為這樣，地球才不至於堆滿糞便和死屍。《人體排泄物手冊》（*The Humanure Handbook*）這本次文化經典的作者詹金斯（Joseph Jenkins）觀察道：「糞便和尿液是動物身體在完成消化後自然排泄出來的有益和有機物質。這些物質只有在我們丟棄不用時才叫做廢棄物，若能回收利用，就叫資源。」

早期人類無需憂慮該如何處置自己的糞便。許多地方都會把人類糞便回收利用，作為集約農業的肥料。而在其他地方，排泄物只要分散開來通常就可以了。當糞便隨著其他生物性副產物沖入河流時，河流中的微生物會受到滋養，並進一步循環養料，讓其他生物也可以利用，進而維持水的潔淨。不過，若糞便大量累積在水道，微生物快速滋長，耗盡水中氧氣，問題就發生了。如同熱過頭的堆肥，「滋養過頭」的溪流也會形成厭氧狀態，使魚類等水中生物窒息而死。微生物學家法瑞爾（Jeanette Far-

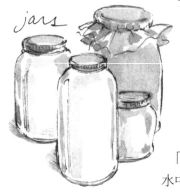

rell）寫道：「很快地，這樣的溪流會變得又黑又黏，發出臭味，除了那些不需要氧氣的生物之外，所有生物都無法存活。」

詹金斯提出了一個有氧堆肥的簡易方法，原料包含人類排泄物、鋸木屑、廚餘及庭院廢棄物。除了將人類糞便放入之外，其餘部分都與前文所述的堆肥技術相去不遠。針對人們對糞便病原體的擔憂，詹金斯指出高溫堆肥只需幾分鐘就能殺死病原體：

> 66 較低的溫度需要較長的時間，可能要幾小時、幾天、幾週或幾個月才能有效殺死病原體。你無需執著於以65℃的高溫去確保沒有病原體存活。比較實際的方法是，將堆肥維持在較低的溫度下一段較長的時間，例如50℃維持24小時，46℃維持一週……殺光病原體的可靠方法是在適溫下進行堆肥，並在發熱階段結束後，讓堆肥靜置一長段時間。在熟成期間，堆肥中的豐富生態有助於消除病原體。99

這些技術都非常簡單又不費力。不過，含有人體排泄物的堆肥，還是要多花點心思處理。

在人口密度高的地區，例如有800萬人口的紐約市（同時也是我的家鄉），人類的生物性副產物就要積極管理。大多數市政系統都將糞肥視為廢棄物而不是資源，但這是雙重的浪費，因為還需要用珍貴的水來沖走。更有甚者，我們還把馬桶水和倒掉的化學物質混在一起，包括口服藥劑、工業廢棄物、醫療廢棄等，還有，雨水也把汽車、化工儲槽和各種場所排到街道上的廢棄物沖到下水道中。這些原本可以成為肥料的糞便，就這樣成了一坑化學廢棄物。

法瑞爾表示，汙水處理的設計「只不過是大規模地使水流向某處罷了」。糞便在沖水之後，不論是行經複雜的城市基礎建設，再進入廢水處理系統，還是流入後院的化糞池，都得仰賴細菌去分解、循環利用糞便上的營養物質。

化糞池靠的是沼澤那種厭氧分解，效率比氧化代謝作用來得低，根據北

亞利桑納大學的汙水微生物學網站，還會產生很多副產物，包括「甲烷、硫化氫和二氧化硫氣體，以及高分子量烴的汙泥。汙泥在接觸氧氣和好氧細菌之後，很快就會進一步腐爛。」化糞池的汙泥需要定期清除，並送到汙水處理廠（有時則是送到垃圾掩埋場）。你可以在五金行裡買到化糞劑，這種產品混合了細菌和酵素，可以提升並加速池子內的分解作用（我的水電工朋友普林斯說，如果你的化糞系統不順暢，就沖下一片富含細菌的生雞皮。）

相較於化糞池，規模最大的汙水處理系統靠的是能快速分解大量糞便的好氧生物。首先，濾掉廢水中的大型固體，並將沉澱到底層和浮在表層的物質分開來。接下來，通常會把大量氣體打入水中，提高水中營養物質的氧化代謝作用。如同大型堆肥，這種系統也需要嚴密監控、管理。維持一定程度的氧化作用相當重要。汙水處理廠又有細菌養殖場之稱，為了維持菌群的健康，必須調節營養物質和氧氣流量。

廢水處理的挑戰並不在於清除排泄物和有機物質等「營養物質」，而在於清除同時也存在的有毒化學物質。汙泥這種汙水處理副產物就是因為這些毒素而無法安全運用在農業堆肥上，但如果我們能夠找出某種方法，將排泄物與有毒化學物質分開收集，那麼即使是大規模的處理系統，也能輕易將汙泥處理成生物肥料。未來或許會有更聰明的設計，但就目前而言，汙水處理留下的有毒汙泥，最後大多還是拿去掩埋了。詹金斯認為：「掩埋汙泥的同時，我們也在掩埋食物的來源。這個種傳統做法確實應該檢討。」雖然發酵已有效地用來處理廢棄物問題，但我們還是得努力去消除「廢棄物」這個概念、廢棄物管理的問題，並重新建立資源回收的目標。

處理人類屍體

我們死後所留下的屍體就如同活著時產生的排泄物一樣，都可以視為需要處理的廢棄物，或是可以再利用的養分資源。棺材會減緩屍體的微生物分解，並會與甲醛及酒精一起發揮防腐作用，限制微生物生長，暫時保存

肉身。庫爾蘭斯基（Mark Kurlansky）在著作《鹽：一部世界史》（*Salt: A World History*）中指出，埃及人製作木乃伊的技術，「與埃及人去除內臟並用鹽漬來保存鳥類和魚類的方式極其相似。」如第二章所述，鹽漬主要是透過限制水的活性來抑制細菌生長，進而將肉保存下來。但從地球上並未堆積無數屍體，就可以看出人類的種種努力其實無法阻止微生物完全分解屍體。

　　只要有可能，就讓你的屍體直接埋入土壤中吧，越簡單越好（這在一些地方是合法的，在一些地方則禁止）。你真的需要一副棺材嗎？何不改把屍體裹在可以快速分解的天然纖維或紙製裹屍布裡？即使國家法律不允許你在地上挖洞埋屍，但方興未艾的綠葬就是主張不做防腐處理，以生物可分解的材質製作棺材，並避開會阻礙快速分解的合成物質，以加速生物分解。綠葬協會成立的宗旨在於「鼓勵有助於環境永續發展的殯葬，以及能保護自然環境的新埋葬方式。透過大力宣講、經濟獎勵及嚴謹的科學方法，我們這個以義工為主的組織已成為這個新領域的旗手，並開闢一條路，引領大家走過這從未有人跨越的十字路口」。我們遺留世間的東西應該要化作樹的養分，而不是去腐蝕無法進行生物分解的棺材。

纖維與建築的應用

　　用發酵來處理有機材料的基本模式，已廣泛運用在纖維、建築和飾面等各種技術上。

● 生物塑膠

　　大多數用來替代包材和拋棄式餐具的生物可分解綠色塑膠都是發酵品，例如玉蜀黍塑膠就是聚乳酸（polylactic acid, PLA）。先把玉蜀黍的糖分發酵成乳酸，再經過純化，用一連串的化學處理轉化成聚乳酸。馬鈴薯澱粉、樹薯、甘蔗和黃豆也都可以這樣處理。這種方法適用於任何可以發酵成乳酸的碳水化合物。

• 浸解

cassava root

浸解（ret）這個字，指的是浸泡或浸潤亞麻、麻，或是其他有莖稈的纖維植物，以及椰殼纖維、樹薯等其他含有纖維質的植物。Ret 與 rot（使腐爛）有相同字源。浸解會啟動消化果膠等化合物的自然發酵，釋出的纖維質也可以用來製作繩索、紗線、紙張等等（樹薯等纖維質塊莖則會先除掉纖維，讓溶出的澱粉沉澱在液體下，再拿來當主食）。

• 染色

發酵也用在特定的纖維染製過程中。我曾到訪田納西州納許維爾市的手工自然染料工作坊（Artisan Natural Dyeworks），在這裡，靛藍染料會被放進大缸裡發酵，此外，鐵也被當成染料。小量生產染製品的貝羅絲姊妹會種植藍澱（indigo）自用。事實上，她們之所以投身自然染，是為了融合興趣及創作志業。她們在納許維爾的氣候條件下種植（以及發酵和製作染料）的靛藍，確切來說是蓼藍（*Persicaria tinctoria*），這種被稱為日本靛藍、中國靛藍、蓼藍靛（一定還有其他名稱）的植物並不是印度所使用的木藍（*Indigofera tinctoria*）。靛藍可以用來指稱許多植物製成的染料，包括蓼藍、木藍屬的植物、菘藍（*Isatis tinctoria*）等等。至少直到19世紀末為止，這些染料都經過發酵處理，直到發現更快速的化學處理法。

如同林林總總的發酵製法，靛藍染料也是煉金術的奇蹟。首先，植物中的天然色素會經由初步發酵萃取出來。此時的發酵可以用有氧堆肥方式進行，如此可以產出富含天然染料的糊，或是浸在水中進行厭氧發酵。根據貝羅絲姊妹的說法，當天然染料浸入水中並且開始發酵時，水就會由清澈轉為褐色，再轉為抗凍劑般的綠色。這樣的顏色在之後洗滌時會被水溶掉，但你可以加入熟石灰及積極地攪入空氣，使顏色變得成不可溶。酸性

的發酵浸泡液會與鹼性的石灰起反應，氧化產生藍色泡沫，進而使藍色的天然色素凝結成不可溶的泥狀顆粒，這種顆粒可以儲存在潮濕狀態下，但多半還是會晾乾成粉塊，以利運輸和交易。接著，為了進行發酵和（氧氣的）「還原反應」，把天然染料（不論何種型態）放入水缸中，水缸中除了水，還加了蘇打灰和碳水化合物營養物，例如茜草和烘烤過的大麥。靛藍的發酵缸也會加入尿液。

天然染料若在厭氧環境中溶解，會失去藍色色澤。盡量不要去動染缸，以免導入氧氣，延緩了天然染料的溶解速度。過了幾天、幾週後，染缸會產生魚腥味。一旦染缸表面出現銅一般的色澤，就可以進行染色了。纖維和衣料從靛藍染缸取出時是黃綠色的，接觸到空氣之後才會氧化轉為藍色。這是很神奇的轉變過程，就像是看著沖洗的照片顯影一般。如果想要染出又深又飽和的藍色，通常要浸染好幾次，使纖維能充分進行氧化作用。

靛藍並非唯一的發酵染料，貝羅絲姊妹就還有一缸發酵鐵。印度泰米爾納德邦巴拉迪達桑大學的賽卡博士（Dr. S. Sekar）是「印度微生物傳統知識資料庫」的編者，他寫道：「（印度東北方）各種類型的自然染料和染色用黏著劑是曼尼普爾邦梅泰族以傳統發酵方法製成的。」除了藍澱的顏色，還包括其他植物產生的顏色，如黃色、粉紅色、紅色、紫羅蘭色、棕色和黑色。

• 自然建築

用自然素材蓋房子顯然是所有建築工程的起源。克魯斯（Carole Crews）在《黏土文化：灰泥、塗料及保存》（*Clay Culture: Plasters, Paints, and Preservation*）一書中寫道：「即便是21世紀的現在，世界上仍有一半人口居住在土屋中。這些土屋常被水泥建築和家用拖車取代，但比起來，土屋更能調節熱度、更舒適。」雖然建築工藝越來越依賴鋼鐵、水泥、塑料、玻璃纖維、瀝青、乙烯基、加壓處理的木料等複合素材，但近幾年泥土材料也捲土重來。我有幸在1990年代認識一些自然建築的復興者，而我也從他們身上學到許多。在有限的指導和無限的毅力下（當然還有他人的協助），我用泥漿和稻草建

造了一個漂亮豪華的生活空間，且就此愛上這個製作過程。

　　相較於木造房子，用泥漿造屋比較容易，也比較允許失誤發生。不需要什麼學習，孩童及任何願意弄髒手的人都可以投入。木工的錯誤通常會引發骨牌效應，得在後續每個階段修正，泥工的錯誤則可以輕易塗上牆泥修補。經驗會告訴你如何判斷混合比例的細微差別。

　　在與別人談論如何找到正確的比例時，我發現自己常訴諸食物修辭。我會這麼說：「如同小麥和水可以混合出許多截然不同的結果，黏土、水和稻草也是。」我會使用一種名為「泥漿稻草」（slip straw）的技術。先混合黏土泥漿：將黏土加水攪和成稠度如鮮奶油的泥漿，要稠到用手攪拌過溶液後，手拿出來還裹著泥漿。把泥漿輕輕覆上稻草，再用力將泥漿稻草塞入用內外側板子架出的牆面空間裡。這樣的工法用上大量稻稈，優點是體積不會像「稻草稈牆」那麼大，同時又有很好的絕緣效果。把稻草裹上泥漿之前，要先拆開稻草捆，盡可能把稻草一根根分開。接著，在稻草堆周圍倒上一些泥漿，一次只要一點點。最後，像攪拌沙拉那樣攪拌草堆。目標是要盡可能以最少的泥漿來裹滿所有稻草。

　　土、沙、水和稻草可以混成麵團般的濃稠圓塊，這樣在砌牆時才不會變形。這種圓塊就像麵團，需要足夠的水把所有材料凝結起來，但水又不能多到使混合物無法成形。另外，為砌好的牆面塗上最後的牆泥時，也會使用這些材料（通常還有其他材料），但是水的用量會多一些，讓黏稠度接近麵糊，以方便塗抹。

　　過程中有道重要步驟就是浸濕黏土，跟處理小麥的方法完全一樣。克魯斯說明黏土的特性：

66 結晶特性使黏土分子能以線形的方式結合，形成極薄、長度不同的板片，而且如潮濕紙牌般能在彼此的表面滑動。板片吸收的水分除了會留在分子結構裡，還會讓黏土結構體具有可塑性和延展性。這些厚度只有1~2奈米的微小板片，因為邊緣有靜電荷，所以會吸黏水

分、互黏，或黏在其他物體上。黏土微粒的黏著力在吸收水分後會部分中和，使黏土具有流動性和延展性，並達到介於液體和固體之間的神奇黏稠度。**"**

黏土放入水中後，會因為浸濕而變得完全飽和。一段時間之後，「板片會自行對齊，之後黏土就會更均勻、更好用。」克魯斯指出：

> **"** 在中國（至少過去是如此），每一代陶工都會先為下一代準備好一大坑黏土，並用稻草覆蓋起來，之後才會取用多年前上一代為他們準備的黏土。在印度，建築工會將泥漿堆起來，並覆蓋至少2週後才取用。**"**

克魯斯形容黏土的長時間浸泡為「發酵」。雖然不含有機物質的礦物無法發酵，但事實上，所有黏土都含有雜質，而雜質都包含有機物質，也就是說，發酵作用的確會發生。克魯斯警告：「熟成的黏土聞起來很可怕。」在這種情形下，她建議加入EM-1調整。

浸泡的黏土若用於建築，會與其他基質混合（幾乎都是纖維和骨材），在另一些用途上，還會加入黏結劑和硬化劑。骨材通常就是沙礫，未添加骨材的黏土容易收縮並裂開。許多地方的土壤本身就含有可以用在建築上的黏土和沙礫，且比例也很合適。我在建造土屋時也大多會加入大量沙礫，以增加黏土的密度。此外，你也需要纖維來形成結構及張力。稻草是最眾所皆知的材料，但也可以用其他纖維取代。我曾為了達到較好的敷牆效果，而用毛髮和磨碎的乾馬糞為原料。基本上，就是要讓每根纖維都裹上黏呼呼的附著物。黏土最好預先浸濕，相較之下，纖維在混合、使用之前，通常會保持乾燥。纖維在混合和使用時是濕的，但之後就會變乾，而且會在最短時間內完成發酵。過多的發酵分解會破壞纖維強度。

有些人會把食物當成黏著劑，加入敷牆的牆泥或漆料裡。小麥糊是稀薄

的麵糊，將麵粉加水煮成膠狀即成，深受都市運動者和街頭藝術家喜愛。我學會混合小麥糊與泥漿後，也發現這的確有助於提升黏性，但你最好只混合當天所用的份量。如果你把混入泥漿的小麥糊放上一整夜，小麥會發酵，糊漿也會失去凝聚性，最後變得過於稀薄而無法運用。發酵並不總是最好的！

酪蛋白是一種食物性黏著劑，在用來加強或裹覆牆泥前通常會先發酵。酪蛋白是形成凝乳（相對於乳清）的乳蛋白質群，當成群浮在乳品中時，稱為微胞（micelle）。在酸性條件下，例如製作乳酪和優格時，微胞會聚集起來，形成較大的群集。酪蛋白能把液態乳汁重新組織成固態，而這種凝結力同樣也可以用來混合牆泥。克魯斯的書和其他資料都詳盡描述了特定的牆泥製作技術，我在此就不再細談。酪蛋白本身可以是優格乳酪中懸浮的優格、以凝乳酵素或醋凝結而成的乳品，或是酪乳等其他形式的乳品。我甚至將奶粉拌入牆泥混合物裡。

所有乳品都有酪蛋白，因此克魯斯下了這樣的結論：「任何乳品都可以做出好的黏著劑。」

另一種發酵過的天然牆面塗料，是加了發酵仙人掌的石灰塗料。這是我從朋友丹格爾和蕾娜那裡聽來，她們一起用這個技術粉刷丹格爾在舊金山的公寓。丹格爾表示，黏膠似的發酵仙人掌「在塗料裡會發揮黏著／黏膠／膠著的作用」。另外她也說：「這是無毒到令人意亂情迷的工法。我們工作了好幾天，卻從沒因為塗料的臭味感到不適，真的是神奇又不可思議！」

無論備製何種石灰塗料，首要步驟都是水合（或稱「熟化」）石灰。由於石灰需要浸泡在水裡至少一週（但理想上應該要再久一點），所以一次要混合較多量，最少要能用上一段時間，而且比你預估會用到的還多，這樣才不會在用完時還得等上一週（石灰的熟化並不是發酵，而是石灰與水的化學反應）。使用建材行通常會販售的「S型」石灰。將水注入水桶大約半滿，小心地將石灰一杯杯篩進水桶裡攪拌。丹格爾建議：「拿出所有的個人防護裝備，一定要完全罩住口鼻和眼睛，以保護你的肺和眼睛。你不會想要用自己的體液來水合石灰，這樣的效果並不好。」加入石灰，直到水變得有點像鬆

餅麵糊般濃稠。最起碼要放上一週。丹格爾說：「熟化石灰的時間越久，成果越好。」如果有多餘的熟石灰，可以一直儲存在密封容器中。

石灰一成了熟石灰，就可以準備仙人掌了。使用多刺的Nopales仙人掌。用另一個水桶來發酵仙人掌：在桶子裡注入不到一半的溫水，每公升水加60毫升鹽，4公斤仙人掌大約要用4公升水（這樣的量足以讓蕾娜與丹格爾塗抹一間4公尺見方的房間）。不用除掉刺，只要把葉肉切成薄片（1公分厚）即可。丹格爾建議盡量不要讓手接觸到長滿刺的仙人掌：「非慣用手戴上手套，謹慎握住葉片底部，站在桶子邊用你的慣用手小心地削切。把仙人掌直接削到桶子裡，越薄越好。」確定仙人掌薄片都浸入鹵水後，攪拌、蓋上蓋子，靜置幾天發酵。每天攪拌，仙人掌的黏質一釋出水中且開始發酵，就把組織結構的變化記錄下來。丹格爾解釋：「目標是要讓仙人掌黏質處於醃漬／溶出的狀態，而不是爛掉。」在較溫暖的地方，發酵可能進行得較快，較冷的地方則慢些。在舊金山溫和的氣候下，發酵大約需要3天。如同所有發酵物，加入較多鹽也會減緩仙人掌發酵。蕾娜觀察道：「只要量充足，任何種類的仙人掌和多肉植物都可以達到很好的效果，像蘆薈就含有很棒的黏質。」

仙人掌黏質一開始發酵，就用篩網濾掉仙人掌薄片，留下丹格爾所說的「純的、很棒的琥珀色仙人掌黏質」，然後將熟石灰混入黏質。丹格爾和蕾娜實驗過各種比例後，決定用3份黏質兌2份熟石灰。「稀薄的塗料（比方說4:1）會比較像上光，需要上很多層才能達到不透的程度。」你可以單用塗料，做出「黃白色並帶著些許光澤」的效果，也可以加入任何顏料。加入顏料時，要一點點、一點點地加。當你認為想要的顏色已經出現時，先在不顯眼處測試塗料乾掉後的顏色，必要時就調整顏料比例。塗料會乾得很快，至少需要塗2次以上。

最後再介紹一種發酵的建築材料：菌絲墊（mycelial mat）。這是全新的發明，而不是歷史長流中搜羅來的傳統。首先，將真菌培植在農作副產物上，如棉花毯果和蕎麥殼，藉此將營養基質束起來，形成有許多氣室的堅固板子。這種板子有點像聚苯乙烯絕緣板，只是不含黏著劑和樹脂，完全天然，

且能完全被生物分解。菌絲絕緣板在市面上以「Greensulate」之名販售，產品的開發者也贏得2009年《科技新時代》的創意獎，《科技新時代》表示：「把混料放到嵌板裡（或是任何想要的形狀），10~14天後，菌絲就會長成密集的網狀物。2.5立方公分大的 Greensulate 就含有12公里長相互連結的菌絲束。把嵌板放入38~65°C的烤箱乾燥，使菌絲停止生長，2週後，就可以拿來運用在牆面上。」相同的製程也可以用來製作環保包裝。然而，遺憾的是，《科技新時代》的文章和產品製造商的網站都沒有詳細說明使用的真菌菌種，因此我猜，這應該是該企業的專利。自己動手實驗也很有趣，就試試不同的真菌菌種吧。

能源生產

　　酒精又稱乙醇，這種人類最常喝的發酵品也可以當作燃料，另一種發酵品甲烷也是如此。在可再生能源和能源自給的領域上，與發酵有關的討論相當熱絡。

• 乙醇

　　美國大多數的加油站都已兼售酒精汽油。政府及產業長年推行這件事。把快速生長、年年採收的作物轉化為燃料的點子非常吸引人，許多人也相信這條路可通往能源自給及永續利用。美國生產的乙醇大多數發酵自玉蜀黍，不過在巴西這個全球下一個最大的乙醇生產國裡，乙醇則主要產自甘蔗。發酵完成後，乙醇必須像烈酒一樣蒸餾濃縮，只不過進行的次數會比較多，使酒精濃度盡可能達到100%。

　　近幾年乙醇產品大行其道，有人就把玉蜀黍及食物價格高漲歸罪到這件事情上。美國國會預算局的報告指出：

　　❝2008年，美國有將近1057億公升的玉蜀黍都用在生產乙醇上，

比前一年增加了將近10億。乙醇生產
的需求（加上其他因素）導致玉蜀黍價
格攀升，2007年4月到2008年4月就
上漲了50%以上。玉蜀黍的需求帶動
了玉蜀黍田的需求和動物飼料的價格，
也提高了許多農場產品的價格，如黃豆、家畜、家禽和乳製品，最後
食物的零售價也隨之高漲。**"**

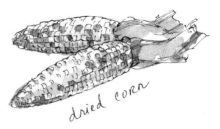

dried corn

　可再生能源是值得追求的目標，不過，將食物作物轉變為能源，得付
出很大的經濟代價，等於是拿人類的基本需求去對抗我們對遷移和便利的
無窮渴望。

　我們用單作栽培的方式栽種植物，用這樣的植物生產能源，再把這件
事成功地冠上「綠色」之名。這樣推動生物燃料帶來了許多環境破壞。要種
植玉蜀黍、甘蔗等單作栽培植物，就必須使用大量合成氮肥，飲食與農業
作家菲爾波特（Tom Philpott）問道：「論及生態破壞，還有其他『綠色』科
技比得上玉蜀黍酒精嗎？」巴西為了推動新興的乙醇產業，不斷把亞馬遜雨
林砍掉，闢作甘蔗田。在哥倫比亞、阿根廷和南美洲其他地方，也頻頻傳
出為了取得大面積土地種植生物燃料作物，而將居民從他們和祖先賴以維
生的土地驅離。有些尖端實驗正致力於研究如何將非食物材料轉變為燃料，
例如將柳枝稷煉製成乙醇，或是將海藻製成生物柴油（完全與發酵無關的製
法）。不過，就算是非食物原料也都需要土地、水、勞力及其他珍貴的資源。
生物能源並非解決一切問題的萬靈藥。

　要將碳水化合物製成酒精，可以從第四章用穀物和塊莖製酒的過程著
手，中間通常會加入澱粉酶酵素，以將澱粉分解成單醣，亞洲米釀飲料也
是這樣運用黴菌（這些酵素多半會用在製作塊莖或穀物的蒸餾酒上）。也可
以加入麥芽。經過最初的碳水化合物轉化後，把麥芽汁煮沸，變涼後放入
酵母，啟動發酵。

要製作乙醇，就要把發酵液蒸餾成濃縮酒精（見第四章的「蒸餾」）。濃度100%的乙醇能與汽油混合，但自釀者沒有特殊設備，很難達到這麼高的濃度。不過，有人已經可以將濃度90%的乙醇有效運用在特別設計的汽油車上，甚至將濃度更低的混合燃料用在柴油引擎上。

• 甲烷

甲烷是另一種發酵可燃物，人們也拿來當作能源原料。甲烷也稱為沼氣或垃圾掩埋沼氣，是汙水處理（和部分堆肥處理）時微生物行厭氧消化所產生的氣體。從地底提取出來的甲烷也是天然氣的主要成分，可以廣泛運用在暖氣、煮水及烹煮食物上。生物沼氣是汙水厭氧消化的副產物，也可以如此運用，或應用在動力車和汙水處理等領域。

從厭氧分解過程中捕捉甲烷的想法並不新奇。在將近千年前的13世紀，馬可波羅就記錄了他在中國觀察到人們如何運用甲烷。同樣地，三千年前的亞述人也已經用甲烷來加熱洗澡水。近幾十年來，捕捉和提煉沼氣的技術不斷提升，這些裝置通常都稱為消化槽（digester）。網路上可以找到許多自己動手製造厭氧消化槽的設計。

生產和使用生物沼氣時，也會產生許多有用的東西。生物沼氣可以把可能在其他地方造成汙染的動物（包含人類）排泄物轉變為燃料資源。把生物沼氣當作燃料也可避免甲烷（全球暖化的最大元凶）跑到大氣中。將甲烷作為提供社區暖氣系統和烹飪用的主要燃料，則可以減少樹木砍伐的數量。

中國居全世界甲烷使用量之首，擁有1700萬座消化槽。此外，以2005年的統計來看，沼氣年產量就有65億立方公尺，並還在計畫要開發更多。英國的社會科學研究所指出：「在中國，生物沼氣是新興生態經濟中的發展重心。」

發酵在醫藥上的應用

　　許多傳統的療法都是以發酵來備製藥物。第三章探討的藥草蜂蜜酒及發酵酒精長久以來都被用來保存與使用植物性藥品。印度的傳統醫術阿育吠陀使用名為arishtas和asavas的發酵藥草，印度泰米爾納德邦巴拉迪達桑大學賽卡博士說：「這些藥草既具功效又可口，被視為寶貴的療法。」賽卡博士在印度微生物傳統知識資料庫上記載了許多這類藥草的製法。中國儒家認為發酵調味品可以調養健康，平衡人、食物、節氣與體質。用發酵取得藥物的想法自古就有。

　　在觀察抗生素藥物後，我們得出一個結論：每個生物和微生物群體都會分泌化合物來抑制某些潛在競爭者。蘇格蘭生物學家弗萊明（Alexander Fleming）在1928年研究葡萄球菌，發現一些意外長出來的黴菌會摧毀培養皿裡的菌種。他也發現這種黴菌是青黴屬，於是開始研究這種黴菌的抗菌性，進而開創了醫學新時代。

　　人們也發現菇蕈和黴菌一樣具有抗菌及抗病毒的特性。史塔曼茲指出：「來自植物的疾病通常不會折磨人類，但真菌（黴菌）疾病會，因為人類（動物）和真菌有著相同的微生物敵手……真菌天然防禦機制能產生抗生素，對抗微生物感染，人類則可從中得利，也正因如此，大多數重要的抗菌抗生素都來自真菌。」雖然如此，史塔曼茲已證明許多菇蕈也都能抵抗微生物，尤其是木質的多孔菌種。史塔曼茲表示：「製藥業近年來已開始慢慢探索菇蕈的抗菌活動，這是因為擔子菌門真菌（菇菌）在發酵時生長得比較慢，也因為菇蕈的產量比黴菌小。菇蕈的基因體已成為新型抗菌劑的潛力資源，甚至有可能成為社會對抗微生物疾病最重要的防護。」

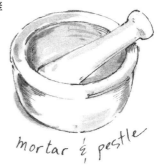

mortar & pestle

　　細菌在製藥中扮演非常重要的角色。DNA重組的科技出現後，人們開始把生產特殊化合物的基因嵌入細菌細胞。許多常見的醫藥產品現在都產自這類基

因工程改良的細菌，包括胰島素、干擾素、腫瘤壞死因子等等。有本細菌學教科書下了激昂的結語：「細菌的基因儲庫及基因功能，讓生物科技具有各種可能性。」除了細菌，遺傳學家也已經把會產生藥品化合物的基因嵌入植物中，如此一來，即使花粉脫落了，還是有辦法將強力的藥品化學物質傳給其他植物。

如同食物中的營養物質，營養補充品也可以透過發酵提升效果，並增加生物利用度（bioavailability）。新章營養品公司（New Chapter）致力於讓食物營養補充品「在益生菌的環境中進行培酵，以完整獲取大自然提供的益處。」

菸草也是藥物，因此有時會以發酵處理（尤其做成雪茄的時候）。雪茄製造商阿達迪斯公司在網站上說明了雪茄菸草是如何發酵的：

66 將菸葉堆起來，壓成大型菸草磚。菸草磚的中央會產生熱度，但不能超過46~54°C（取決於菸草種類），否則菸草就毀了（應該說燒壞了）。當溫度上升到這個溫度時（遲早會這樣，依菸葉種類及狀態而定），就要將菸草磚的內部外翻，此時熱度會重新累積（發酵）。當溫度不再上升，就代表發酵完成了，這個現象可能在翻動4~8次後發生，而在貿易上，翻動的過程稱為回潮（sweat）。發酵過頭會毀了菸葉，使菸葉失去風味和香氣。回潮期間菸葉會放出氮化物等化學物質，多少降低尼古丁含量。發酵完成後，讓菸葉繼續整細整細地熟成，這將有助於菸葉成形，並提升風味和燃燒的品質。 99

這聽起來就跟堆肥堆一模一樣！

發酵用於皮膚保養和芳香療法

發酵也可以用在皮膚保養上。加州弗斯東社區的歐斯摩絲（Osmosis Spa）提供一種浸浴在發酵鋸木屑與米糠中的服務，而這出自日本傳統（至少從

1940年代起）。歐斯摩絲採用日本的酵種來培酵浴湯，並讓浴湯發酵一陣子。發酵產生的熱能會慢慢分解植物纖維，必須定時翻動。當鋸木屑和米糠在浴盆（大型木板箱）裡發酵時，要不斷混合這兩種材料，而活躍的微生物活動則能保持混合物安全乾淨。根據歐斯摩絲網站上的說法：

> **66** 松木屑酵素浴與其他熱療的不同之處，在於這種浴湯是透過發酵使生物產生熱能，整個過程會有600種以上的活性酵素參與。皮膚這個人體最大的器官會與松木屑酵素浴裡密集的酵素活動直接接觸，而浴池除了熱之外，也會形成電化（electro-chemical）環境。高溫與能量結合，會影響身體中的化學組成及自然的淨化作用，還會分解皮下層裡的身體廢物，徹底淨化皮膚表面、毛細孔，甚至細胞本身。**99**

我曾有幸受歐斯摩絲創辦者史都瑟（Michael Stusser）之邀，去參加他所策畫的弗斯東發酵節，同時也參觀了歐斯摩絲內部的設施。當我來到浴缸邊時，裡頭已經有一個跟我一樣大的坑，輪廓暗示我要半躺半坐，頭伸出來，屈膝。在我爬進去調整了姿勢後，為我導覽的克麗絲汀將我埋了進去，並提醒我要像個海灘上被埋進沙堆的孩子。

坑裡真是舒服極了，柔軟又濕潤，但也熱得很！（根據史都瑟的說法，溫度高達60°C，不過「與你肌膚接觸的素材會形成一道隔熱的屏障」）。克麗絲汀告訴我，必要的話可以伸出四肢舒展，而她也不斷遞冷開水給我吸，並用冷毛巾擦拭我的臉。躺在那個因微生物作用旺盛而令人不斷出汗的高溫環境裡，同時受到這樣的照料，我不禁想像大量細菌正一點一滴地分解我皮膚上的老廢組織。我待在坑中大約20分鐘，之後刷掉鋸木屑和米糠，再進行了一段長時間的淋浴和蒸氣浴，最後還有很棒的按摩。結束後，我覺得身體變得柔軟有彈性，不但放鬆了，甚至有重生之感。

多年來一直都有人寫電子郵件給我，告訴我他們如何透過發酵製作護膚產品，以及使用後的心得。用來製作護膚產品的材料，包括蜂蜜、鮮奶油、

乳品、椰子、香草植物等，通常都很容易發酵。這些材料發酵後效果可能會變高，但因為這方面我沒有做過太多研究，所以也不能斷言。我自己只有試過用康普茶母和酸菜敷臉，兩種都很棒。

加拿大克夫普蘭特公司（Kefiplant）擁有一種名為克菲克（Kefiech）的製程專利，從克菲爾顆粒上取下有機物質，製造出的酵種可以用來發酵香草護膚品。該公司的網站上寫道：「克夫普蘭特有辦法讓香草植物在發酵後釋放出天然植物化合物。這些分子很容易被身體吸收並有效利用。」

另外一種與發酵相關的應用是將乾燥香花（potpourri）用在芳香療法上。法語potpourri的原意並不是我們今日熟知的乾燥混合物，而是一鍋發酵中的濕玫瑰花瓣和香草。在過去的製程中，發酵是重要的步驟，能夠保留花瓣及香氣。發酵方法也簡單明瞭：以大約3份新鮮玫瑰花瓣和1份鹽的比例將兩者層層疊起，之後像製作酸菜一樣下壓，把花瓣淹沒，並發酵2~6週。花瓣會漸漸失去水分，變成柔軟濕潤的塊狀。最後，弄碎玫瑰花塊，加入其他香花和香料，並儲存在玻璃罐裡。需要時將罐子打開便可當作芳香劑。

發酵藝術

發酵最後一個非食品應用，就是藝術創作。毫無疑問，發酵很早就激發了藝術、歌謠及詩歌的表現。有些藝術家會將發酵當成一種表現形式，在倫敦就讀時裝設計的李便以SCOBY製作服裝（見第五章「製作康普茶」）。奎爾（Mike Cuil）寫道他一邊在台上和朋友表演電子音樂，一邊製作酸菜，「麥克風接收了所有剁切和跺踩的聲音，並將這些聲音融入音樂裡。到了最後，我們唱了一首關於酸菜的德語流行歌曲。當晚演出極為成功。」懷特曼（Jenifer Wightman）這位生物學家同時也是藝術家，她把泥巴和水密封在格

子裡發酵，創作出裝置藝術，名為「維諾格拉茨基・羅斯科：細菌生態系統
的田園景象」。藝術家如此描述作品：

> 66 這幅作品以羅斯科繪畫的尺寸做成，應用了19世紀土壤微生物家
> 維諾格拉茨基發展出的微生物技術。泥巴及水中的有色細菌會合譜出
> 一幅地景。細菌一找到理想區域，就會透過自身資源及釋放出的副產
> 物來改變環境，使環境不再適合原本的居住者，而是適合自己，也創
> 造出活性色素不斷變化的色域。顏色的顯現與消失暗示著有限物資的
> 取得與喪失。99

對此，藝術家為自己下了解釋：「圖像的建構與解構展現出了源頭、變
化、因果偶然，以及相互牽連和種種可能性……或許，我所想望的世界，就
藏在解構中。」

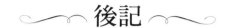

後記
與世界建立網絡，復興發酵在地文化

我們必須重新找回我們的食物。

食物遠不只在於提供營養，還體現了各種錯綜複雜的關係網絡，且牽繫著我們的生存環境。重新找回食物的方法，就是積極主動地涉入網絡。

超市貨架上充斥著全球化設備生產出來的食品。這些量產產品多為擁有專利的基因材料、具有危險性的化學合成物質，以及單作栽培作物，製作過程通常也包含長程運輸、浪費的包裝以及耗能的冷藏設備。這套系統生產出來的食物正在摧毀地球、人類的健康及經濟生命力。這些食物在養成人類的依賴度之後，將我們貶為卑屈的消費者，進而剝奪我們的尊嚴。

我們需要起身建立一套不同的關係網絡：

● 與動植物之間的關係

在微生物的協力下，動植物成為人類的食物來源。我們不能繼續不聞不問，任由食物以單作方式進行高度專業化量產，並與我們的生活切割開來。在過去，人類出於需求，會去了解並依賴動植物，形成緊密的關係，並透過打獵和耕作，與生存環境相互連結。

現在，我們也需要與糧食來源重新連結。去了解身旁的植物、種植一些香草或蔬菜、採食非量產收成的水果、種一棵樹或者找棵樹照顧、看看庭院裡有哪些野草等等。如果你愛吃蛋、乳品和肉品，也可小規模飼養家禽與家畜。試著去觀察和參與屠宰過程，以學習如何尊重並感謝這些成為我們食物的生命。一直以來，我們都是與其他生命共同演化的，彼此的命運也是緊緊相繫。

• 與農夫和生產者之間的關係

購買在地食物！支持在地農業！實地去了解農友並直接向他們採購產品。重振農業才能真正刺激經濟，給予經濟實際的保障。除了生鮮農產品，大多數人也都愛吃乳酪、義大利薩拉米香腸或是天貝這類的加工食品。這些「具有附加價值」的食品，產製過程大多需要發酵。支持小型的在地產製意味著市場去集中化，也提供了更新鮮的食物和更多的在地就業機會，同時讓我們在面對環境變遷時能具備強大的恢復力。在地生產不單指產製，還包括其他經濟模式，如禮物交換、以物易物、捐獻、畜群產量分息制（herd shares）、社區支持模式或地下交易等非正式的小規模交流方式。在食物創造者重新振興發揚的網絡中，找出適合自己的位置吧。

• 與祖先之間的關係

比起我們，我們的祖先更關切他們的先人。我們有自己的神祇，也將各個歷史和神話時期裡的英雄視為崇拜偶像，卻鮮少對連貫的血緣譜系有所感念。即便我們繼承的傳統如此混雜，每個人確實都受惠於這些令人難以置信的文化遺澤。無論是否行有餘力，我們都須牢記在心、重新探索並再現先人的榮光，也要尊崇、保護並延續他們的遺澤，例如種子和發酵製程等有形資產。為了維護祖宗的偉大遺澤，復興飲食文化勢必在行。讓這些祖傳寶貝如酵母般生生不息，便是我們對祖先最大的禮敬。

• 與奧祕之間的關係

奧祕亙久不滅。儘管顯微影像、基因分析等科學研究的發展令人印象深刻，我們對微觀世界仍舊所知甚少。甚至，對於自己身體和心智也是了解有限。因此，讓我們尊崇這些奧祕，並且坦然接受一項事實，那就是我們不可能了解所有事情。

• 與社區之間的關係

自給自足是個危險的迷思，因為我們每個人都需要彼此。熱愛你的社群，用心灌溉、使之茁壯。與社區分享自種或是自製的食物，也鼓勵他人投入製作食物的活動。每個人都有不同願景、想法和價值觀，所以社群永遠不可能臻至完美，需要花費很大的努力才能運作。儘管如此，還是要努力去找尋共同的利基點，並與周圍的人們建立起網絡。

• 與抵制運動之間的關係

自我和社區意識的崛起可激發出社會運動。要復興在地食物系統，我們可以投身於食物正義和糧食主權運動，為資源的不平等發聲。要善用在地智慧投入文化復興，我們可以響應為了生存而奮戰的當地人。要試著縮減個人的碳足跡與對環境的衝擊，我們可以投身社會運動，要求共同參與產銷合作和政策制定。個人行動能產生力量，但集體行動的影響力更鉅。

• 與各種材料之間的關係

我們必須盡可能運用任何豐沛、簡單、衝擊性低且可以重複利用的材料。我們不需要汲汲營營追求特殊的設備和機件，而且務必終止使用一次就丟棄的這種社會行為。行有餘力時，將各種材料清理乾淨並重複利用。以動植物身上的纖維進行加工製造，取用來自大地的天然素材建造房屋。打造一個DIY的文化！

這裡所談的，不過與我們緊密連結，維繫並滋養我們的幾條線。發酵有助於我們有意識地去建立並鞏固這道網絡。發酵是每天都能實踐的文化復興行動。透過發酵，我們與各種生命力量相互連結，並能重新發現、重新連結我們與周遭環境的關係。

• 中英名詞對照 •

專有名詞

• 1~5 劃

SCOBY（細菌和酵母的共生體）SCOBY (symbiotic community of bacteria and yeast)

乙烯基 vinyl

乙醇 ethanol

乙醚 ethers

丁香 clove

丁酸 butyric

二氧化硫 sulfur dioxide

人參 ginseng

千年蛋 thousand-year-old egg

大米糖漿 rice syrup

大麥麥芽 barley malt

大麻籽 hemp seed

大腸桿菌 *Escherichia coli*

大腸菌 coliform bacteria

小米 millet

小茴香 fennel

山羊小提琴 violino di capra

山核桃 hickory

山楂 hawthorn

干擾素 interferon

中國靛藍 Chinese indigo

丹板奇酒 tepache

五味子 Schisandra

內聚力 cohesion

分散劑 dispersant

太陽菌菇 tibicos

巴氏殺菌法（高溫殺菌法）pasteurization

巴希 basi

巴契 baälche

手工乳酪 artisanal cheese

支根 rootlet

日本水晶 Japanese water crystal

日本靛藍 Japanese indigo

木本蛇麻 woody hops

木舟形容器 canoa

木槿 hibiscus

木薯 cassava

木藍 Indigofera tinctoria

比氏鮴杜父魚 Pacific ribbed sculpin

比目魚 flounder

水合 hydrating

水克菲爾 water kefir

水活性 water activity

水解 hydrolysis

牛中腸 beef middles

牛肉乾 jerky

牛蒡 burdock

丙酮 acetone

丙酸 propionic

仙人掌果酒 colonche

仙人掌屬 Opuntia

代謝途徑 metabolic pathways

冬化作用 winterization

冬青 holly

凹玉米 Dent Corn

卡瓦斯 kvass

卡依馬克利優格 Kaymakli Yo urt

卡馬貝勒坎保 kamaabele kambou

卡菲爾啤酒 kaffir beer

去氯水 dechlorinated water

去雄 castration

古希臘魚醬 garum

古典玫瑰 antique rose

可可 cocoa

右旋糖 dextrose

司陶特啤酒 stout

四季豆 green bean

四照花 cornus kousa

巨人柱仙人掌 saguaro cactus

布札啤酒 bouza

布波德 bubod

布格麥 bulgur

甘味劑 sweetener

甘草 licorice

生石灰 quicklime

生物乙醇 ethanol biofuel

生物可用度 bioavailability

生物合成 biosynthesis

生物沼氣 biogas

生物降解 biodegradation

生物柴油 biodiesel

生物動力自然農法 biodynamics

生物復育 bioremediation

生物塑料 bioplastic

生物群 biota

生物轉化作用 biotransformation

生清酒 nama-zaké

生態棲位 ecological niche

生態葬 green burial

生質塑膠 bioplastic

生藥油 raw medicinal oil

甲芽菈 jayaras

甲烷 Methane

甲殼素 chitins

甲醛 formaldehyde

白花菜 cauliflower

白地絲黴菌 Geotrichum candidum

白脫乳 buttermilk

白樺茸 chaga

白樺茸人參 chaga ginseng

白櫟樹皮 white oak bark

皮爾森啤酒 pils

石灰 lime

石灰防凍液 lime anti-freeze

石南花 heather

· 6~10 劃

交叉連接 cross-link
仲添 nakazoe
伊牙爾－都馬 iyal-duma
光合細菌 phototrophic bacteria
光面紙 shiny paper
全脂乳 whole milk
共生發源 symbiogenesis
共牧計畫 herd-share program
印度乳酪 paneer
印度芥菜 Indian mustard
回潮 sweat
地區餐酒 country wine
多肉植物 succulent plant
多角化 diversification
多香果 allspice
多殺菌素 spinosad
多腺懸鉤子 wineberry
多環芳香烴 polycyclic aromatic
　hydrocarbons
多環芳香烴 polycyclic aromatic
　hydrocarbons, PAHs
好氧呼吸 oxidative respiration
成熟 ripen
早壽司 haya-zushi / quick sushi
曲步庫 Chibuku
有效微生物 Efficient
　Microorganisms (EM)
有益微生物 Effective
　Microorganisms
朵芙 doogh
汆燙 blanch
汙泥 sludge
百公醬 bagoong
百年蛋 century egg
百里香 thyme
米啤酒 rice beer
米麥芽 rice malt
米黑毛黴 *Mucor miehei*
米麴菌 *Aspergillus oryzae*
羊齒蕨 brake fern
羽毛白酒 federweisser
考克氏菌 Kocuria
肉毒桿菌 *Clostridium botulinum*

肉毒桿菌中毒 botulism
肉毒桿菌神經毒素 botulism
　neurotoxin
肉桂 cinnamon
肉乾條 biltong
肌紅蛋白 myoglobin
自行分解 autolysis
自行消化 self-digestion
自然建築 natural building
臼莓 sparkleberry
艾克森瓦德茲號 Exxon Valdez
艾草 mugwort
血布丁 blood pudding
血根草 bloodroot
西洋蓍草 yarrow
西番蓮花 passionflower
西藏靈菇 Tibetan crystal
伯利蓋曼酵母 bryggjemann
低溫殺菌 cold pasteurization
佐可塔利 xocoatolli
佛手柑 Buddha's hand
克菲克 Kefiech
克菲爾 kefir
克菲爾顆粒 kefir grains
克維克酵母 kveik
克藍塢 cromwo
免疫系統興奮劑 immune
　stimulant
冷卻船 coolship
冷卻器 cooler
努魯克 nuruk
吮指味噌 finger licking miso
均質化 homogenized
孜然 cumin
希氏乳桿菌 *Lactobacillus hilgardii*
希沙啤酒 chicha
希帕拉 hipala
快乾膠 rubber cement
快樂鼠尾草 clary sage
抗凍劑 antifreeze
李斯特單胞菌 *Listeria*
　monocytogenes
李斯特菌 Listeria
杜松 juniper

杜松子 juniper berries
杜松子水 smreka
杜香 wild rosemary / marsh
　rosemary
沖蝕 erosion
沙丁魚壽司 sardine sushi
牡蠣 oyster
皂素 saponin
豆蔻 cardamom
邦比拉 bombilla
乳脂 milk fat
乳清 whey/ syra
乳清蛋白 whey protein
乳酸桿菌 lactobacilli
乳酸發酵 lacto-fermentation
乳酸菌 lactic acid bacteria (LAB)
乳糖 lactose
亞硝胺 nitrosamines
亞硝酸鈉 sodium nitrite
　（$NaNO_2$）
亞硝酸鹽 nitrite
初添 hatsuzoe
刺毛萵苣 wild lettuce
刺苞菊屬 *Carlina* spp.
刺梨仙人掌 *Opuntia cacti*
刺糖多孢菌 *Saccharopolyspora*
　spinosa
味噌漬 miso-zuke
咀簽葛棗 *Gouania polygama*
垃圾掩埋沼氣 landfill gas
帕帕戈 Papago
帕拉卡里 parakari
帕提斯 patis
帕瑪火腿 Parma ham
拉布蕾 labneh
拉奈 lanai
拉普山小種茶 lapsang souchong
拉齊 ragi
放射菌 actinomycete
明串珠菌 *Leuconostoc*
昔拉 syra
林木作物 forest crop
果膠 pectin
枝孢菌 *Cladosporium*

河狸 beaver
油酸 oleic acid
沼氣 swamp gas
泌乳動物 lactating animal
法式酸奶油 crème fraîche
波卡西 bokashi
波托拉克 pultorak
泥漿稻草建築 slip straw
玫瑰茶 rose conjou tea
社區支持型農業 community supported agriculture, CSA
社區支持型廚房 community supported kitchen, CSK
芙塔拉 futtara
芫荽 coriander
芥末籽 mustard seed
芳香療法 aromatherapy
虱目魚 milkfish
近腐肉 high meat
金黃色葡萄球菌 Staphylococcus aureus
金銀花 honeysuckle
金錢薄荷 Glechoma bederacea / creeping Charlie /ground ivy
阿切達 aceda
阿巴拉 abará.
阿育吠陀 Ayurvedic
阿里斯塔 arishta
阿奎阿米耳 aguamiel
阿晉 ajin
阿嘎拉些 Acarajé
阿維菌素 abamectin
阿維鏈黴菌 Streptomycetes avermitilis
阿魯阿 aluá
阿薩亞斯 asayas
雨水下水道 storm sewer
青甘魚 yellowtail
青貯料 silage
青貯窖 silo
青黴 Penicillium
非洲鯽魚／吳郭魚／羅非魚 tilapia
亮光紙 shiny paper

保加利亞乳酸桿菌 Lactobacillus delbrueckii subsp. bulgaricus
保冷箱 insulated cooler
保冷櫃 icebox
保壓瓶 bail-top bottle
信用合作社 credit union
南帕拉 nam-pla
南非醉茄 ashwaganda
南薑 galangal
幽門盲囊 pyloric caecum
恆溫器 thermostats
扁蒲 calabash
春菊 chrysanthemum
枸杞子 gogi berry
柯巴樹屬 Prorium spp.
柯克艾芙瓜拉 Keckek el Fouqara
柳枝稷 switchgrass
柵欄效應 hurdle effect
洋甘菊 chamomile
洞坑發酵 pits fermentation
活性色素 living pigment
活菌/活酵 live-culture
流行病學 epidemiology
玻璃纖維 fiberglass
玻璃罐 jar
珍珠小米 Pennisetum americanum / pearl millet
秋葵 okra
科多小米 Paspalum scrobiculatum / kodo millet
紅三葉草 red clover
紅皮雲杉 red spruce
紅安琪兒西洋梨 red pear
紅牡丹 red peony
紅橘 tangerine
紅麴米 angkak
耐壓啤酒瓶 crimp-topped beer bottles
耐鹽 halotolerant
胚乳 endosperm
胚芽 embryo
苦薄荷 horehound
虹吸 siphon
酊劑 tincture

風土 terroir
食物風乾機 dehydrator
香根芹 Osmorhiza
香楊梅 sweet gale
香腸充填機 mechanical stuffer
香檳牛奶 the champagne of milks
香檳酒酵母 Champagne Yeast
原生微生物 indigenous microorganisms (IMO)
原始飲食法 Primal Diet
唇萼薄荷 Pennyroyal
埋魚 gravfisk
家庭手工業 cottage industry
庫魯特 kurut
庭院廢棄物 garden waste
扇椰子 Borassus arthiopum
挪威臭魚 rakfisk
捕蟲堇 Pinguicula vulgaris (butterwort)
核黃素 riboflavin
根汁汽水 root beer
根莖 rhizome
根黴／酒麴菌／黑麴菌 Rhizopus
氣泵 air pump
氧化作用 oxygenation
海帶 kelp
海雀 auk
海鹽 sea salt
浸泡液 infusion
浸解 retting
消化槽 digester
烏賊 squid
烏蘭濟 ulanzi
烘焙紙 parchment
特吉酒 t'ej
特斯奇納達 tesguinada
特斯奇諾啤酒 tesgüino
班圖啤酒 Bantu beer
留添 tomezoe
畜群產量分息制 herd shares
病原菌 pathogenic bacteria
益生菌 probiotics
真核生物 eukaryotic
粉紅鹽 pink salt

篷子菜 *Galium verum* / lady'sbedstraw
糞便大腸桿菌群 fecal coliform
糟 tsao
糠漬 nuka-zuke
糠漬 nuka-zuke
總理特級 Premier Cuvée
總統特級酵母 Premier Cuve
薄莢豆樹 *Lonchocarpus violaceus*
薊 Thistle
薊屬鷹嘴豆 *Cirsium arietinum*
薑母酵種 ginger bug
薑汁汽水 ginger beer
薑汁汽水菌種 ginger beer plant
薑味汽水 ginger ale
薑咖哩 ginger curry
薑－薑黃酵種 ginger-turmeric bug
薑湯 ginger decoction
薑黃 turmeric
螺紋金屬蓋玻璃罐 mason jar
螺旋攪拌器 spiral mixer
還原反應 reduction
醣蛋白 glycoprotein
鮭魚 salmon
鮮奶油 cream
黏結劑 binder
叢櫚 C. humilis
檸汁醃魚生 ceviche
濾布 cheesecloth

薩瓦羅 sahuaro
薩滿 shaman
藍莓 blueberry
覆盆子 raspberry
轉桶 racking
醪 moromi
醬油麴菌 Aspergillus sojae
鎖氣閥 air locks
雙層煮鍋 double boiler
鯉魚 carp
瀝青 asphalt
瀝除乳清桌 cheese draining table
瀝籃 colander
藜 lamb's-quarters
藥草蜂蜜酒 herbal elixir meads
蟹 crab
鯖魚 mackerel
鯡魚 herring
鯧魚 kitefish
麒麟草 goldenrod
麴 chhü
麴菌屬 Aspergillus
壤土 loamy
蘇力菌 *Bacillus thuringiensis* / Bt
蘇打灰 soda ash
蘇利吉 surij
蘇麻圖爾 súrmatur
蘋果酒 cider
蠔菇 oyster mushroom
蠔菇菌絲 oyster mycelium

蠕蟲堆肥桶 worm bin
蠕蟲菌種 vermiculture
鯷魚醬 anchovy paste
蘭比克酸啤酒 lambic beer
蘭氏鯽 funa
蘭布魯斯科 Lambrusco
蘭姆塔普夫 Rumtopf
鐵杉 hemlock
鐵特梅克 tettemelk
鐵特葛拉謝 Tettegrasets
鐵絲網 wire mesh
鰩魚 / 魟 skate
鱈魚 cod
鱈魚肝油 cod liver oil
纖維 Fiber
蘿蔔 radishes
髓 pith
體細胞 somatic cell
釀酒酵母 *Saccharomyces cerevisiae*
靈芝 aplenatum
鷹嘴豆 chickpea
鹹漬魚 Lutefisk
鹹精製法 alkali refining
鹽度 salinity
鹽厭氧菌 Haloanaerobium
鹽漬鱈魚乾 salt cod
鹽醃 curing
鹽醃牛肉 corned beef
moto

人名／族名

• 1~5 劃

久松鬱子 Ikuko Hisamatsu
凡・金努恩 Van, Waino Alexander Kinnunen
凡・羅伊 Jean Van Roy
丹尼爾 Daniel Carasso
丹佐 Kiko Denzer
丹格爾 Annie Danger
匹考克 Paul Peacock
巴巴安 J. S. Babaan
巴柏 Kimiko Barber

巴特瓦威拉 Mary Batwaweela
巴隆 Stanley Baron
巴榮 Stanly Baron
戈登 Gordon ＿
比利 Billy
毛克 William Starr Moake
包通法 Bao Tong Fa
卡尼亞 Leon W. Kania
卡拉巴羅 Jose Caraballo
卡拉索 Isaac Carasso
卡林 Mary Karlin

卡羅爾 Ricki Carroll
古兒貝斯 Guelberth Cedar Rose
古林 Rich Gulling
古倫爵 Sally Grainger
古德斯坦 Joyce Goldstein
古露納 Patricia Grunau
可娃斯佳－李維卡 Anna Kowalska-Lewicka
史丹克勞斯 Keith Steinkraus
史丹利 Stanley
史匹奇 Spiky

Apfelbeck
阿格紐 Michael Agnew
阿特拉斯 Ronald Atlas
阿爾巴拉 Ken Albala
阿爾弗德 Jeffrey Alford
阿諾 Nathan Arnold
哈尼曼 Samuel Hahnemann
哈吉森 Randolph Hodgson

哈格布拉德 Steven J. Haggblade
哈梅而曼 Jeffrey Hamelman
哈斯 Eric Haas
奎丘亞 Quechua
奎爾 Mike Cuil
奎德伯 Dallin Credible
契絲塔羅 Fiammetta Cestaro
威索 Nebraskan David Wetzel
威斯汀豪森 Christian von
　Wistinghausen
威廉斯 Marc Williams
威澤來格 Ari Weinzweig
施羅德 Joel Schroeter
派瑞 Charles Perry
珊黛 Sash Sunday
珍娜 Jenna
科茲考斯基 Frank Kosikowski
耶立希 Tressa Yellig
耶爾伍德 Lagusta Yearwood
英格漢 Elaine Ingham
范克豪瑟 David B. Fankhauser
迪克森 Brian Dixon
迪拉爾 Hamid Dirar
韋恩 Wayne
韋納特 Diana Weinert
韋傑 Roberta Wedge
埃克哈特 Fred Eckhardt
庫克 Frank Cook
庫克 Michael Cook
庫爾蘭斯基 Mark Kurlansky
庫羅 Crazy Crow
格林弗瑞思特 Favero Greenforest
格林威爾 Johnni Greenwell
泰利萊納 Tallyrand
泰勒 Bob Taylor

海丁格爾 Robby Heidinger
海瑟廷 Clifford Hesseltine
海德里 Rick Headlee
特拉漢 Monique Trahan
特林頓 Turtle T. Turtlington
班奈特 W. C. Bennett /Wendell C.
　Bennett
班福斯 Charles Bamforth
納夫茲費爾 Rosanna Nafzifer
茉莉安 Julian
馬古利斯 Lynn Margulis
馬汀 Martin
馬汀尼 Alessandro Martini
馬基 Harold McGee
馬貝沙 R. C. Mabesa
馬里安斯基父子 Stanley and
　Adam Marianski
馬爾切利諾 R. M Noella
　Marcellino
高曼 Simon Gorman

• 11~15 劃

基納 Bill Keener
密斯翠 Vikram V. Mistry
寇比 Marko Colby
強森 Lee W. Janson
曼斯菲爾德 Scott Mansfield
梅卡 Meka
梅契尼可夫 Eliw (Ilya)
　Metchnikoff
梅泰族 Meitei
清水 Kay Shimizu
畢利斯 Nishanga Bliss
畢耶佛 Mamie Beaver
第策 Harald W. Tietze
荷圖畢思 Karen Hurtubise
莫里斯 Margaret Morris
莫許爾 Randy Mosher
莫雷爾 Sally Fallon Morell
許贛榮 Xu Gan Rong
通斯梅爾 Michael Tonsmeire
都龐特 Michael W. DuPonte
麥戈文 Patrick E. McGovern
麥可‧湯普森 Michael Thompson

麥克奎爾 April McGreger
凱洛格 Scott Kellogg
凱勒 Jack Keller
喬丹 Jordan
喬蒂‧普拉卡什‧塔芒 Jyoti
　Prakash Tamang
斯坦那 Rudolf Steiner
斯帕羅 Jeff Sparrow
斯康博 Nathan Schomber
斯莫利 John Smalley
斯普林格 Hannah Springer
普林斯 Joe Prince
普約爾夫婦 Nathan and Emily
　Pujol
普雷斯頓 Lou Preston
舒茲 Barb Schuetz
華森 Ben Watson
菲爾波特 Tom Philpott
菲爾德 Adam Field
菲爾德 Hannah Field
萊帖克 Rytek Kutas
萊芬格 Maggie Levinger
萊恩 Destin Joy Layne
萊爾斯 J. N. Liles
費克斯 Mimi Fix
費奇歐 Francois Vecchio
費恩利－威廷斯陶 Hugh
　Fearnley-Whittingstall
費涅爾 Bruno Vernier
費雪 Joe Fisher
費雪 Dennis Fisher
費麗 Free
馮德普蘭尼茲 Aajonus
　Vonderplanitz
塔拉烏馬拉族 Tarahumara
奧古斯基 Jeremy Ogusky
奧貝爾 Claude Aubert
奧林匹亞 Minerva Olympia
奧賽羅 Otello
愛基喬伊斯 Molly Agy-Joyce
溫 Wing Daniel
溫德利希 Heinrich Wunderlich
聖‧希爾德加德 St. Hildegard
葛里夫 Maud Grieve

書刊法規名

網站名

地名

• 發酵相關資源 Resources •

第一章

生乳相關資源

書籍

- 甘波特,《生乳革命:美國逐漸興起的食物權爭奪戰背後》
  Gumpert, David E. *The Raw Milk Revolution: Behind America's Emerging Battle Over Food Rights.* White River Junction, VT: Chelsea Green, 2009.

- 史基米德,《沒說出來的乳品故事:大自然完美食物的歷史、政治和科學》
  Schmid, Ron. *The Untold Story of Milk: The History, Politics and Science of Nature's Perfect Food.* Warsaw, IN: New Trends Publishing, 2009.

網路

- 為生乳競說(A Campaign for Raw Milk)
  溫斯頓·普萊斯基金會(Weston A. Price)的乳品專案網站。網站上提供許多營養和法律上的資訊,以及在美國和世界各地的生乳相關資源。
  www.realmilk.com

- 農場到消費者法律聯盟基金會(Farm-to-Consumer Legal Defense Fund)
  以法律保護生乳製造商與消費者權利的機構。
  www.farmtoconsumer.org

- 生乳機構(Raw Milk Institute)
  指導並協助農友生產安全的生乳。
  www.rawmilkinstitute.org

優格相關資源

- 如何製作優格(How to Make Yogurt, A Step-by-Step Tutorial By Michael W. Reep)
  www.makeyourownyogurt.com

- 每日優格(Yogurt Everyday)
  由優格愛好者珍娜(Jenna)提供如何製作優格的資訊,以及食譜、相關連結等等。
  www.yogurt-everyday.com

- 永遠的優格（Yogurt Forever）
  網站為弗羅拉（Roberto Flora）著作《優格百科全書》（*The Yogurt Encyclopaedia*）的英
  譯版本，譯者為契絲塔羅（Fiammetta Cestaro）
  www.yogurtforever.org

家傳的優格培養物

- 活菌公司（Cultures Alive）
  www.culturesalive.com.au

- 健康培養物公司（Cultures for Health）
  www.culturesforhealth.com

- 新英格蘭乳酪公司（New England Cheesemaking Supply Company）
  www.cheesemaking.com

克菲爾顆粒相關資源

下列是專門培殖發酵培養物的小公司，其中包括繁殖克菲爾。我一向是跟前三家的美
國公司訂購和聯繫，但我也列出未接洽過的澳洲和英國公司。當今這個世代，網路上
快速搜尋一下就會找到許多選擇，在我寫完這本書後，出現的選擇可能還會更多。

- 健康培養物公司（Cultures for Health）
  www.culturesforhealth.com

- GEM 培養物公司（GEM Cultures）
  www.gemcultures.com

- 耶姆斯營養培養物公司（Yemoos Nourishing Cultures）
  www.yemoos.com

- 活菌公司（Cultures Alive）
  www.culturesalive.com.au

- 克菲爾商店（The Kefir Shop）
  www.kefirshop.co.uk

製作乳酪相關資源

書籍

- 安仁－柏伊斯，《200 種自製乳酪的簡易食譜：切達乳酪、布里乳酪、奶油和優格》
  Amrein-Boyes, Debra. *200 Easy Homemade Cheese Recipes: From Cheddar and Brie to Butter and Yogurt.* Toronto: Robert Rose, 2009.

- 卡羅爾，《在家動手做乳酪》
  Carroll, Ricki. *Home Cheese Making.* North Adams, MA: Storey Publishing, 2002.

• 艾米瑞，《鄉居生活百科全書》
Emery, Carla. *Encyclopedia of Country Living*]. Seattle: Sasquatch Books, 1994. A general resource that I highly recommend, which includes a very thorough section on cheesemaking, as well as milk more broadly.

• 法恩漢、鐸阿爾特，《製作乳酪之樂》
Farnham, Jody, and Marc Druart, *The Joy of Cheesemaking*. New York: Skyhorse Publishing, 2011.

• 赫斯特，《自製乳酪：手工乳酪製作者的五十種食譜》
Hurst, Hurst. *Homemade Cheese: Recipes for 50 Cheeses from Artisan Cheesemakers*. Minneapolis: Voyageur Press, 2011.

• 卡林，《在家自製手工乳酪：精通世界級乳酪的技術與食譜》
Karlin, Mary. *Artisan Cheese Making at Home: Techniques & Recipes for Mastering World-Class Cheeses*. Berkeley, CA: Ten Speed Press, 2011.

• 金德斯特，《美國農莊乳酪》
Kindstedt, Paul. American Farmstead Cheese. White River Junction, VT: Chelsea Green, 2005.

• 科席考斯基、密斯翠，《乳酪與發酵乳品食物》
Kosikowski, Frank V., and Vikram V. Mistry. *Cheese and Fermented Milk Foods*. South Deerfield , MA: New England Cheesemaking Supply Company, 1999.

• 勒喬恩，《製作農莊山羊乳酪》
Le Jaouen, Jean Claude. *The Fabrication of Farmstead Goat Cheese*. Ashfield, MA: Cheesemaker's Journal, 1990.

• 莫里斯，《乳酪製作者手冊》
Morris, Margaret. *The Cheesemaker's Manual*. Lancaster, Ontario: Glengarry Cheesemaking, 2003.

• 匹考克，《製作屬於自己的乳酪：如何在家自製所有種類的乳酪》
Peacock, Paul. *Making Your Own Cheese: How to Make All Kinds of Cheeses in Your Own Home*. Begbroke, UK: How To Books, 2011.

• 史密斯，《製作手工乳酪：可以在自家廚房製作的五十種優良乳酪》
Smith, Tim. *Making Artisan Cheese: Fifty Fine Cheeses That You Can Make in Your Own Kitchen*. Minneapolis: Quarry Books, 2005.

• 譚姆利，《以乳品業為例》
Twamley, Josiah. *Dairying Exemplified*. London: J. Sharp, 1784. Available online via Google Books. The basic techniques have not changed much.

雜誌

- 《培酵：關於乳酪》（*Culture: The Word on Cheese*）

  www.culturecheesemag.com

網路

- 乳酪論壇（Cheese Forum）

  全球獨立乳酪製作者的論壇（不含零售商）。

  www.cheeseforum.org

- 范克豪瑟的乳酪站（Fankhauser's Cheese Page）

  由辛辛那提大學生物學教授范克豪瑟（David B. Fankhauser）所經營。

  www.biology.clc.uc.edu/fankhauser/cheese/cheese.html

- 葛蘭葛利乳酪製作與乳品供應（Glengarry Cheesemaking & Dairy Supply）

  有關乳酪製作設備、菌種以及各種補給的加拿大網站。

  www.glengarrycheesemaking.on.ca

- 新英格蘭乳酪公司（New England Cheesemaking Supply Company）

  有關乳酪製作設備、菌種以及各種補給的美國網站。

  www.cheesemaking.com

尋找生乳乳酪製造者

書籍

- 羅勃茲，《美國手工乳酪地圖集》

  Roberts, Jeffrey. *Atlas of American Artisan Cheese*. White River Junction, VT: Chelsea Green, 2007.

網路

- 美國國際慢食總會－美國生乳乳酪總會

  Slow Food USA American Raw Milk Cheeses Presidium

  www.slowfoodusa.org/index.php/programs/presidia_product_detail/american_raw_milk_cheeses/

第二章

香腸相關資源

供應商

- 香腸製造商（Sausage Maker）

  www.sausagemaker.com

書籍

- 貝爾多利，《手工烹製》
Bertolli, Paul. *Cooking by Hand*. New York: Clarkson Potter, 2003.

- 費恩利－威廷斯陶《河岸農舍肉類食譜》
Fearnley-Whittingstall, Hugh. *River Cottage Meat Book*. Berkeley, CA: Ten Speed Press, 2007.

- 賈維斯，《醃製漁產品》
Jarvis, Norman. *Curing of Fishery Products*. Kingston, MA: Teaparty Books, 1987; originally published in 1950 by the US Fish and Wildlife Service.

- 萊帖克，《偉大的香腸食譜及肉類醃製》
Kutas, Rytek. *Great Sausage Recipes and Meat Curing*, 3rd edition. Buffalo, NY: The Sausage Maker, 1999.

- 李歇何等人〔編〕，《魚類發酵技術》。已絕版，但可在 Google Books 上找到全文。
Lee, Cherl-Ho, et al., eds. *Fish Fermentation Technology*. Tokyo: United Nations University Press, 1993. Out of print but available on Google books.

- 利文斯頓，《冷燻和鹽醃肉類、魚類及獵物》
Livingston, A. D. *Cold-Smoking and Salt-Curing Meat, Fish, and Game*. Guilford, CT: Lyons Press, 1995.

- 馬里安斯基兄弟，《製作發酵香腸的製作技藝》
Marianski, Stanel, and Adam Marianski. *The Art of Making Fermented Sausages*. Denver, CO: Outskirts Press, 2008.

- 李德弗，《挪威傳統鹹漬魚、臭魚和鯡魚》
Riddervold, Astri. *Lutefisk, Rakefisk and Herring in Norwegian Tradition*. Oslo: Novus Press, 1990.

- 魯曼與波辛，《熟食：鹽醃、醃燻和醃製工藝》
Ruhlman Michael and Brian Polcyn. *Charcuterie: The Craft of Salting, Smoking, and Curing*. New York: W. W. Norton, 2005.

- 托德拉〔編〕，《肉類和家禽發酵手冊》
Toldrá, Fidel, ed. *Handbook of Fermented Meat and Poultry*. Ames, IA: Blackwell, 2007.

第三章

書籍

- 布魯曼，《古代墨西哥的酒精飲料》
  Bruman, Henry J. Alcohol in Ancient Mexico. Salt Lake City: University of Utah Press, 2000.

- 蓋瑞，《自釀之樂》
  Garey, Terry A. *The Joy of Home Winemaking*. New York: Avon, 1996.

- 卡尼雅，《阿拉斯加私釀聖經》
  Kania, Leon. *Alaskan Bootlegger's Bible*. Wasilla, AK: Happy Mountain Publications, 2000.

- 曼斯菲爾德，《濃烈之水：在家製作啤酒、葡萄酒、蘋果酒及其他濃烈酒飲的簡易指南》
  Mansfield, Scott. *Strong Waters: A Simple Guide to Making Beer, Wine, Cider and Other Spirited Beverages at Home*. New York: The Experiment, 2010.

- 麥戈文，《陳釀開瓶：探尋葡萄酒、啤酒及其他酒精飲料》
  McGovern, Patrick. *Uncorking the Past: The Quest for Wine, Beer, and Other Alcoholic Beverages*. Berkeley, CA: University of California Press, 2009.

- 史賓斯，《為蜂蜜酒而狂！來自神祇的甘露》
  Spence, Pamela. *Mad About Mead! Nectar of the Gods*. St. Paul: Llewellyn Publications, 1997.

- 伐爾戈斯與古林，《天然水果酒與蜂蜜酒：香草、水果、花卉等製出的125道私密食譜》
  Vargas, Pattie, and Rich Gulling. *Making Wild Wines and Meads: 125 Unusual Recipes Using Herbs, Fruits, Flowers, and More*. Pownal, VT: Storey Books, 1999.

- 華森，《濃甜蘋果酒：歷史、傳統及自釀》
  Watson, Ben. *Cider Hard and Sweet: History, Traditions, and Making Your Own*. Woodstock, VT: Countryman, 1999.

網路

- 家庭釀酒者手冊（*Home Winemakers Manual*）
  艾森曼（Lum Eisenman）在網路上供免費下載的書
  www.winebook.webs.com

- 自釀之樂（The Joy of Home Winemaking）
  《自釀之樂》作者蓋瑞的網站
  www.joyofwine.net

- 釀酒部落格（Winemaking Blog）
  彙集常見問答集、文章和各種資訊，經營者為密蘇里州的自製葡萄酒和啤酒零售商克勞斯（E. C. Kraus）。
  www.winemakingblog.com
- 釀酒首頁（Winemaking Home Page）
  由釀酒愛好者凱勒（Jack Keller）提供基本原理、名詞解釋、問答集和食譜等等。
  www.winemaking.jackkeller.net
- 釀酒論壇（Winemaking Talk）
  一個網路論壇。
  www.winemakingtalk.com
- 葡萄酒新聞（Wine Press）
  一個網路論壇。
  www.winepress.us

第四章

更多米啤酒相關資源

這兩處線上資源都廣泛調查了所屬地域的各種米啤酒：

- 印度微生物傳統知識資料庫
  由印度泰米爾納德邦巴拉迪達桑大學的賽卡博士經營。
  www.bdu.ac.in/schools/life_sciences/biotechnology/sekardb.htm
- 中國酒大觀（Grandiose Survey of Chinese Alcoholic Drinks and Beverages）
  由中國江蘇省江南大學的許贛榮和包通法經營。
  www.sytu.edu.cn/zhgjiu/umain.htm

清酒相關資源

書籍

- 埃克哈特，《清酒（美國）：美國清酒、清酒釀造商及自釀清酒的完全指南》
  Eckhardt, Fred. *Sake (USA): The Complete Guide to American Sake, Sake Breweries and Homebrewed Sake.* Portland, OR: Fred Eckhardt Communications, 1992.

網路

- 自釀清酒（Home Brew Sake）
  這個網站有埃克哈特更新的食譜與資訊，並販售有製作清酒的各種用品，以及相關的線上連結。
  http://homebrewsake.com

- 清酒的世界（Sake World）
  這是移居日本的美國人甘特納（John Gauntner）所架設的網站。甘特納寫過5本關於清酒的書，被公認是非日本人中的清酒專家。這個網站並不提供食譜，但對製作過程和不同型態清酒的特性有很棒的描述。
  http://sake-world.com
- 泰勒製AK－清酒釀製（Taylor-Made AK—Brewing Sake）
  泰勒在網站上提供自釀清酒的資訊，其中包括幾種免費的食譜（如埃克哈特的清酒食譜）。泰勒甚至還提供長期追蹤記錄用的檢查清單與空白表格。
  www.taylor-madeak.org

小型麥芽廠商

- 造反麥芽處理公司（Rebel Malting Company）
  內華達州雷諾市（Reno）
  www.rebelmalting.com
- 山谷麥芽
  麻州哈德里鎮（Hadley）
  www.valleymalt.com

啤酒釀造相關資源

下列一些有關釀造經典大麥啤酒及啤酒花啤酒的書籍和網路資源。

書籍

- 班福斯，《麥芽處理與釀酒的科學原理》
  Bamforth, Charles W. *Scientific Principles of Malting and Brewing*. St. Paul, MN: American Society of Brewing Chemists, 2006.
- 費雪兄弟，《自釀者的園地》
  Fisher, Joe, and Dennis Fisher. *The Homebrewer's Garden*. North Adams, MA: Storey Publishing, 1998.
- 強森，《釀酒化學101：自釀的化學基礎原理》
  Janson, Lee W. *Brew Chem 101: The Basics of Homebrewing Chemistry*. North Adams, MA: Storey Publishing, 1996.
- 卡尼雅，《阿拉斯加私釀聖經》
- 莫許爾，《激進的釀酒》
  Mosher, Randy. *Radical Brewing*. Boulder, CO: Brewers Publications, 2004.

- 帕瑪,《如何釀酒:自釀啤酒第一時間所需知道的一切》
  Palmer, John. *How to Brew: Everything You Need to Know to Brew Beer Right the First Time*. Boulder, CO: Brewers Publications, 2006; available free online at www. howtobrew.com.
- 帕帕吉安,《自釀的喜樂》
  Papazian, Charlie. *The Complete Joy of Homebrewing*. New York: HarperCollins, 2003.
- 《自釀者指南》
  The Home Brewer's Companion. New York: William Morrow, 1994.
- 斯帕洛,《自然釀製:跳脫啤酒酵母影響的啤酒》
  Sparrow, Jeff. *Wild Brews: Beer Beyond the Influence of Brewer's Yeast*. Boulder, CO: Brewers Publications, 2005.

網路

- 生化危機拉比克啤酒釀酒者之頁(Biohazard Lambic Brewers Page)
  這個網站上有關於製造拉比克種類啤酒與培養酵母菌的資訊。
  www.liddil.com/beer/index.html

- 釀酒者圓桌論壇(Brewers Roundtable)
  一個網路論壇。
  www.brewersroundtable.com

- 自製釀酒文摘(Homebrew Digest)
  關於釀酒的問答討論群組,資料庫依張貼的年份彙整排列。這個討論區的網友也會在釀酒廠(The Brewery)這個網站上交流(www.brewery.org)。
  www.hbd.org

- 自製釀酒對話(Homebrew Talk)
  一個組織完善的大型線上論壇。
  www.homebrewtalk.com

- 瘋狂發酵者(Mad Fermentationist)
  通斯梅爾的釀酒部落格,上面有許多相關文章和連結。
  www.themadfermentationist.com

- RealBeer.Com線上圖書館(RealBeer.Com Library)
  一個有許多很棒的釀酒資源的入口網站。
  www.realbeer.com/library

第五章————————————————————

菌種交換

• 關於取得克菲爾（Cómo Consegur kéfir）
  羅列了全球水克菲爾顆粒、乳克菲爾顆粒和康普茶母種的西班牙網站。
  www.lanaturaleza.es/bdkefir.htm

• 國際克菲爾社群（International Kefir Community）
  世界各地的成員會在這裡分享真正活的克菲爾顆粒。世界各地的網路用戶會在此張貼
  水克菲爾和乳品克菲爾顆粒的索取訊息。有些是可以免費索取的，但大多數都會索取
  一些費用。
  www.torontoadvisors.com/Kefir/kefir-list.php

• 康普茶交換站（Kombucha Exchange）
  由法蘭克（Günther W. Frank）架設的國際通訊錄，有英文和德文兩種語言。
  www.kombu.de/suche2.htm

• 克菲爾計畫（Project Kefir）
  提供真正克菲爾顆粒與康普茶的國際通訊錄，有時免費有時則否。
  www.rejoiceinlife.com/kefir/kefirlist.php

莫比樹皮線上資源

• 天使牌香料與香草（Angel Brand Spices & Herbs）
  www.angelbrand.com

• 山姆的加勒比海市集（Sam's Caribbean Marketplace）
  www.sams247.com

• 西印度商店（West Indian Shop）
  www.westindianshop.com

• Xnic 商店（Xnic Store）
  www.stores.xnicstore.com

水克菲爾與薑汁啤酒的植物性原料

上文的「菌種交換」羅列了世界上許多國家的資源（大部分是由愛好者個人提供）。下
列是專門培殖克菲爾顆粒菌種的小公司。每間公司旁上我都會標示出他們販售的是哪
種培養物（水克菲爾或是薑汁啤酒的植物性原料）。我一向是跟前三家的美國公司訂購
和聯繫，但我也列出了尚未接洽過的澳洲和英國公司。

• GEM 培養物公司（水克菲爾）
  www.gemcultures.com

- 耶姆斯營養培養物公司（水克菲爾與薑汁啤酒的植物性原料）
  www.yemoos.com
- 健康培養物公司（水克菲爾）
  www.culturesforhealth.com
- 克菲爾商店（水克菲爾與薑汁啤酒的植物性原料）
  www.kefirshop.co.uk
- 薑汁啤酒植物（The Ginger Beer Plan）（薑汁啤酒的植物性原料）
  www.gingerbeerplant.net

康普茶母種相關資源

下列是專門培殖康母茶母種的小公司。我一向是跟前五家美國公司訂購和聯繫，但也列出了尚未接洽過的澳洲和英國公司。

- 健康培養物公司（Cultures for Health）
  www.culturesforhealth.com
- GEM培養物公司（GEM Cultures）
  www.gemcultures.com
- 耶姆斯營養培養物公司（Yemoos Nourishing Cultures）
  www.yemoos.com
- 坎普康普茶（Kombucha Kamp）
  www.kombuchakamp.com
- 布魯克林康普茶（Kombucha Brooklyn）
  http://www.kombuchabrooklyn.com
- 活菌公司（Cultures Alive）
  www.culturesalive.com.au
- 克菲爾商店（The Kefir Shop）
  www.kefirshop.co.uk

康普茶相關資源

- 康普茶期刊（Kombucha Journal）
  法蘭克架設的網站。以30種語言詳細刊載了製作康普茶及其他發酵物的資訊！
  www.kombu.de
- 揭開康普茶面紗（Kombucha Unveiled）
  康普茶愛好者艾倫（Colleen Allen）架設的網站。彙集康普茶的常見問答集、研究以及相關連結。
  http://users.bestweb.net/~om/~kombu/FAQ/homeFAQ.html

- 釀製康普茶的線上手冊（Online Kombucha Brewing Manual）
  康普茶愛好者阿波菲爾貝克（Frantisek Apfelbeck）架設的網站。
  www.noisebridge.net/wiki/Kombucha_Brewing_Manual

醋相關資源

書籍

- 迪格斯《醋：使用者易上手的參考資源以及鑑賞、製作與享用醋的指南》
  Diggs, Lawrence J. *Vinegar: The User-Friendly Standard Text Reference and Guide to Appreciating, Making, and Enjoying Vinegar*. Lincoln, NE: Authors Choice Press, 2000.

網路

- 蘋果醋的好處（Apple Cider Vinegar Benefits）
  加拿大醋愛好者韋恩（Wayne）架設的網站，內容包括製醋的資訊。
  www.apple-cider-vinegar-benefits.com

- 國際醋行家（Vinegar Connoisseurs International）
  醋的中央資訊流通站。由迪格斯張貼和維護。
  www.vinegarman.com

第六章

書籍

- 考德威爾，《農莊乳酪顧問：建造和經營小型農莊乳酪事業的完全指南》
  Caldwell, Gianaclis. *The Farmstead Creamery Advisor: The Complete Guide to Building and Running a Small, Farm-Based Cheese Business*. White River Junction, VT: Chelsea Green, 2010.

- 費克斯，《創立和經營家庭式食品製造事業》
  Fix, Mimi. *Start & Run a Home-Based Food Business*. North Vancouver, British Columbia: Self Counsel Press, 2009.

- 霍爾，《販售你獨門製作的食物：行銷、配送及創造利潤》
  Hall, Stephen. *Sell Your Specialty Food: Market, Distribute, and Profit from Your Kitchen Creation*. New York: Kaplan, 2008.

- 路易斯，《將食品製造當成副業經營：無須辭掉工作，你也可以將你對食物的熱愛轉為成功的事業》
  Lewis, Jennifer. *Starting a Part-Time Food Business: Everything You Need to Know to Turn Your Love for Food into a Successful Business Without Necessarily Quitting Your Day Job*. Rabbit Ranch Publishing, 2011.

- 威澤來格，《一位離經叛道的無政府主義者如何打造偉大事業》
  Weinzweig, Ari. *A Lapsed Anarchist's Approach to Building a Great Business*. Ann Arbor, MI: Zingerman's Press, 2010.

第七章

堆肥相關資源

書籍

- 英格漢，《堆肥茶釀製手冊》
  Ingham, Elaine. *The Compost Tea Brewing Manual*. Corvallis, OR: Soil Foodweb, 2005.
- 凱洛格與佩提古魯，《永續城市生活的百寶箱》
  Kellogg, Scott, and Stacy Pettigrew. *Toolbox for Sustainable City Living*. Cambridge, MA: South End Press, 2008.
- 羅溫菲爾斯與路易斯，《與微生物合作：土壤食物網的園丁指南》
  Lowenfels, Jeff, and Wayne Lewis. *Teaming with Microbes: A Gardener's Guide to the Soil Food Web*. Portland, OR: Timber Press, 2006.
- 帕克與都龐特，《如何培養原生微生物》
  Park, Hoon, and Michael W. DuPonte. *How to Cultivate Indigenous Microorganisms*. Published by the Cooperative Extension Service of the College of Tropical Agriculture and Human Resources, University of Hawai'i at Mānoa, August 2008, online at www.ctahr.hawaii.edu/oc/freepubs/pdf/BIO-9.pdf.
- 威斯汀豪森等人，《生物動力自然農法噴霧與堆肥的備製：使用說明》與《生物動力自然農法噴霧與堆肥的備製：製作方法》
  Wistinghausen, Christian von, et al. *Biodynamic Sprays and Compost Preparations: Directions for Use*. Biodynamic Agricultural Association, 2003; and *Biodynamic Sprays and Compost Preparations: Production Methods*. Biodynamic Agricultural Association, 2000.

網路

- 廚餘回收（Recycle Food Waste）
  www.recyclefoodwaste.org
- 土壤生物學入門（Soil Biology Primer）
  http://www.nrcs.usda.gov/wps/portal/nrcs/main/soils/health/biology/

生物復育相關資源

書籍

- 公共園地－梅格沛麗健康土壤計畫，《紐奧良市居民指南：以自然方法自己清理土壤》
Common Ground Collective Meg Perry Health Soil Project. *The New Orleans Residents' Guide to Do It Yourself Soil Clean Up Using Natural Processes*. March 2006, online at https://we.riseup.net/assets/6683.

- 史塔曼茲，《菌絲的運作：菇菌如何拯救世界》
Paul Stamets. *Mycelium Running: How Mushrooms Can Help Save the World*. Berkeley, CA: Ten Speed Press, 2005.

網路

- 加拿大政府生物復育資訊入口網站
（Canadian Government Bioremediation Information Portal）
www.biobasics.gc.ca/english/View.asp?x=741

- 完美的真菌（Fungi Perfecti）
www.fungi.com/

- 美國國家環境保護局生物復育入口網站
（US Environmental Protection Agency Bioremediation Portal）
www.clu-in.org/remediation

生態葬相關資源

- 綠葬協會（Green Burial Council）
www.greenburialcouncil.org

藍澱發酵與天然染料相關資源

- 貝爾福－保羅，《藍澱》
Balfour-Paul, Jenny. *Indigo*. London: British Museum Press, 1998.

- 布察南，《編織者之園：種植提供天然染料與纖維的植物》
Buchanan, Rita. *A Weaver's Garden: Growing Plants for Natural Dyes and Fibers*. Mineola, NY: Dover Publications, 1999.

- 萊爾斯，《天然染色的藝術與工藝：傳統方法的現代運用》
Liles, J. N. *The Art and Craft of Natural Dyeing: Traditional Recipes for Modern Use*. Knoxville: University of Tennessee Press, 1990.

自然建築相關資源

- 克魯斯，《黏土文化：灰泥、塗料及保存》
  Crews, Carole. *Clay Culture: Plasters, Paints, and Preservation.* Rancho de Taos, NM: Gourmet Adobe Press, 2009.
- 伊凡斯等人，《手工打造的房屋：建造茅草農舍的實用與哲學指南》
  Evans, Ianto, et al. *The Hand-Sculpted House: A Practical and Philosophical Guide to Building a Cob Cottage.* White River Junction, VT: Chelsea Green, 2002.
- 古兒貝斯與吉拉斯，《天然塗料之書：自然建築的土、石灰與石膏塗料》
  Guelberth, Cedar Rose, and Dan Chiras. *The Natural Plaster Book: Earth, Lime, and Gypsum Plasters for Natural Homes.* Gabriola Island, British Columbia: New Society, 2002.

乙醇

- 朝向永遠之途（Journey to Forever）
  http://journeytoforever.org/ethanol_link.html
- 製作自己的燃料（Make Your Own Fuel website）
  http://running_on_alcohol.tripod.com/index.html

生物沼氣相關資源

- 庫克，《生物沼氣第三卷：中國沼氣手冊》
  Cook, Michael. *Biogas Volume 3: A Chinese Biogas Manual.* Warren, MI: Knowledge Publications, 2009.
- 豪斯，《生物沼氣手冊》
  House, David. *The Biogas Handbook.* Aurora, OR: House Press, 2006.
- 〈使用非洲沼氣的民族〉，《生物沼氣：第一卷與第二卷》
  People of Africa Biogas. *Biogas: Volumes 1 and 2.* Warren, MI: Knowledge Publications, 2009.

• 名詞解釋 Glossary •

Acetobacter 醋酸菌屬｜在有氧氣的狀態下會將酒精代謝為醋酸（醋）的細菌。

Acidification 酸化作用｜產生酸的過程。酸化作用經常能帶來發酵作用，也是發酵作用能夠安全保存食物的關鍵因素。

Aerobic bacteria 好氧細菌｜需要氧氣方能作用的細菌。

Alkaline 鹼性｜酸鹼值高於 7 為鹼性，低於 7 則為酸性。

Amylase enzymes 澱粉酶酵素｜能夠將澱粉（複合碳水化合物）分解成糖（單一碳水化合物）的酵素

Anaerobic bacteria 厭氧細菌｜不需要氧氣就能作用的細菌。這樣的細菌可以是「絕對」厭氧生物，亦即只能在缺氧的狀態下行使功能；也可以是「兼性」厭氧生物，亦即有氧無氧的狀態皆可行使功能。

Aspergillus 麴菌｜在亞洲傳統中，普遍用來發酵穀物和豆類的黴菌菌種。

Backslopping 接種發酵｜擷取前一批發酵成品的一小部分，導入下一批材料中，作為發酵作用的引子。

Bioavailability 生物利用度｜生物能夠吸收利用營養物質或其他基質的程度。

Biodynamics 生物動力自然農法｜有機農業的一種總體理論和方法，由斯坦那（Rudolf Steiner）首次提出。

Botulism 肉毒桿菌中毒｜由肉毒桿菌產生的毒素所引發的罕見疾病，一旦感染經常會致死。肉毒桿菌中毒主要與罐頭食物處理不當有關，不過也有可能來自於不當處理的魚類和肉類。

Brine 鹵水｜醃漬和保存食物用的鹽水。

Carbonation 碳酸化｜將二氧化碳捕捉起來，以在氣體釋放時產生氣泡。

Chloramines 氯胺｜新型態的氯，因為不具揮發性，無法藉由煮沸來排除。

Culture 培養物｜具有許多層面的意義。在發酵方面，通常是指由單獨分離出來的生物（純培養物）或是延續的生物群落（混合培養物）所組成的酵種。

Curdle 結塊｜讓乳汁凝結，使乳脂和固狀物從乳清中分離出來。

Curds 凝乳｜乳汁凝結所產生的固狀物。

Curing 醃漬｜泛指農產品採收後的熟成過程。用在熟成肉類和魚類時，通常是指加入亞硝酸鹽或硝酸鹽這種「醃漬鹽」。

Decoction 熬煮液｜沸煮植物材料（通常是植物根莖、樹皮，或是其他厚實的木質組織）所製成的植物萃取液。

Distillation 蒸餾｜蒸發和濃縮酒精（或其

他揮發性物質）的過程。

Dry-salting 乾醃｜在不加水的情況下鹽醃固態食物。

Eukaryotic 真核｜細胞裡的DNA是被包在細胞核中，而其他構造是包在細胞膜裡的生命體。動物、植物和真菌是真核生物，細菌則是原核生物。

Facultative 兼性｜可在有氧或無氧狀態下行使功能的生物。

Flora 相／群落｜在既定的基質或環境中的原生生物群。

Germination 發芽｜從種子發出芽。

Glucose 葡萄糖｜作為細胞能量主要來源的單糖。

Hull / hulled / dehulled / unhulled 殼／去殼／脫殼／未去殼｜殼是種子（包括穀類、豆類和堅果類種子）的外屬物，多半堅硬且難消化。去殼或是脫殼種子就是去除了外殼的種子；未去殼的種子則是讓外殼保持完整狀態。這對某些製作過程相當重要，例如催芽或是麥芽處理。

Incubate 培養、培麴｜將環境維持在某個特定的溫度範圍。在發酵過程中採用此法是為了要激發微生物達到最佳生長狀態。

Infusion 浸泡液｜以熱水浸泡（而非沸煮）植物材料後所得到的植物萃取液。此法通常用來萃取植物的葉片或花朵。

Inoculate 接種｜引入酵種進行發酵培養。

Lactic acid bacteria (LAB) 乳酸菌屬｜細菌的一個大類，包含幾種不同的菌種。不同菌種間以主要代謝的乳酸副產品為分類標準。

Lacto-fermentation 乳酸發酵｜主要由乳酸菌主導的發酵作用。

Lactobacilli 乳酸桿菌｜乳酸菌的一種。

Lactose 乳糖｜乳汁中的糖分。

Leaven 膨發劑｜酸酵麵包的發酵菌種。

Lees 酒渣、酒粕｜清酒或者是其他米類酒精發酵品所剩下的殘餘固體，由米和酵母組成。

Liquefaction 液化｜固體物質變成液態的物理過程，會發生在某些發酵過程中。

Live-culture 活菌發酵物｜乳酸發酵食物因為發酵後不經加熱處理，所以裡頭的活菌仍舊活躍而未受破壞。

Malt 麥芽處理｜使大麥或是其他穀類發芽。發芽可以啟動酵素，將複合碳水化合物（澱粉）分解成單一碳水化合物，進而發酵為酒精。

Metabolism 新陳代謝作用｜在活細胞內發生的化學反應，使細胞得以運用營養物質。專責每一種營養物質及其最後產物的過程，則稱為新陳代謝途徑。

Mycelium 菌絲｜真菌生長時生成的精細網絡。

Nixtamalization 鹼法處理｜在木頭灰燼或石灰的鹼性溶液中烹煮玉米的過程，這種方式可使玉米仁的堅硬外殼鬆脫、分解，

進而提升玉米的營養價值。

Oxidation 氧化作用｜與氧氣的化學反應。

Pectins 果膠｜在非木質植物組織細胞壁裡的化合物。

Photosynthesis 光合作用｜植物、藻類以及某些細菌在陽光照射下的能量生產過程。

Phytates 植酸鹽｜在穀類、豆類、種子和堅果類外層的化合物，會與礦物質結合而使人體無法吸收。

Pickling 醃漬｜把食物浸漬於在酸性介質中保存。

Probiotics 益生菌｜可以為消化它們的生物帶來某些益處的細菌。

Prokaryotic 原核生物｜單細胞生物，其DNA是自由流動而非束縛在細胞核中，也沒有專化的胞器。細菌屬於原核生物，動、植物和真菌則屬於真核生物。

Racking 轉桶｜將部分發酵酒精飲料虹吸到另一個發酵器皿，目的是讓發酵液體與酵母沉積物分離，轉桶還能通氣，重新啟動「卡住的」發酵作用。

Rhizome 根莖｜某些植物（例如薑）的地下莖。根莖通常水平生長，並在固定間隔之間長出芽苗和根。

Rhizopus 根黴｜運用在天貝等亞洲傳統發酵豆類和穀類製品中的黴菌菌種。

Rind 外皮｜水果的外層邊緣或是外皮，通常又韌又硬。

Saccharomyces cerevisiae 釀酒酵母｜在製作紅酒、釀造啤酒和烘焙中最常見的酵母。

Salinity 鹽度｜含鹽分的程度。

SCOBY 細菌和酵母的共生體｜以某種外形存在的酵種，會從這一批培養物移轉到下一批，以此為生存延續的方式。

Siphon 虹吸｜藉由管子和重力，將液體從一個器皿移轉到另一個放置在較低處的器皿。

Sporulation 產孢｜黴菌生長的繁殖階段，可由顏色的變化識別。

Starter 酵種｜導入細菌或真菌培養物，以引發發酵作用。

Substrate 基質｜人類進行發酵的食物或是飲料，同時也是這些發酵生物的食物及其賴以為生的介質。

Tannins 單寧酸｜存在於許多植物上的苦澀化學化合物。

Thermophilic 嗜熱菌｜在高於45°C下活動的菌種。

Wild fermentation 自然發酵｜仰賴自然存在於基質或是空氣中的生物（而非人為引入生物）所進行的發酵作用。同時也是本書作者上一本關於發酵的著作標題。

Yeast 酵母菌｜包含了釀酒酵母和其他可以將糖代謝為酒精的真菌類別。

精采發酵彩圖

·卡茲的發酵實作現場·

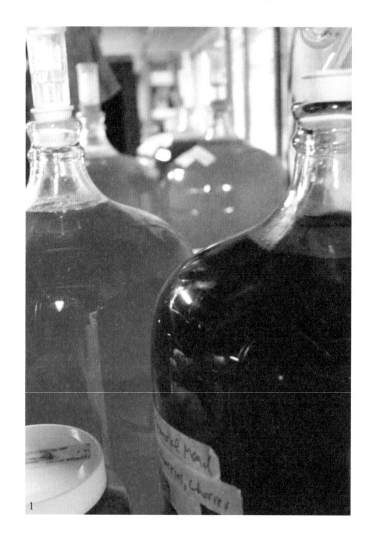

1. 水果酒（fruit wine）中水果濃度越高，酵母活性就越發明顯，水果對風味的影響也會越濃烈。
   圖為裝在細口瓶（carboy）中發酵的水果酒。

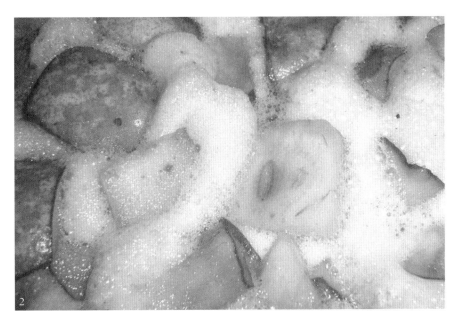

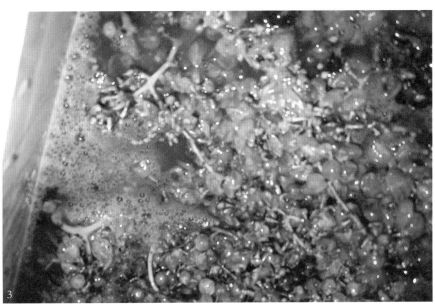

2. 蜂蜜酒（mead）就是蜂蜜製成的酒，在風味上可以發展出無限變化，而加入的水果是酵母的來源及養分。圖為梨子蜂蜜酒（pear mead）。

3. 發酵葡萄：採收後的第一個步驟便是碾碎葡萄，包含葡萄皮、果肉以及莖梗。經過幾個小時的發酵，你會發現葡萄與葡萄汁變成一團泡沫堆。

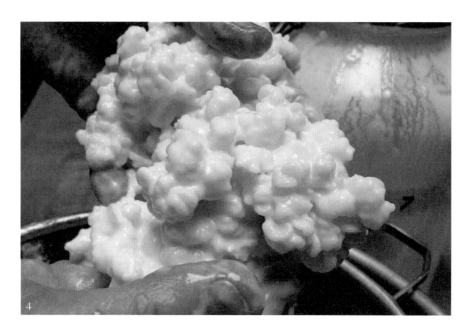

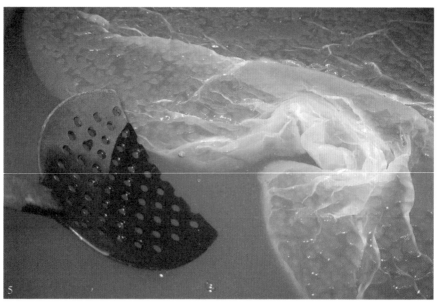

4. 克菲爾（kefir）是由細菌和真菌細胞發展而成的複雜共生體，由肉眼就可觀察到。克菲爾種類繁多，表面全都又白又鼓，並有著起伏的曲線，結構彷若白花菜。這是作者僅見幾次非常大的克菲爾叢塊，整叢必須用雙手才捧得住。

5. 醋母（mother vinegar），是由纖維素組成，模樣如同一張紙，浮在醋液表面。

· 少見發酵物 ·

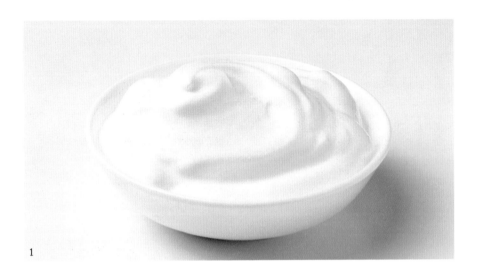

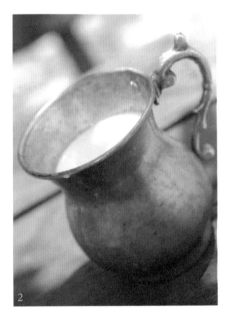

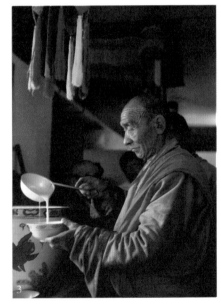

1. 法式酸奶油（crème fraîche）是鮮奶油發酵 1~2 天後的成品，口感濃郁、圓潤又柔軟。

2. 白脫乳（buttermilk）是攪拌鮮奶油成奶油時所產生的副產品，質地圓潤濃郁。

3. 馬奶酒（koumiss）是在中亞大草原發展出的發酵乳製品，以含有酒精成分著稱。

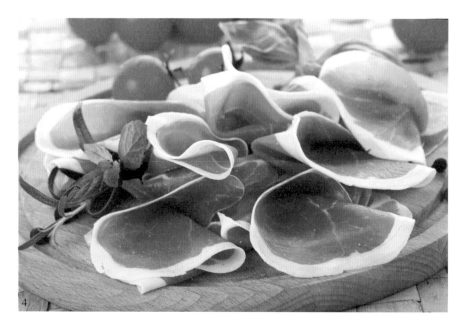

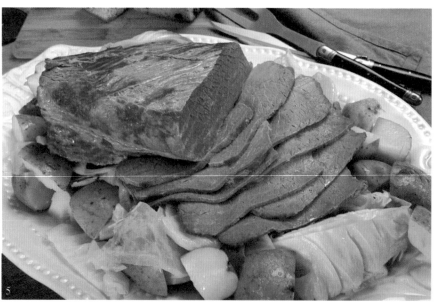

4. 經過鹽漬和風乾熟成的義式乾醃火腿（prosciutto），帶有淡淡的香氣與鮮甜的滋味。

5. 鹽醃牛肉（corned beef）是最廣為人知的鹵水醃肉。

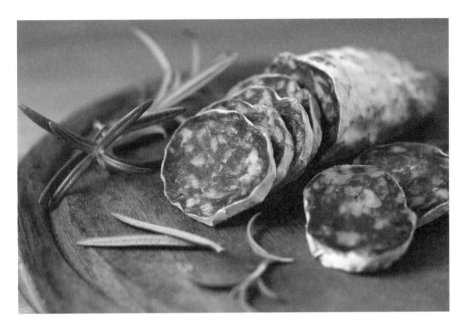

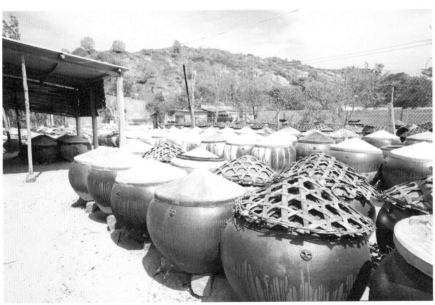

6. 像義大利薩拉米香腸（salami）這類的傳統發酵香腸大多是在低溫及適當的濕度下醃製、發酵並乾燥數月。

7. 魚露（fish sauce）基本上就是液化的魚。魚的細胞在自行分解及水解的酵素消化過程中，會從固態轉變成液態。圖為傳統魚露製造和儲存的陶缸。

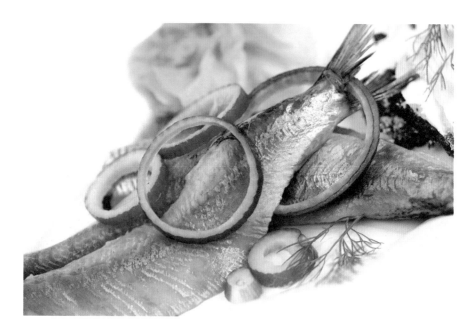

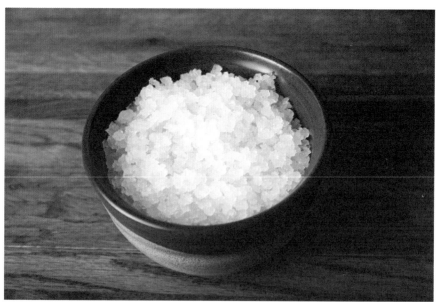

8. 荷蘭醃鯡魚（maatjes），會在春末夏初以較短時間及較低鹽分（8~10%）進行醃製。可以直接吃，也可夾入三明治食用。

9. 水克菲爾（water kefir）是一種多功能菌種，可以用來發酵任何富含二氧化碳的液體。圖為水克菲爾顆粒（water kefir grains）。

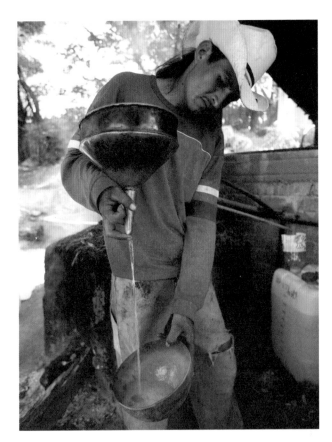

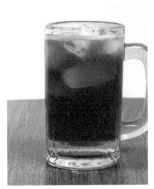
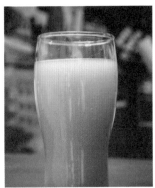

10. 梅斯卡爾酒（mescal）的製程繁複，首先，將烘烤過的龍舌蘭莖搗成泥並加水混合，接著過濾、壓輾和煮沸，最後靜置發酵4~5天。

11. 傳統根汁汽水（root beer）是一種甜的發酵熬煮液，以多種具有風味的植物根部發酵製成。

12. 麥芽汁（wort）為大麥麥芽經過釀製、過濾並發酵形成的飲料。

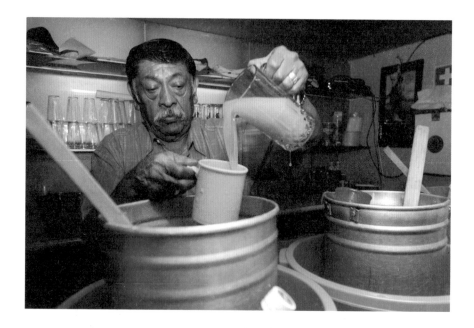

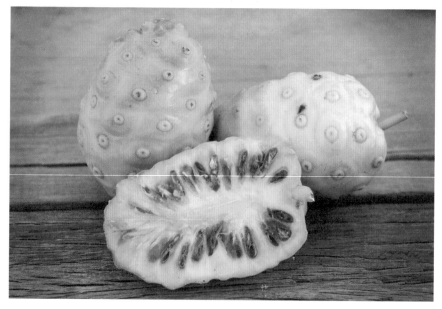

13. 普克（pulque）為龍舌蘭汁液發酵製成的飲料，圖中所見為鳳梨口味的普克。

14. 熟成的諾麗果（noni）有著強烈的乳酪風味，發酵而成的飲料更深受夏威夷家家戶戶的喜愛。諾麗果剛採下來時又硬又白，但很快就會變成滴著果汁的半透明果實，而這也意味著發酵作用已經開始。

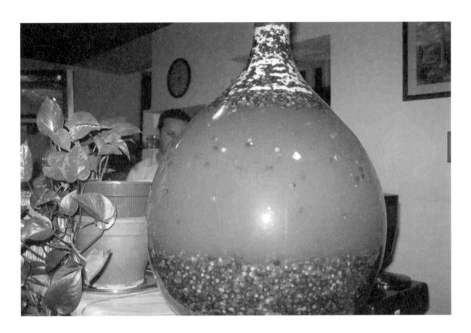

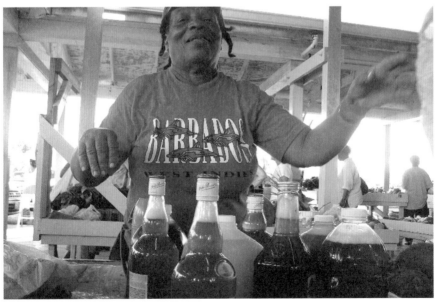

16. 司姆瑞卡（smreka）是一種波斯尼亞地區的杜松子微氣泡飲料，只要發酵1週就可以發展
出清淡宜人的風味。

17. 馬比（mabi）是加勒比海群島上很受歡迎的飲料，以捲葉蛇藤木（*Colubrina elliptica*）的樹
皮加糖熬煮而成。

·顯微世界中的菌種·

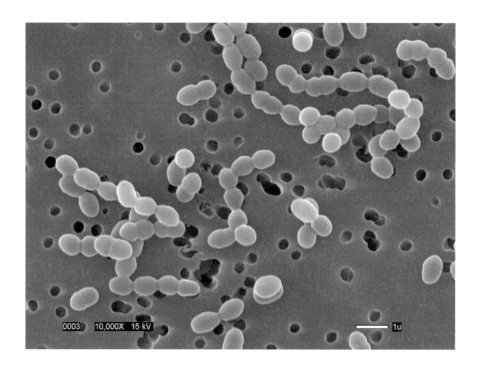

1. 自然發酵製成的優格,原料便是來自於富含乳酸菌(Lactic acid bacteria)的生乳,而生乳中的乳酸菌也可保護乳汁免受細菌侵害。

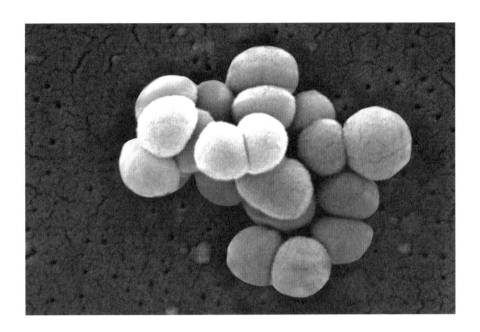

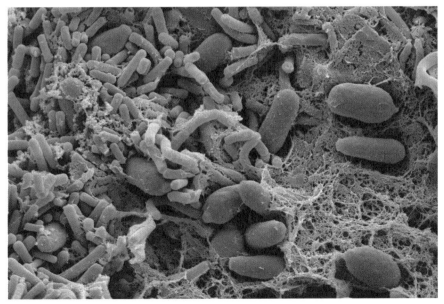

2. 微球菌屬（*Micrococcus*）會把硝酸鹽代謝為亞硝酸鹽，因此有利於醃製香腸。

3. 克菲爾微生物會完全融合成一新的組合體，而這也顯現了細胞至今仍會與細菌行共同演化與整合。

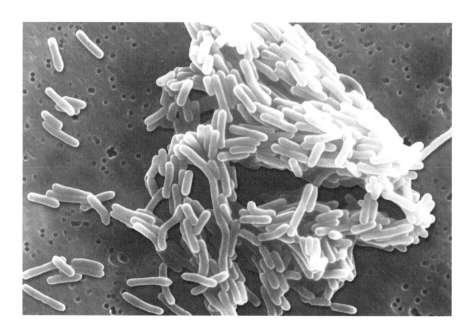

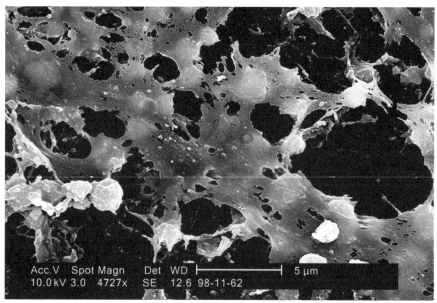

4. 李斯特單胞菌會使動物和人類致病。此菌種會在溫度控制不良的食品加工廠中滋生，尤其常見於未經妥善處理的乳製品、生菜與冷盤。

5. 金黃色葡萄球菌（*Staphylococcus aureus*）會因牛的乳腺炎而汙染牛乳，進而導致乳製品受汙染。